척추 관절질환,

비수술에 답이 있다

척추
관절질환,
비수술에 답이 있다

펴낸날 초판 1쇄 2014년 8월 1일

지은이 김순권 · 최귀현 · 김주현

펴낸이 임호준
이사 홍헌표 이동혁
편집장 김소중
책임 편집 김유경 ｜ **편집 3팀** 장재순
디자인 왕윤경 김효숙 ｜ **마케팅** 강진수 김찬완 권소회
경영지원 나은혜 박석호 ｜ **e-비즈** 표형원 이용직 배은지 고연정

표지 사진 조은선
일러스트 장영수
인쇄 자윤프린팅

펴낸곳 ㈜헬스조선 ｜ **발행처** ㈜헬스조선 ｜ **출판등록** 제2-4324호 2006년 1월 12일
주소 서울특별시 중구 태평로1가 61 ｜ **전화** (02) 724-7636 ｜ **팩스** (02) 722-9339

ⓒ 세바른병원, 2014

ISBN 979-11-85020-47-1 13510

• 이 도서의 국립중앙도서관 출판시도서목록(CIP)은 서지정보유통지원시스템 홈페이지(http://seoji.nl.go.kr)와
  국가자료공동목록시스템(http://www.nl.go.kr/kolisnet)에서 이용하실 수 있습니다.
  (CIP제어번호: CIP2014021688)

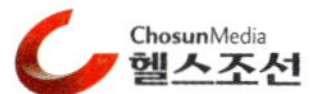

척추
관절질환,
비수술에 답이 있다

김순권 · 최귀현 · 김주현 지음

ChosunMedia
헬스조선

날이 갈수록 휘는 '척추'
닳는 '관절'을 지켜라

100세 너머의 삶을 내다볼 만큼 현대인의 수명이 길어지고 있다. 그래서 요즘은 누구나 '건강 수명'에 관심이 높다. 건강하게 장수하고 싶지 아픈 몸을 이끌고 오래 살고 싶은 사람은 없다.

알고 보면 건강 수명은 '척추 수명'과 '관절 수명'에 크게 좌우된다. 척추는 휘고 관절은 닳으면서 수명이 짧아진다. 이 같은 변화는 통증을 초래하고 심하게는 몸을 못 가누게 해서 삶의 질을 낮춘다. '나이가 들수록 휘는 척추와 닳는 관절'의 안티에이징에 신경 써야 하는 이유이다.

척추와 관절의 안티에이징 방법이 따로 있을까 싶겠지만 생활 속에서 실천할 것들이 적지 않다. 척추와 관절은 한 번 망가지면 치유가 잘되지 않는 인체 구조물이다. 하지만 안티에이징 방법으로 잘 관리하면 평생 통증에 시달릴 일이 없다. 또한 이미 망가진 척추와 관절이라도 현대 의학의 최첨단 치료를 적절히 활용하면 몸을 제대로 못 가눌 일도 미리 방지할 수 있다. 많은 사람이 이 사실을 모르는 것이 안타까울 뿐이다.

늘어만 가는 척추·관절질환자를 진료실에 앉아서 열심히 치료하는 것만으로는 부족하다는 생각이 들었다. 수소문 끝에 우리 병원을 찾아와 통증에서 벗어난 뒤 행복해하는 환자들을 보니 더욱 그러했다. 그래서 우리 세 명의 의료진은 척추와 관절의 수명을 늘릴 방법을 알리기 위해 의기투합하였다. 병원을 찾는 환자들뿐만 아니라 더 많은 사람들에게 척추와 관절의 수명을 늘리는 방법을 전하기 위해 이 책을 쓰게 된 것이다.

여전히 많은 사람이 척추와 관절질환은 '수술'이 답이라고 생각하지만, 그것은 20세기의 사고일 뿐이다. 질환이 깊지 않을 때는 바른 자세와 운동법으로 쉽게 통증에서 벗어날 수 있다. 척추와 관절질환이 심하더라도 수술은 첫 번째 대안이 아니다. 요즘은 의학 기술의 발달로 다양한 시술을 이용하여 충분히 치료하는 까닭이다. 치료 후 운동과 같은 안티에이징 방법을 실천하면 병이 재발하는 것도 막을 수 있다.

척추와 관절질환은 만성질환이다. 고혈압, 당뇨병같이 치료와 함께 꾸준한 관리가 필요하다. 척추·관절전문병원인 우리 병원처럼 치료부터 관리가 체계적으로 이루어지는 곳에서 치료하는 것이 중요한 이유이다. 우리 병원은 예약부터 진료, 검사, 치료가 단 하루 만에 이루어지므로 불필요한 시간을 낭비하지 않는다. 또한 방문간호서비스가 있어 전문가가 환자의 집으로 찾아가 척추와 관절질환에 필요한 안티에이징 방법을 조목조목 알려준다.

우리는 모든 치료가 환자의 회복력을 살리는 데 초점을 맞추어야 한다고 생각한다. 그래야 척추와 관절의 수명을 최대한 늘릴 수 있다. 우리 병원은 보건복지부에서 인증한 척추·관절전문병원인 만큼 미세 내시경, 현미경, 줄기세포치료 같은 최첨단 치료법을 선도적으로 들여와 환자의 몸에 가능한 한 무리가 적게 치료한다.

또한 같은 척추질환, 관절질환이라도 병의 양상에 따라 치료 방법이 달라야 하므로 환자의 상태에 맞는 '맞춤 치료'를 실시한다. 의사의 경험도 치료 결과에 지대한 영향을 미친다. 우리 병원 강서점과 강남점은 척추 시술 건수만 연간 1만 5000건이 넘어설 만큼 병원 의료진의 경험치는 국내에서 가히 압도적이다. 다년간 수많은 척추관절질환자를 치료하면서 쌓은 경험과 노하우를 책 속에 모두 담고자 노력했다. 척추·관절의 대표적인 질환들과 그에 가능한 시술법들, 생활 속에서 알아두면 좋은 식습관과 올바른 자세, 틈틈이 하면 효과 있는 운동법 등을 싣고 있다.

　나이를 불문하고 내 척추, 내 관절을 오래 쓰고 싶은 사람들을 위해 온 가족의 척추·관절 가이드로 추천한다. 한 세기를 행복하게 살기 위해서는 척추와 관절 수명에 대해 결코 무지해서는 안 된다. 이 책을 읽는 모든 독자가 삶 속에서 건강 수명을 한 살 두 살 늘려가기를 바란다.

세바른병원 대표원장

김순권 · 최귀현 · 김주현

CONTENTS

PROLOGUE 날이 갈수록 휘는 '척추' 닳는 '관절'을 지켜라   4

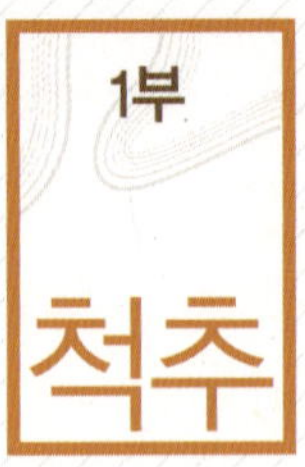

INTRO 척추외과 명의 김순권·최귀현 원장의 척추 특강   14

【 1 현대인의 척추가 위험하다 】

현대인의 허리와 목이 위험하다   24

나이 들수록 잘 망가지는 척추   36

문명의 발달이 부르는 척추질환   40

척추 건강을 위협하는 스트레스   43

10대에도 척추는 망가진다   46

척추질환의 신호를 기억하라   49

【 2 수술을 배제하고 답을 찾아라 】

현대인이 꼭 알아두어야 할 척추질환   56

디스크   56

척추관협착증   60

척추전방전위증   63

척추후관절증후군   65

척추압박골절   66

척추질환, 수술을 배제하고 답을 찾아라   68

신경성형술   70

경막외내시경레이저시술   73

고주파수핵감압술　76

척추협착풍선확장술　78

척추체성형술　81

인대강화프롤로테라피　82

척추교정도수치료　84

수술할 수밖에 없는 상황도 있다　85

현미경디스크제거술　87

협착증현미경확장술　87

인공디스크치환술　88

척추유합술　89

3 척추의 건강 수명을 늘려라

올바른 자세가 척추 수명을 좌우한다　92

척추에 좋은 올바른 자세　100

척추 건강에 좋은 음식은 따로 있다　104

스트레스 없이 살면 허리 통증이 줄어든다　111

척추 근육과 혈관을 이완시켜라　116

운동으로 척추를 안티에이징하라　121

통증 없을 때 하면 좋은 허리 운동　124

통증 없을 때 하면 좋은 목 운동　128

통증 있을 때도 운동이 필요하다　131

통증 있을 때 하면 좋은 허리 운동　132

통증 있을 때 하면 좋은 목 운동　136

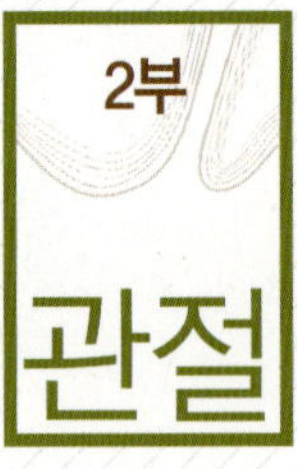

2부 관절

INTRO 관절외과 명의 김주현 원장의 관절 특강   142

[1 현대인의 관절이 위험하다]

현대인의 무릎과 어깨가 위험하다   152

나이 들수록 잘 망가지는 관절   159

과격한 스포츠가 부르는 관절 노화   162

관절을 닳게 하는 나쁜 습관   165

관절질환의 신호를 기억하라   169

[2 비수술에서 먼저 답을 찾아라]

현대인이 꼭 알아두어야 할 무릎 관절질환   178

퇴행성 관절염   178

연골판 손상   182

인대 손상   184

연골연화증   186

현대인이 꼭 알아두어야 할 어깨 관절질환   188

오십견   189

회전근개 파열   192

어깨충돌증후군   196

석회화건염   197

관절질환, 비수술에서 먼저 답을 찾아라　201
프롤로테라피　202
줄기세포치료　207
체외충격파치료　209
심부근육자극치료(IMS 치료)　210
수면관절수동술　211
관절내시경시술　212

관절 다 닳으면 수술이 답이다　215
인공관절수술　216
절골술　219

3 관절의 건강 수명을 올려라

올바른 자세가 관절 수명을 좌우한다　224
관절에 좋은 올바른 자세　227

단백질, 칼슘, 비타민D 필요량을 채워라　229
담배를 끊어야 관절이 튼튼하다　235
관절을 항상 따뜻하게 하라　238
파스와 패치, 제대로 알고 써라　241

운동으로 관절을 안티에이징하라　244
통증 없을 때 하면 좋은 무릎 운동　248
통증 없을 때 하면 좋은 어깨 운동　252

통증 있을 때도 운동이 필요하다　256
통증 있을 때 하면 좋은 무릎 운동　257
통증 있을 때 하면 좋은 어깨 운동　261

척추

1부

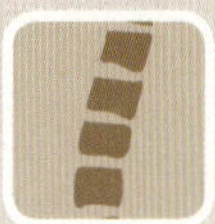

척추외과 명의
김순권·최귀현 원장의 척추 특강

우리에게는 두 가지 공통점이 있다. 신경외과를 전공해서 척추외과 의사로 사는 것과 외과 의사지만 수술은 거의 하지 않는다는 것이다.

우리는 더 이상 길이 없을 때만 최후의 방법으로 수술을 택한다. 물론 수술을 멀리하는 데는 나름의 이유가 있다. 우리가 대학병원에서 척추에 대해 전문적으로 배울 때만 해도 척추질환 치료법은 수술밖에 없었다. 당시 전신마취를 한 뒤 피부와 근육을 절개한 다음 뼈를 일부 제거하거나 기구를 삽입하는 수술이 척추질환 치료의 전부였다. 어쩔 수 없이 우리는 메스를 들고 척추질환자를 수술하는 의사로 살기도 했다.

수술보다 시술을 많이 하는 척추외과 의사들

수술한 뒤 똑같은 증상으로 다시 병원을 찾는 척추질환자가 적지 않다. 물론 척추질환을 수술로 치료해서 경과가 좋은 사람도 있다. 하지만 척추 수술을 할 때 병변이 있는 부위뿐만 아니라 주변까지 절개하고 지지고 밀어 넣고 꿰맨다. 이 과정에서 주변 조직끼리 들러붙어서 또 다른 통증을 만들어내기도 한다. 수술한 뒤에도 계속된 나쁜 자세 때문에 수술한 부위 인접 척추 마디에 동일한 척추질환이 다시 생기기도 한다. 드물게는 수술 후 감염으로 고통받는 사람도 있다.

수술하면 충분히 나을 수 있지만 수술에 수반되는 전신마취가 어려운 척추질환자도 있다. 고령자를 비롯해 인슐린 주사로도 혈당이 조절되지 않는 악성 당뇨병 환자, 신장(콩팥)이 심각하게 망가져서 투석하는 환자, 폐 기능이 너무 떨어지는 환자 등 전신마취 자체를 할 수 없는 척추질환자들이 생각보다 많다. 칼을 잡는 외과 의사로서 이때만큼 안타까운 순간도 없었다. 우리가 척추외과 의사임에도 불구하고 수술이 아닌 다른 치료법을 고민할 수밖에 없었던 이유이다.

우리 두 사람은 각자 다른 자리에 있었지만 항상 수술을 최후의 보루로 삼아왔다. 또한 전신마취를 하지 않는 시술 치료로 척추질환을 해결해보겠다는 의지가 있었다. 다행히 최첨단 의료 기술이 뒷받침되어 수많은 새로운 치료법을 빨리 찾아낼 수 있었다.

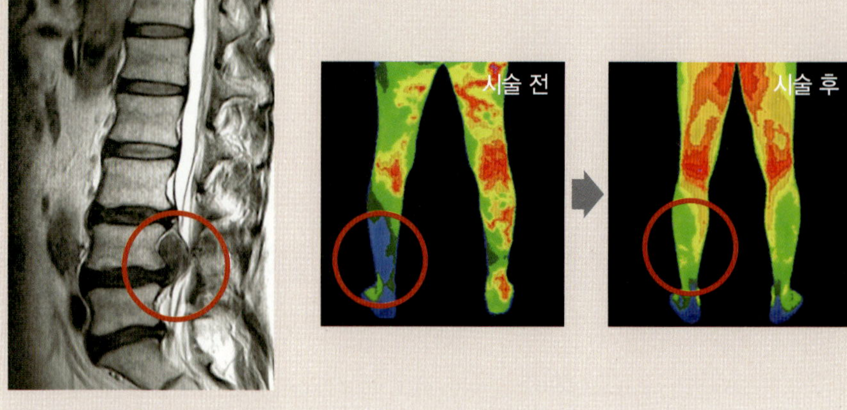

<table>
<tr><td>허리디스크 환자의 MRI 사진</td><td>시술 전후 적외선 체열검사</td></tr>
</table>

(좌) 디스크 속의 수핵이 튀어나와 신경을 누르고 있다.
(우) 시술 후 신경 압박이 해소되어 종아리의 혈액순환이 원활해졌다.

지긋지긋한 통증 잡는 시술의 마법

얇은 관을 척추 안에 찔러 넣어 치료하는 시술은 수술만큼 효과가 뛰어나다. 아들에게 업혀 진료실을 찾아온 51세 이수성 씨도 그 효과를 체험한 사람 중 한 명이다. 이 씨는 평소 등산과 축구, 자전거를 즐기며 활기찬 인생을 살아왔다. 40대 후반부터 가끔 허리가 아프기는 했지만 심하지 않아서 대수롭지 않게 넘겼다. 그러다 갑자기 허리와 종아리에 심한 통증이 생겨 걷지도 못하는 상태가 된 것이다.

MRI(자기공명영상) 검사를 해보았더니 디스크가 심하게 튀어나와서 허리 뒤를 지나는 신경을 압박하고 있었다. 얇은 관을 이 씨의 척추 안으로 밀어 넣은 뒤 고주파 열로 말랑한 디스크를 쏘는 시술을 했다. 디스크가 열에 의해 쪼그라들자 신경 압박에서 해소되었다. 시술 후 통증이 사라진 이 씨는 그날 바로 걸어서 병원 문을 나섰다.

요추(허리뼈)보다 위험 부담이 큰 경추(목뼈)질환도 수술이 아닌 시술로 안전하게 치료할 수 있다. 간혹 수술이 두려워서 경추질환을 방치하는 사람도 있는데, 이제는 그럴 필요가 없다. 목디스크로 다른 병원에서 수술을 권유받았던 48세 가정주부 한수진 씨. 그녀는 목 통증과 함께 팔 저림이 점점 더 심해졌지만 수술이 무서워서 치료를 차일피일 미루기만 했다. 심한 통증에 끙끙대는 아내를 보다 못한 남편이 진료실에 한 씨를 데려왔다. 15분이면 끝나는 시술 치료를 받은 한 씨는 통증이 사라지자 행복한 미소를 지으며 집으로 돌아갔다.

이제는 디스크뿐만 아니라 과거에 수술로 치료했던 수많은 척추질환들 역시 간단한 시술로 치료할 수 있게 되었다. 척추 내 신경이 지나가는 통로(척추관)가 좁아지는 척추관협착증도 예외가 아니다.

외근이 잦은 55세 신명근 씨. 그는 고된 외근 업무 뒤 갑자기 허리가 심하게 아프고, 다리까지 통증이 심해져서 진료실을 찾았다. MRI 검사를 해보니 신경이 지나가는 통로가 상당히 좁아진 척추관협착증이었다. 척추관

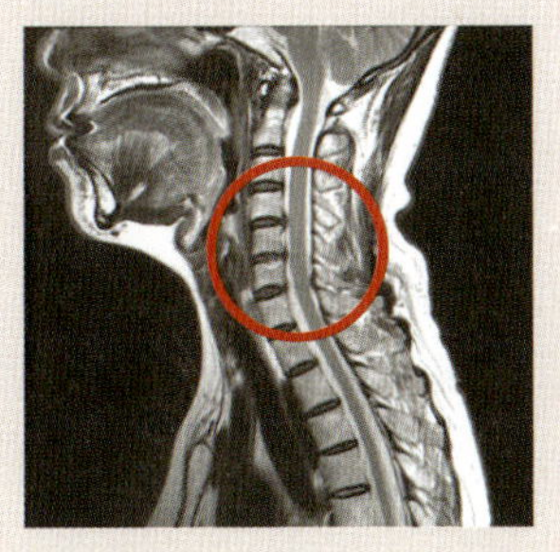

목디스크 환자의 MRI 사진

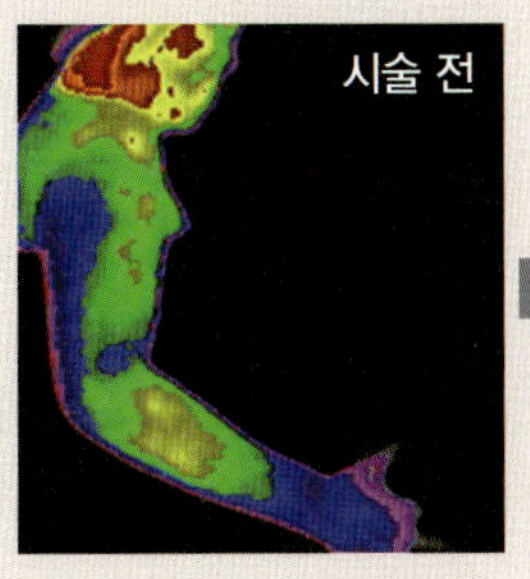
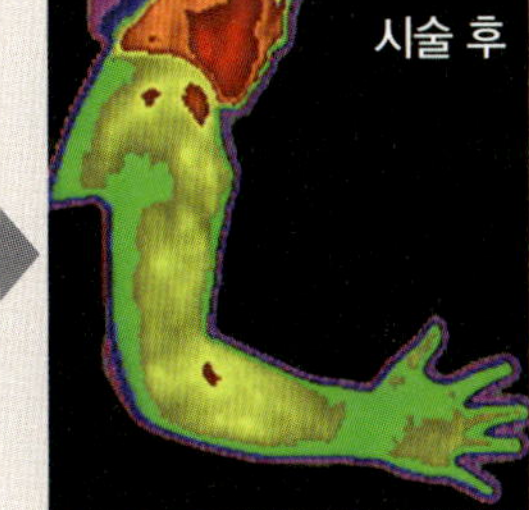

시술 전후 적외선 체열검사

(좌) 디스크 속의 수핵이 튀어나와 신경을 누르고 있다.
(우) 시술 후 신경 압박이 해소되어 팔의 혈액순환이 원활해졌다.

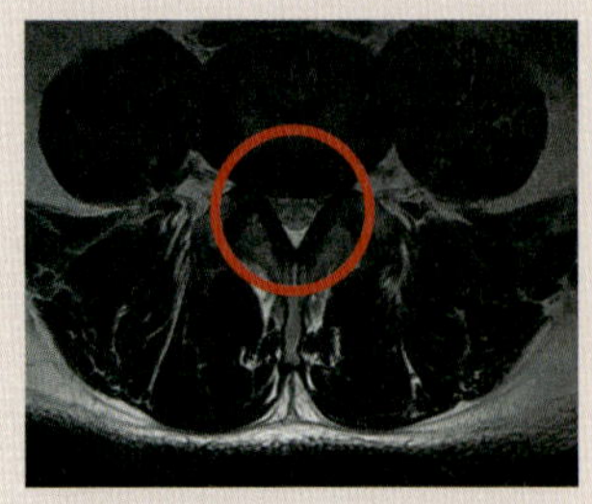
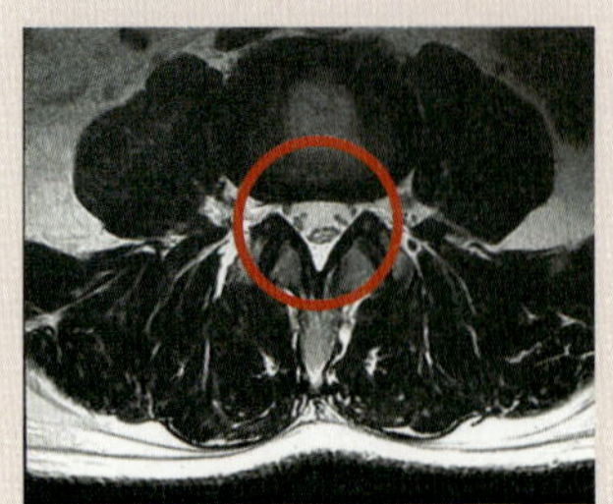

(좌) 척추관이 좁아진 상태이다.
(우) 좁았던 척추관이 넓어진 것을 확인할 수 있다.

을 넓히는 치료가 필요하다는 말을 듣고 신 씨는 "수술을 해야 하나요?"라며 걱정부터 했지만, "간단한 시술만으로 척추관을 넓힐 수 있다."고 하자 이내 안도했다. 시술실에 들어가 얇은 관을 신 씨의 척추 안으로 밀어 넣고, 그 관에 내시경과 레이저를 삽입했다. 그리고 좁아진 척추관 내부를 관찰하면서 레이저로 척추관을 넓히는 시술을 했다. 의사가 직접 병변 부위를 살펴보며 시술하기 때문에 수술만큼의 효과를 낼 수 있는 최첨단 척추 비수술 치료이다.

15분 만에 신 씨의 치료가 끝났다. 신 씨는 시술 후 통증이 감쪽같이 사라진 점을 신기하게 생각했고, MRI 검사로 척추관이 넓어진 것을 보고 더욱 놀라워했다.

환자에 따라 달라지는 맞춤 시술

시술할 경우 척추질환자의 상태에 따라 시술법은 제각각이다. 그렇기에 환자의 몸에 가능한 한 손상이 적은 방법부터 쓴다. 치료 효과가 높다고 무조건 경막외내시경레이저시술을 하는 것은 바람직하지 않다. 병이 경미할 때는 주삿바늘처럼 얇은 관을 척추관에 삽입해서 상처가 생긴 척추 부위를 식염수로 씻고 약을 발라주는 신경성형술 같은 간단한 치료로도 충분히 치유된다.

41세 여성 이영미 씨는 허리디스크를 신경성형술로 치료했다. 그녀는 10년 전부터 간간이 허리 통증이 있었다. 진료실을 찾기 한 달 전 이 씨는 허리 통증이 심해졌고 다리 저림까지 호소했다. 앉아 있을 때는 통증이 더 심해 20분 이상 앉아 있지 못했다. 허리디스크 때문에 요통이 심하고 다리 저림까지 있었지만, MRI 검사 결과 튀어나온 디스크가 심각하게 신경을 압박하지는 않았다. 이 씨와 상담 후 신경성형술을 했는데 치료 후 허리 통증과 다리 저림 증상이 크게 호전되었다. 치료 전후 적외선 체열검사를 해서 치

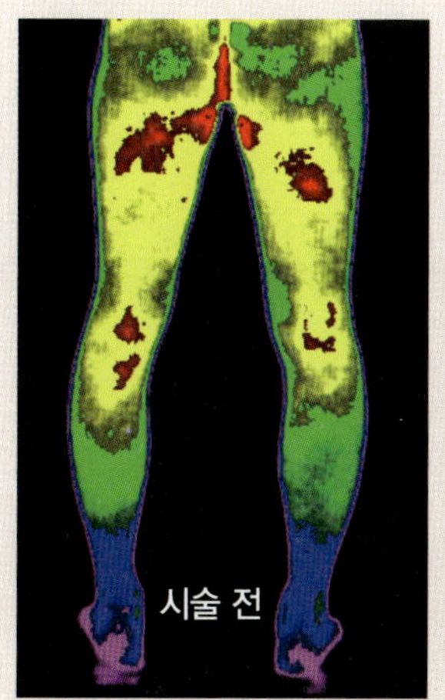

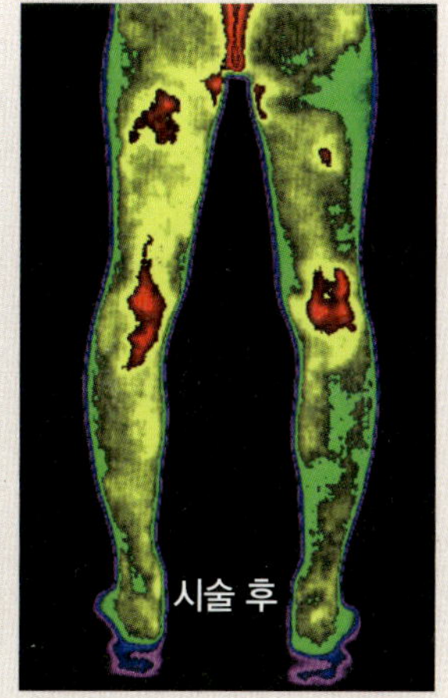

시술 전후 적외선 체열검사

(좌) 허리디스크 환자의 양쪽 다리가 혈액순환이 잘 안 되고 있다.
(우) 다리, 특히 종아리 부위의 혈액순환이 크게 개선되었다.

료 효과를 알아보았는데, 양쪽 다리의 혈액순환이 확연히 개선되었다.

척추질환의 상태에 따라 효과적인 치료도 다르다. 20년 전부터 양쪽 다리에 저림 증상이 있었던 74세 박선례 할머니에게는 고주파나 내시경, 레이저보다 풍선으로 좁아진 척추관을 넓히는 시술이 안성맞춤이었다. 할머니는 다리 저림이 심해져서 병원을 찾아오기 전에는 5분도 채 걷지 못했다. 다리 저림 때문에 늘 걷다 쉬다를 반복해서 가까운 곳에 가는 것조차 두려워했다. 검사를 해보니 제5 요추와 제1 천추 사이의 척추관이 좁아진 척추관 협착증이었다. 특히 좌측 제1 천추신경이 빠져나가는 조그만 구멍(추간공)이 상당히 좁아져 있었다. 즉시 추간공에 얇은 관을 넣었고 풍선을 부풀려 좁아진 부위를 넓혔다. 시술 뒤 할머니의 다리 저림 증상은 크게 개선되었다.

요즘 척추질환이 매우 흔해졌다. 흔한 만큼 허리와 목 통증은 쉽게 극복할 길도 많아졌다. 하지만 누군가는 여전히 먼 길로 어렵게 돌아가고 있다. 굳이 병원에 가지 않아도 허리와 목의 초기 통증은 집에서 간단한 운동과 찜질, 바른 자세 습관으로 다스릴 수 있다. 이미 척추 구조물이 망가졌더라

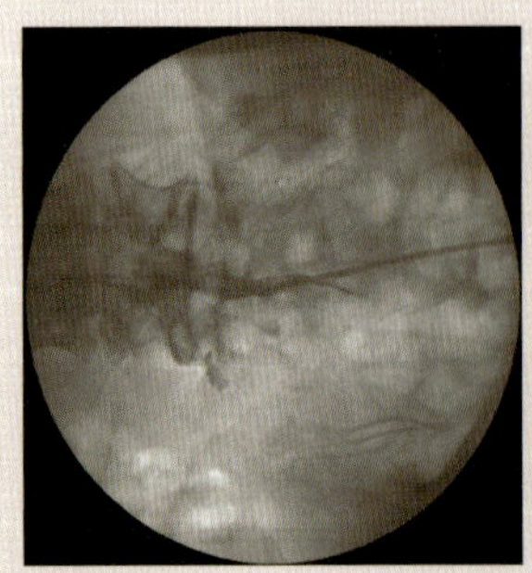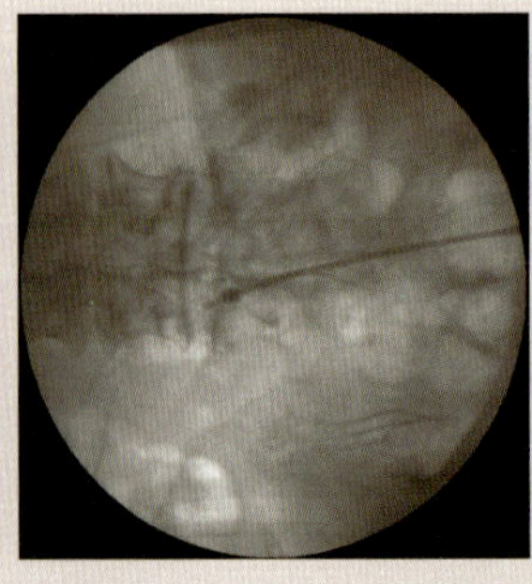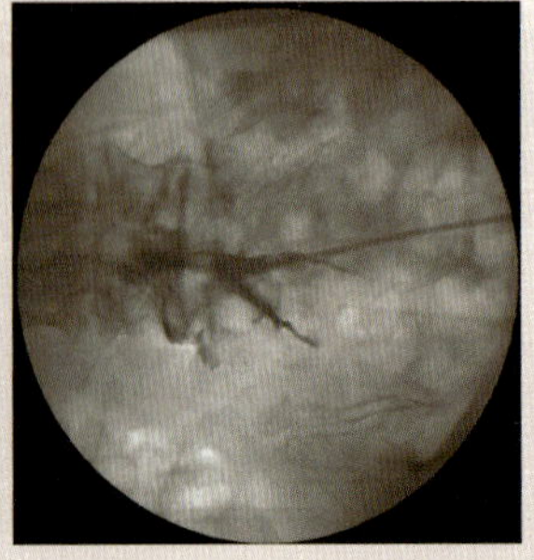

척추협착풍선확장술 시술 과정

(좌) 척추관이 좁아져서 좌측 제1 천추신경 부분이 막혀 있다.
(중앙) 척추에 풍선을 넣어서 제1 천추신경을 압박하는 척추관을 넓히고 있다.
(우) 척추협착풍선확장술 후 제1 천추신경이 잘 보인다.

도 수술이 아닌 간단한 시술로 치료할 방법이 많다. 치료가 무서워서 척추질환을 방치하면 안 되지만 성급하게 수술을 결정해서도 안 된다.

이제 우리는 진료실에서 환자 한 사람 한 사람에게 차근차근 들려주고 싶었던 이야기를 하려고 한다. 짧은 진료 시간 내에 할 수 없었던 척추질환 극복법을 최대한 담았다. 허리와 목 통증이 생기는 이유부터 척추질환의 다양한 신호, 현대인이 꼭 알아두어야 할 척추질환과 극복하기 위한 최신 치료법, 척추의 건강 수명을 늘리는 생활 속 방법 모두를 차근차근 짚어가다 보면 누구나 척추질환에서 온전히 벗어날 수 있을 것이다. 이 책을 읽는 모든 이들이 척추질환과 진정으로 '굿바이'하기를 바란다.

비만과 스트레스는 척추 건강을 위협하는 일등공신이다. 오늘날 삶의 필수품으로 꼽히는 컴퓨터와 모바일 기기의 발명은 더 많은 척추질환을 초래했다. 어쩌면 현대인에게 척추질환은 필수불가결의 요소인지도 모른다.

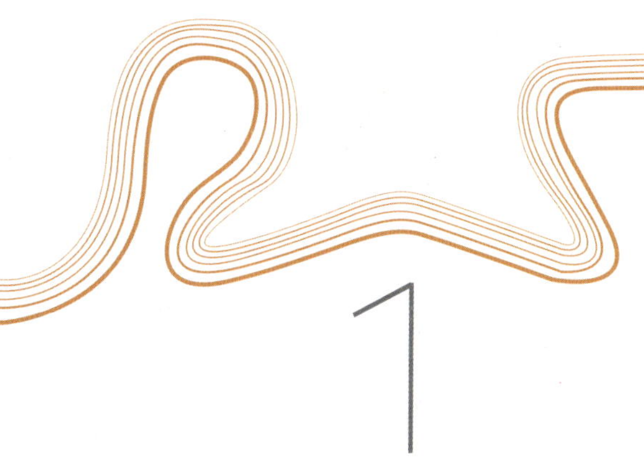

1

현대인의 척추가 위험하다

현대인의 허리와 목이 위험하다

무심히 걷다가 가만 멈추어 주변을 둘러볼 때가 있다. 그럴 때면 척추질환자가 왜 그렇게 느는지 저절로 답을 얻게 된다. 열이면 열 거의 잘못된 자세를 취하고 있기 때문이다. 삐딱한 자세로 다리를 꼬고 앉기는 예사이다. 삶에 지쳐서인지 어깨는 거의 움츠리고 있다. 고개는 스마트폰을 보느라 한참 숙이고 있다.

인체 기둥인 '척추'가 바로 서 있지 않으니 몸이 쉽게 무너질 수밖에 없다. 한 번 기울어진 피사의 사탑이 점점 더 기울어지는 것처럼 인체 척추도 서서히 무너져 내린다.

척추질환을 앓는 현대인이 크게 늘었다는 것은 나만의 생각이 아니다. 대표적 척추질환인 디스크와 척추관협착증 환자 수에 대한 국민건강보험공단

통계만 보아도 확연히 그 사실을 알 수 있다. 통계에 따르면 국내 디스크 환자는 2006년 183만 명에서 2010년 220만 명으로 약 20%가량 늘었다. 척추 관협착증 환자는 2008년 64만 명에서 2012년 114만 명으로 2배 가까이 많아졌다.

허리와 목의 척추질환으로 상당수의 현대인이 고생하고 있는 것이다. 그렇다면 대책은 없는 것일까? 척추가 왜 망가지는지 그 원인을 명확히 파악하면 대책은 저절로 보인다. 현대인이 왜 이토록 척추질환으로 고생하게 된 건지 그 원인을 알아보자.

직립보행의 대가로 얻은 척추질환

척추는 하나의 뼈가 아니다. 26개의 뼈(척추뼈=추골)를 탑처럼 쌓은 모양의 인체 구조물이다.

만약 척추가 하나의 뼈로 이루어져 있다면 우리는 고개를 숙이거나 돌리지 못할 것이고, 허리를 굽히거나 젖히지 못할 것이다. 다행히 척추는 26개의 척추뼈로 분절되어 있고 척추뼈 사이에는 젤리같이 말랑한 디스크(추간판)가 끼어 있다. 덕분에 우리는 고개를 자유롭게 움직이고 허리를 전후좌우로 돌릴 수 있는 것이다. 척추뼈 사이에 자리한 디스크는 인류에게 아주 고마운 구조물임이 틀림없다. 하지만 말랑한 구조물이기 때문에 압력에 취약하다는 단점이 있어 척추질환을 부른다.

땅에 두 다리를 붙이고 사는 사람 가운데 중력의 영향에서 벗어날 수 있는 사람은 하나도 없다. 나무에서 떨어진 사과가 지구의 중력에 의해 땅으로 추락하는 것처럼 우리는 모두 알게 모르게 땅의 끌어당기는 힘을 받고 있다. 우리 몸속의 척추도 예외가 아니다. 척추뼈, 디스크, 척추뼈, 디스크의 순서로 탑처럼 쌓인 척추에서 어느 순간 말랑한 디스크가 터져 나오는 것도 중력의 영향을 많이 받는다.

인류가 직립보행을 하기 전, 중력은 인체 척추에 큰 영향을 미치지 않았다. 직립보행 이전 인류에게는 외상이 아닌 한 척추질환은 없었다고 보아도 과언이 아니다. 하지만 인류가 직립보행을 시작하면서 인간은 숙명처럼 척추질환을 앓게 됐다. 척추가 중력에 더해 인체 무게까지 고스란히 떠안게 된 것이 척추에 병을 초래한 원인이다.

인류는 직립보행으로 손의 자유를 얻고, 그 손으로 미세한 작업을 하면서 두뇌가 발달되어 문명을 꽃피웠다. 하지만 인류가 두 발로 일어서면서 이야

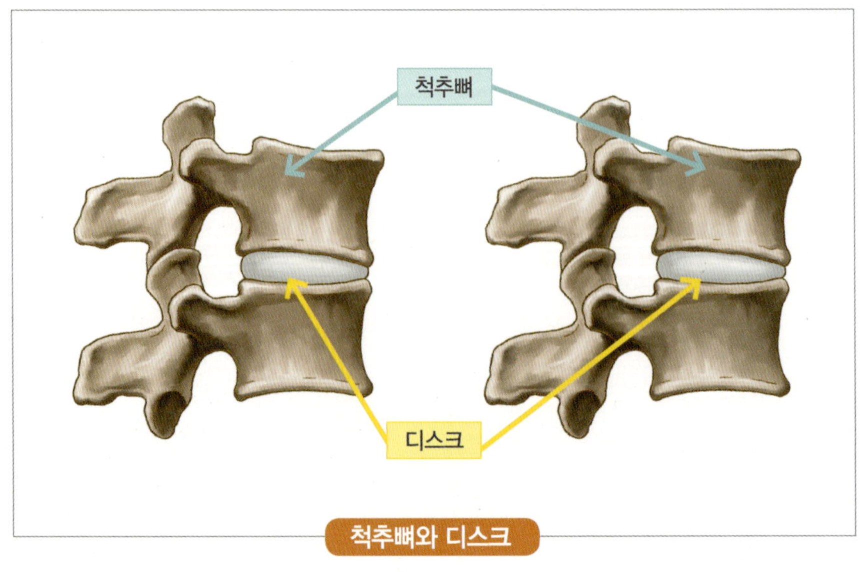

척추뼈와 디스크

기는 완전히 달라졌다. 중력이 척추를 내리누르는 방향으로 작용하면서 척추에 가해지는 압력이 매우 커진 까닭이다.

사실 디스크는 절대 약하지 않다. 디스크는 말랑한 수핵을 질긴 섬유 다발(섬유륜)이 감싼 단단한 구조이다. 척추뼈는 땅속 깊은 곳

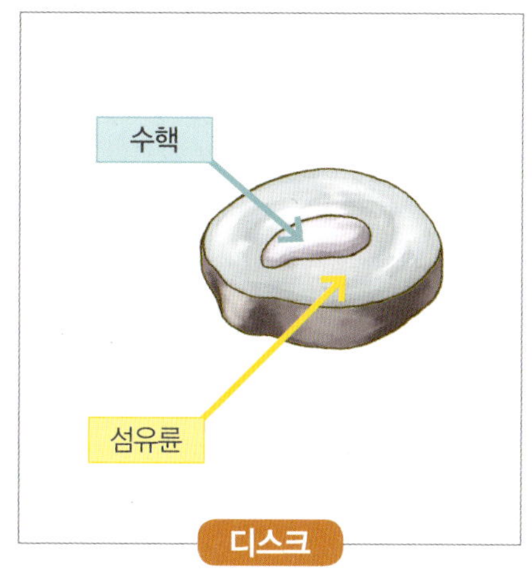

에서 마그마가 식어 굳어진 암석인 화강암보다도 무게는 가볍지만 훨씬 단단하다. 정상적으로 건강한 디스크를 가진 사람은 척추질환이 올 일이 없다. 하지만 살이 엄청나게 찌거나 잘못된 자세로 인해 척추뼈에 오랫동안 과부하가 걸리면 단단한 디스크도 견뎌낼 재간이 없다. 결국 척추뼈보다 상대적으로 약한 디스크가 내리누르는 힘에 못 이겨서 튀어나오는 일이 생기는 것이다.

척추질환은 인류가 직립보행을 한 대가로 얻은 병이지만 정확히는 직립보행을 시작한 인류가 척추를 건강하게 쓰지 못해서 생긴 병이다. 무엇이 문제인지 알아보기 전에 먼저 척추를 더 자세히 살펴보자.

척추의 구조

26개 척추뼈로 이루어진 척추는 크게 5개 부위로 나뉜다. 경추, 흉추, 요

추, 천추, 미추가 그것이다. 머리와 목을 지탱하는 가장 위의 7개 척추뼈가 경추(목뼈)이다. 경추 아래, 갈비뼈와 연결된 12개의 척추뼈를 우리는 흉추(등뼈)라고 부른다.

흉추 아래가 요추(허리뼈)이다. 요추는 5개의 척추뼈로 이루어져 있으며, 우리 몸의 상반신 무게 전체를 지탱한다. 그 아래로 태어날 때 각각 5개의 척추뼈로 따로 떨어져 있던 천추(엉덩이뼈)와 미추(꼬리뼈)가 성인이 되면서 각각 한 덩어리의 뼈로 합쳐진다.

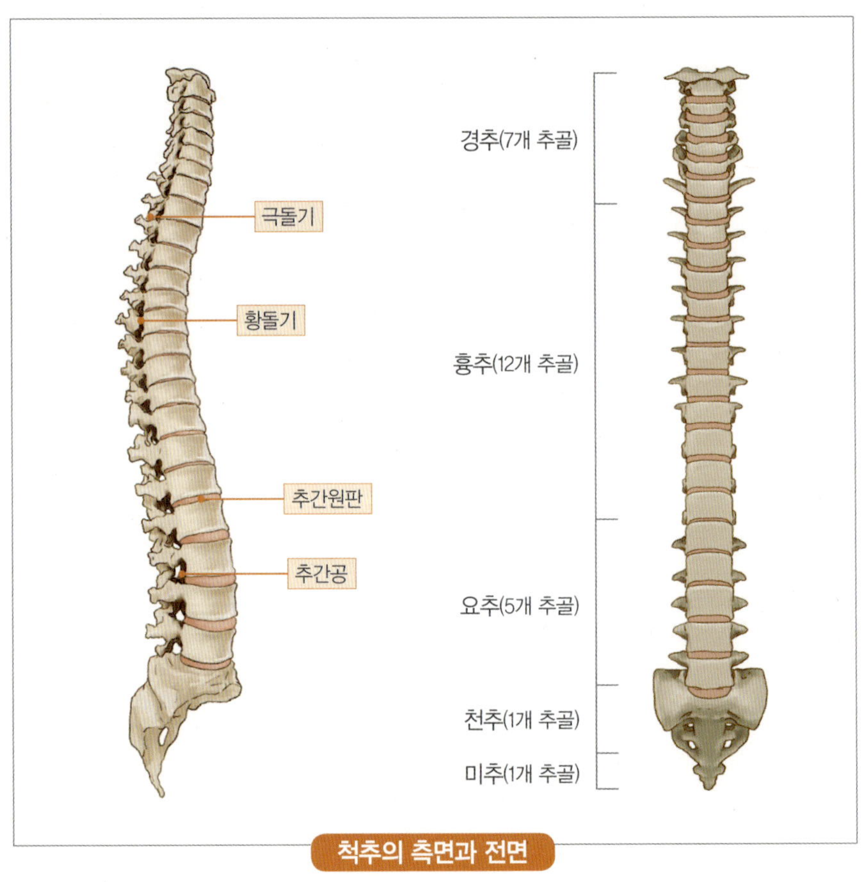

척추의 측면과 전면

즉 인간은 경추 7개, 흉추 12개, 요추 5개, 천추 1개, 미추 1개 모두 합쳐 척추뼈 26개를 가지고 있다. 그리고 그것을 통틀어 '척추'라고 부른다. 척추 뼈는 신비로운 구조를 이룬다. 자세히 보면 서로 다른 두 개의 뼈가 합쳐진 신기한 모양이다. 척추뼈 앞은 '원반 모양 뼈'이고 뒤는 '활처럼 펼쳐진 돌기 모양 뼈'이다. 원반 모양의 척추뼈 사이에는 디스크가 있다. 돌기 모양의 척 추뼈 사이에는 관절이 있다. 척추뼈의 앞을 디스크가 받친다면 척추뼈의 뒤 는 관절이 받치는 것이다. 척추의 관절을 '후관절'이라고 부르는 것도 이런 이유에서다. 척추뼈의 앞뒤가 이처럼 다른 것이 척추 구조물의 신비로움을 설명하는 전부는 아니다.

앞은 디스크, 뒤는 관절이 떠받치는 모양 때문에 척추뼈 가운데는 텅 빈 공간이 만들어진다. 그래서 조물주는 이 공간(척추관)에 우리 몸에서 절대적 으로 보호가 필요한 구조물인 중앙 신경 '척수'를 넣어놓았다. 척수는 화강 암보다 단단한 척추뼈 사이에 길게 자리 잡고 있어 쉽사리 다치지 않는다. 척추뼈의 길이만큼 머리에서 엉덩이까지 깔리는 척수는 우리 몸 전체를 좌 지우지한다. 척수에서 나온 가지 신경(신경근)들이 온몸으로 뻗어 나가서 전 신에 영향을 미치는 까닭이다.

그렇다면 가지 신경들은 대체 어디로 빠져나가는 것일까? 신기하게도 26 개 척추뼈마다 양옆에 작은 구멍(추간공)이 나 있다. 이 작은 구멍들 사이로 중앙 신경에서 뻗어 나온 신경근이 온몸으로 퍼져나가는 것이다.

척추가 바로 서야 건강도 바로 선다

척추의 비호를 받는 중앙 신경 척수는 우리 몸에서 얼마나 중요한 역할을 할까?

척수는 뇌와 온몸 구석구석으로 뻗어 나간 작은 신경들을 연결하는 전달자이다. 척수는 척추 사이사이로 수많은 작은 가지를 뻗어서 뇌의 명령에 따라 온몸을 움직이고, 몸의 다양한 감각을 수집해서 뇌로 전달한다.

척추질환을 앓을 때 팔다리에 마비가 오고 대소변을 가리지 못하는 것은 당연하다. 뇌가 팔을 들라고 아무리 명령해도 전달자인 척수가 근육에 명령을 전달하지 못하고, 방광에서 소변이 꽉 찼다고 뇌에 신호를 보내려 해도 역시 척수가 제대로 전달하지 못하기 때문이다. 척추뼈를 관통해 지나가는 중앙 신경이 튀어나온 디스크 같은 척추 구조물에 눌리면, 뇌는 눌린 척수 아래로 우리 몸을 제대로 통제하고 조절할 수 없게 된다. 그래서 목디스크가 허리디스크보다 위험하다고 하는 것이다.

중앙 신경 척수는 '신경 다발'이라고 일컬어질 만큼 수많은 신경 가지들을 온몸에 뻗어 낸다. 척추뼈 사이의 추간공을 통해서 수많은 신경을 머리부터 발끝까지 뻗어 나가게 함으로써 뇌가 온전히 우리 몸을 자유자재로 컨트롤하게 하는 것이다. 척추가 무너지면 우리 몸이 무너지는 것도 당연하다.

조물주는 척추의 부담을 척추뼈와 디스크, 후관절에만 지우지 않았다. 척추뼈와 디스크, 후관절 사이사이에는 수많은 인대와 힘줄, 작은 근육들이 붙어 있다. 이것들이 척추를 견고하게 지지하는 역할을 한다. 이뿐 아니다. 인대와 힘줄, 작은 근육 뒤에는 넓은 등 근육과 옆구리 근육이 척추를 떠받친다. 우리가 똑바로 서 있는 것은 척추뼈, 디스크, 후관절의 힘만이 아니라 인대와 힘줄, 근육이 적지 않은 몫을 하고 있는 것이다.

한강에서 한가롭게 떠다니는 요트를 본 적이 있는가? 팽팽하게 잘 당겨진 돛은 시원한 바람에 수면 위를 매끄럽게 나아간다. 그런데 갑자기 돛을 지탱하는 로프가 풀어졌다고 생각해보라. 배가 제대로 움직이지 못하는 것은 물론 돛이 바람에 이리저리 흔들려 배를 파괴하는 일까지 생길지도 모른다.

척추도 요트와 다르지 않다. 척추뼈와 디스크, 후관절이 방향키를 잡고 있는 돛이라면 인대와 힘줄, 근육이 그것을 지탱하는 수많은 로프의 역할을 한다. 부실한 돛이라고 해도 단단하게 묶인 로프로 지탱하고 있다면 거친 바람도 충분히 뚫고 항해할 수 있다.

척추에서 로프 역할을 맡는 인대와 힘줄, 근육의 힘을 결코 무시할 수 없다. 척추뼈나 디스크, 후관절에 문제가 있어도 척추 주변의 인대와 힘줄, 근육이 탄탄하면 척추질환으로 고생할 일이 크게 줄어들 것이다.

허리와 목에 탈이 잘 나는 이유

척추 구조물은 분명 견고하게 만들어져 있다. 하지만 유독 현대인들을 자주 찾아오는 불청객, 허리와 목에 생기는 탈. 왜 그럴까?

10명 중 8~9명은 살면서 한 번쯤 허리 통증으로 고생한다. 요추는 척추 가운데 특히 말썽이 잦은 부위이다.

알고 보면 경추도 만만치 않다. 예전에 진료실을 찾는 척추질환자 10명 중 6~7명이 허리, 나머지가 목의 문제 때문이었다. 요즘은 척추질환자 10명 중 5명이 허리, 5명이 목의 문제라고 할 만큼 경추질환자가 크게 늘었다. 국민건강보험공단에 따르면 허리디스크로 병원 진료를 받은 환자가 2006년에서 2010년 사이 1.2배 늘어난 데 비해 목디스크 환자는 같은 기간 1.3배가 늘었다.

현대인에게 허리와 목의 병이 늘게 된 원인은 같은 듯 다르다.

허리에 탈이 잘 나는 이유는 무엇보다 '무게'에서 찾을 수 있다. 가끔 TV 프로그램에서 일명 '인간 탑 쌓기'를 할 때가 있다. 이때 누구나 피하고 싶어 하는 자리가 있다. 당연히 가장 아래쪽이다. 인간 탑 쌓기에 참여한 여러 사람의 무게를 가장 많이 견뎌야 하기 때문에 모두가 아등바등 위쪽으로 가려고 한다.

척추에서는 요추가 탑의 가장 아랫돌 역할을 한다. 요추가 상반신 전체를 지탱하기 때문이다. 그중에서도 제일 아래쪽에 있는 부위가 당연히 가장 많은 무게를 견딘다. 그러니 5개 요추 중 가장 탈이 잦은 부위는 어디겠는가? 바로 맨 아래에 자리한 4~5번 요추이다. 더 정확히 말하자면 네 번째 요추와 다섯 번째 요추 사이에 있는 디스크가 어느 것보다 잘 튀어나올 수밖에 없다.

비만도 현대인의 허리 건강을 위협하는 일등공신이다. 뚱뚱해지면 몸 전체가 불어난 것처럼 보여 겉모습을 보면 안정감이 느껴진다. 하지만 속을 보면 불안정한 상태임을 단번에 알 수 있다. 비만해질 때 우리 몸에는 지방세포만 늘어나는 것일 뿐이다. 결코 척추 구조물이 같이 커진 것이 아니다. 그러니 살이 찔수록 척추 뼈대는 똑같은 크기로 이전보다 더 많은 무게를 감당

해야 하는 것이다. 비만이 허리 질환을 초래할 위험을 높이는 이유이다.

요즘 우리 주변에서 뚱뚱한 사람을 찾는 것은 그리 어렵지 않다. 실제 질병관리본부가 발표한 '2012년 국민건강통계'에 따르면 2012년 기준 성인의 비만(체질량지수 25 이상) 유병률이 32.8%에 달했다. 성인 10명 중 3명 이상이 과체중군에 속하는 것이다.

과거보다 음식은 풍족하고 활동량은 줄었기 때문일까. 현대인은 확실히 비만해졌다. 운동량 부족으로 허리를 지지해주는 근육은 줄고 부담만 주는 지방이 늘었다고 해도 과언이 아니다. 허리를 지탱하는 구조물은 줄고 허리가 짊어져야 할 무게는 늘었으니 어쩌면 현대인에게 허리의 병은 필수 불가결의 요소 같은 것일지도 모른다.

잘못된 자세도 요추의 무게 부담을 가중한다. 왜 그럴까? 한쪽으로 기대앉거나 한쪽 다리에만 힘을 주고 선 자세는 대표적인 나쁜 자세이다. 당신이 그런 자세를 취하고 있다고 생각해보라. 똑바로 앉거나 서 있을 때는 허리뼈와 디스크 전체에 고르게 하중이 실리지만 오른쪽으로 몸을 기울이면 허리뼈와 디스크 오른쪽에 하중이 치우치게 된다.

잘못된 자세를 취하면 허리뼈와 디스크 전체에 실려야 할 하중이 허리뼈와 디스크 일부에 집중되는 것이다. 당연한 말이지만 디스크는 고르게 힘이 실릴 때보다 한쪽에만 집중적으로 가해질 때 더 잘 파열된다. 잘못된 자세가 허리에 치명적일 수밖에 없는 이유이다.

허리뼈보다 충격에 약한 목뼈

목 질환은 흔히 잘못된 자세가 초래한다고 말한다. 목뼈는 요추와 달리 머리와 목만 지탱하면 되는 구조물이다. 따라서 상체 전체의 무게를 견뎌야 하는 요추처럼 무게 때문에 탈이 날 위험이 크지는 않다.

다만 목뼈는 갈비뼈에 붙어서 거의 움직임이 없는 등뼈와 전후좌우로 움직일 수 있는 허리뼈보다 회전 반경이 크기 때문에 다른 원인으로 탈이 잦다. 즉 경추는 척추 가운데 가장 활동 반경이 큰 구조물인 까닭에 잘 다치는 것이다. 특히 경추 가운데 손상이 잦은 부위는 가장 움직임이 많은 경추 5~6번, 6~7번 디스크이다.

흔히 교통사고가 날 때 구급 대원이 목 지지대부터 해주는 것도 바로 경추의 회전 반경이 커서 부상이 잦기 때문이다. 움직임이 많은 구조물은 그만큼 꺾일 위험도 크다.

요즘은 컴퓨터 앞에 앉아서 목을 빼고 작업을 하거나 스마트폰을 보느라 목을 아래로 떨어뜨린 자세를 자주 하기 때문에 목뼈가 '일자목', '거북목'이 되기 쉽다.

원래 목뼈는 C자형 구조로 되어 있다. 척추 전체로 보자면 S자 모양의 유연한 형태가 정상이다. 척추가 약간 휜 모양으로 된 데는 다 그만한 이유가 있다. S자 모양의 척추는 위에서 아래로 내리누르는 하중을 효과적으로 분산해서 충격을 완화하는 효과가 있다. 따라서 잘못된 자세 때문에 경추가 점차 일자가 되고 심하게는 역 C자형이 되면 충격 완화 효과가 떨어져 목디스크를 초래할 위험이 커진다. 토질의 불균형으로 한 번 기울어진 피사의

사탑이 점점 더 기울어지는 일이 경추에도 생기는 것이다.

척추가 기울어져도 척추를 지탱하는 로프인 근육을 튼튼하게 하고, 비만과 잘못된 자세로 척추 구조물에 가해지는 압박을 줄이면 우리는 척추질환에서 분명 자유로울 수 있다. 하지만 또 다른 변수가 있다. 척추를 망가뜨리는 원인을 더 파고들어 가보자.

나이 들수록
잘 망가지는 척추

20세기 초반 우리나라의 평균 수명 앞자리 숫자는 3에 불과했다. 21세기 초반인 지금은 8로, 수명이 2~3배 정도 늘었다. 2012년 한국인 기대 수명은 남성 77.9년, 여성 84.6년이다.

머지않은 미래에는 평균 수명의 자리 수가 바뀌게 될 것이다. 〈유엔미래보고서〉에는 '2030년에는 평균 수명이 130세가 될 수 있다'는 내용이 실린 적도 있다. 세계미래학회 파비엔 구 보디망 회장은 〈조선일보〉와의 인터뷰에서 인류의 2070년 평균 수명을 120세라고 말했다.

의학의 발달로 인간의 평균 수명이 두 자리에서 세 자리 숫자로 곧 바뀔 터이지만 인체 노화 속도에 대해서는 아직 속수무책이다.

우리 몸은 20대부터 노화하기 시작한다. 척추의 구조물도 예외 없이 20대부터 노화의 길을 걷는다.

10대, 20대 때의 탱탱하고 윤기 나는 피부가 50대, 60대에 들어서면 푸석푸석해지고 생기를 잃는다. 나이가 들수록 피부가 두꺼워지고 주름이 지며 검은 반점 같은 것도 생긴다. 노화된 척추에도 피부에 생기는 일과 유사한 일이 벌어진다.

척추뼈

척추뼈의 노화는 피부에 일어나는 노화 반응과 조금 다르다. 나이가 들수록 척추뼈가 두꺼워지는 것은 피부와 비슷하다. 조금 특이하지만 척추뼈에 불필요한 가시뼈들이 자라난다. 발톱이 자라서 살로 파고드는 것처럼 척추뼈가 가시 모양으로 자라서 척추뼈의 보호를 받는 중앙 신경과 신경 가지를 누르기도 한다. 단지 척추뼈 노화 때문에 척추질환이 생기기도 하는 것이다. 이 병이 바로 '척추관협착증'이다.

노년병 '골다공증'도 척추질환을 유발한다. 우리나라 50세 이상 여성 3명 중 1명, 남성 13명 중 1명이 뼈에 구멍이 숭숭 뚫리는 골다공증을 앓고 있다. 골다공증이 있는 척추뼈는 중력과 체중의 압력에 쉽게 무너진다. 마치 깡통이 찌그러지는 것처럼 주위로 날카로운 뼛조각들이 튀어나와서 척추뼈가 서서히 무너져 내리는 것이다. 이때 튀어나온 척추뼈가 신경을 누르면 골다공증성 골절로 인해 척추질환이 초래된다.

디스크

　디스크의 노화는 탱탱함을 잃는 것으로 나타난다. 젊은 나이에는 디스크의 85~90%가 수분으로 되어 있다. 하지만 나이가 들수록 디스크 속 수분이 점차 빠진다. 50대 절반은 말랑하고 탱탱한 디스크를 여전히 갖고 있지만, 나머지 절반은 뼈처럼 딱딱하고 위축된 디스크를 보유하게 된다.

　20대를 넘어서면 탱탱한 디스크를 가진 사람이 점차 줄고 뼈처럼 딱딱하고 위축된 디스크를 가진 사람이 는다. 나이가 들수록 몸의 유연성이 떨어지는 이유도 디스크가 수분을 잃는 데서 원인을 찾을 수 있다.

　말랑한 디스크는 충격을 흡수하는 역할을 하지만 딱딱한 디스크는 완충 작용을 제대로 하지 못한다. 따라서 압력이 가중되면서 점차 푸석푸석해진 디스크가 주저앉게 된다. 그러니 나이가 들수록 키가 작아지는 것이다. 물론 척추뼈 뒤쪽을 받치는 후관절의 연골이 닳는 것도 여기에 한몫을 하지만 말이다.

인대와 힘줄, 근육

　척추뼈 사이를 이어주는 인대는 나이가 들수록 딱딱해지고 두꺼워진다. 심할 때는 인대가 뼈처럼 단단해진다. 이것을 흔히 '인대의 골화'라고 말한다. 이 현상은 특이하게 경추 부위에 가장 자주 발생한다.

　인대가 딱딱해지고 두꺼워지면 척추뼈 사이를 야무지게 잡아주지 못한다. 따라서 작은 충격에도 척추가 휘청휘청하게 된다. 안정된 구조의 척추가 점점 불안정한 구조로 바뀌는 것이다. 척추뼈와 근육을 잇는 힘줄도 약해지기는 마찬가지이다.

근육의 양도 나이가 들수록 준다. 노화가 시작되면서부터 우리 몸의 근육은 한 살 먹을 때마다 1%씩 줄어든다. 척추를 지지하는 근육도 예외가 아니다. 나이가 들수록 척추를 단단하게 잡아주던 근육이 줄고, 지탱해주던 인대도 힘을 잃으니 척추에 병이 생길 수밖에 없다.

게다가 척추 구조물에 산소와 영양분을 공급하는 혈관도 잘 망가진다. 오래된 쇠 파이프에 이물질이 잔뜩 끼어 있고 녹이 잘 스는 것처럼 나이 든 혈관에도 똑같은 일이 생긴다. 혈관이 두꺼워지고 노폐물도 많이 끼어서 혈액순환이 원활하지 않게 되는 것이다. 그러면 척추의 노화 속도는 점점 빨라진다.

노화는 척추에 총체적 난국을 초래한다. 하지만 척추의 노화를 극복하는 방법이 전혀 없는 것은 아니다. 골다공증을 예방하고 근육의 양을 늘려주고 혈관 건강을 튼튼하게 해주면, 척추의 노화는 확실히 늦출 수 있다. 그 방법은 뒤에서 자세히 소개할 예정이다. 이제 척추질환의 또 다른 위험 요인을 살펴보자.

문명의 발달이 부르는
척추질환

인간은 직립보행을 한 뒤부터 척추질환에 시달렸다. 그런데 유독 현대인은 과거 어떤 시대보다 척추 병에 더 많이 시달린다. 그것은 문명의 발달이 척추의 병을 부르는 요건을 만들기 때문이다.

좌식 문화

당신은 하루 24시간 중 몇 시간을 앉아 있는가? 그중 절반 이상을 앉아서 생활하지는 않는가?

문명의 이기로 현대인은 대체로 앉아서 생활하게 되었다. 굳이 일어서서 움직이지 않아도 앉아서 전화 한 통이나 이메일 한 통으로 간단하게 일 처리를 할 수 있는 환경이 되었기 때문이다.

그런데 앉아 있는 자세는 척추에 가장 안 좋은 자세이다. 인간이 올바른 자세로 서 있기, 앉아 있기, 누워 있기를 한다고 했을 때, 척추에 가장 많은 하중이 실리는 자세가 바로 앉은 자세이다.

누워 있을 때는 서 있거나 앉아 있을 때와 중력의 작용 방향이 다르기 때문에 확실히 척추에 부담이 적다. 서 있을 때는 그나마 무릎과 발목의 관절이 상체를 같이 받쳐주기 때문에 요추가 짊어져야 할 무게 부담이 준다. 하지만 앉아 있을 때는 오롯이 척추, 특히 요추가 상체를 떠받쳐야 한다.

몸을 지탱하기 위해 디스크에 가해지는 압력은 누워 있을 때보다 서 있을 때가 2배가량이고, 누워 있을 때보다 앉아 있을 때가 4배가량이다. 주로 앉아서 생활하는 현대인의 허리는 쉽게 망가질 수밖에 없는 것이다.

컴퓨터와 모바일 기기

컴퓨터와 모바일 기기는 현대인의 삶에서 필수품으로 꼽힌다. 그런데 이 두 가지 기기가 나온 이후 더 많은 사람이 척추질환을 앓게 됐다. 왜 그럴까? 각종 기기가 우리를 오래 앉아 있게 만들었다는 사실은 일단 배제하고 생각하자.

컴퓨터와 모바일 기기는 인간을 푹 빠져들게 하는 힘이 있다. 집중할 때 인산이 취하는 행동이 척추질환을 유발하는 환경을 만든다.

한 가지 일에 빠져들면 사람들은 움직임 없이 한 자세를 고수한다. 오랫동안 컴퓨터 작업을 한 뒤 혹은 스마트폰으로 영화를 본 뒤 온몸이 결린 경험은 누구나 한 번쯤 있을 것이다. 한 자세를 오래 취하면 중력과 체중이 신체 한 곳에 집중되고 혈관이 눌리면서 혈액순환이 제대로 안 된다.

아무리 좋은 자세도 20~30분이 넘어가면 척추 건강을 위협한다. 척추를 위해서는 적어도 15~20분마다 자세를 바꾸어야 한다. 하지만 어딘가에 푹 빠져 있을 때는 한 시간 이상 똑같은 자세를 취해도 불편함을 잘 못 느끼고, 거기서 헤어 났을 때에야 비로소 통증을 느끼는 것이다.

더구나 컴퓨터와 모바일 기기를 쓰는 사람 상당수는 나쁜 자세를 취하고 있다. 40~50대는 컴퓨터의 모니터 글씨가 흐릿하게 보여서인지 목을 앞으로 쭉 뺀 자세로 온종일 일한다. 흥미로운 영상 앞에서는 마치 빨려 들어갈 것 같은 자세로 화면을 들여다본다. 컴퓨터 화면은 적당한 위치에 놓여 있지 않기 일쑤이다. 노트북이나 태블릿 PC는 말할 나위가 없다. 보통 모니터 화면은 늘 정면보다 아래에 있어서 목은 어느새 거북목이 되고 만다. 특히 모바일 기기는 작은 화면을 손으로 들고 보기 때문에 습관적으로 고개를 앞으로 내밀고 허리를 구부리게 된다.

하지만 현대 문명의 발달이 부르는 척추질환은 충분히 예방할 수 있다. 활동을 늘리고, 한 자세를 오래 취하지 않고 바른 자세로 문명을 이용하는 것으로 말이다. 아직 척추질환을 초래하는 요인이 많이 남아 있다. 마저 살펴본 다음 구체적인 방법을 알아보자.

척추 건강을 위협하는
스트레스

"척추는 마음의 병이다."

한 유명 대학병원 척추외과 교수의 말이다. 이 견해에 많은 척추외과 의사가 동의한다.

스트레스는 척추질환에 상당히 커다란 영향을 미친다는 사실을 진료하면서 수없이 확인한 까닭이다.

통증의 강도가 똑같아도 스트레스가 심한 사람은 통증을 굉장히 심하게 느낀다. 마음이 건강할 때는 통증에 무뎌져서 수면 중 휴대 전화 고리에 눌리는 것만으로 숙면을 방해받지 않는다. 하지만 마음이 아플 때는 통증에 굉장히 민감해져서 잠결에 뒤척이다 휴대 전화 고리에 눌리는 것만으로 잠에서 깨기노 한다.

진료실에서는 다음과 같은 풍경이 펼쳐진다. 다리 통증을 굉장히 심하게 호소하며 다리를 절룩이며 진료실에 들어오는 디스크 환자가 종종 있다. 다리를 지배하는 신경이 디스크에 심하게 눌리면 당연히 그럴 수 있다. 그런데 MRI 검사를 해보면 신경이 디스크에 심하게 눌리지 않았을 때도 있다. 왜 다리를 절만큼 아파하는 것인지 의아할 때가 있는 것이다.

반면 아주 멀쩡하게 진료실에 들어오는 디스크 환자들 중 MRI 검사에서 신경이 아주 심하게 디스크에 눌려 있는 사람도 있다.

환자의 증상이 영상 검사 결과와 일치하지 않으면 환자의 상태를 자세히 파악하느라 이런저런 질문을 던진다. 전자는 대부분 현재 스트레스가 심한 상태이고 후자는 대부분 스트레스가 적다는 사실을 확인할 수 있었다.

낮에 움직일 때는 통증이 크지 않은 척추질환자가 유독 밤에 자다가 통증 때문에 자주 깨면 척추 구조물의 문제가 아닌 스트레스 탓일 가능성이 크다.

척추외과 의사라고 꼭 시술이나 수술로만 척추질환을 고치려고 하지는 않는다. 따뜻하게 말하는 것도 척추질환자의 치료에 아주 중요하다는 사실을 알기 때문이다.

척추질환자도 이 사실을 기억해야 한다. 일상에서 스트레스를 줄이면 병 때문에 초래되는 통증 수준을 확실히 낮출 수 있으니 말이다. 스트레스를 해소하기 위해서 적극적으로 나서는 것만으로도 척추질환의 고통에서 벗어날 수 있다. 자기 선에서 할 수 있는 운동, 명상, 요가, 취미생활로 스트레스가 해소되지 않는다면 적극적으로 상담이나 치료를 받는 것이 좋다. 그래야 허리와 목의 통증에서 조금이라도 벗어날 수 있다.

일부 척추외과 의사는 심한 스트레스나 우울감에 시달리는 척추질환자에

게 가벼운 우울증약이나 신경안정제를 처방하기도 한다. 정신과(정신건강의
학과로 개명) 진료를 꺼리는 환자들 때문이다. 이 같은 처방이 마음의 병을
앓는 척추질환자의 통증을 완화한다는 연구 결과도 있다.

　당신의 척추질환은 마음의 병일 수 있다. 지금 당신의 마음이 불편하다면
허리와 목의 병 치료와 함께 마음의 병도 꼭 같이 치료하라고 권하고 싶다.

10대에도 척추는 **망가진다**

진료실에서 심심치 않게 10대를 마주한다. 요즘은 하루 2~3명은 되는 것 같다. 최근 점점 더 늘고 있다.

척추질환은 흔히 노년병이라고 생각하지만 10대에도 척추는 망가진다.

성장기 청소년이 허리, 목, 어깨 통증을 호소하며 진료실을 찾을 때는 다른 연령보다 더 안타깝다는 생각이 든다. 10대의 척추 구조물은 완전체가 아니기 때문이다.

10대의 척추는 아직 성장 중이다. 성인의 척추와 비교할 때 청소년의 척추는 연할 수밖에 없다. '연하다'는 말은 '잘 휠 수 있다'는 말과 다르지 않다. 척추가 휘는 척추측만증이 10대에 잦은 까닭이 여기 있다. 더구나 한 번 망가진 척추 구조물은 노화의 속도까지 재촉한다. 올라가는 수명만큼 척추 나이를 낮추어야 하는데, 거꾸로 척추 나이를 일찍부터 올리는 것이다.

단, 10대 척추질환은 상당수 예방이 가능하고 이미 병이 생겨도 관리만 잘하면 척추 나이를 낮출 수 있으니 너무 걱정하지는 말자.

10대의 척추가 망가지는 원인

10대의 척추질환을 예방하기 위해서는 10대의 척추가 망가지는 원인부터 알아야 한다. 원인은 쉽게 찾을 수 있다. 앞서 말한 척추질환을 부르는 요인에 성장기 청소년의 삶이 그대로 녹아 있기 때문이다.

우선 대학입시의 광풍으로 청소년은 하루 절반 이상 책상 앞에 앉아 있다. 10대는 잠마저 책상에 엎드린 채 앉아서 잔다. 앉은 자세는 누운 자세나 선 자세에 비해 척추에 무리가 많이 가는데, 청소년은 매일 하루 대부분의 시간을 앉은 자세로 보내는 것이다.

10대는 거의 책상에 앉아서 생활하면서 운동도 잘 하지 않는다. 또한 학업 스트레스를 먹는 것으로 해소하는 경우도 많아 비만율마저 높다. 무거워진 몸은 척추 구조물을 더 압박해서 척추질환을 초래하고 불편한 마음은 통증을 더 크게 느끼도록 부채질한다.

무엇보다 결정타는 잘못된 자세이다. 척추는 원래의 생김대로 S자 곡선을 유지할 때 가장 건강하다. 이 곡선을 유지하려면 TV 뉴스에 나오는 아나운서처럼 앉고 군인같이 정자세로 서 있어야 한다. 하지만 현실에서 아나운서처럼 앉아 있는 청소년을 찾아보기는 무척 어렵다. 반면 목을 잔뜩 내밀고 구부정한 자세로 앉아 있는 10대는 흔히 볼 수 있다. 10대는 의자에 앉아서 잘 때도 의자 등받이에 기대서 척추를 바로 세우고 자지 못한다. 대체로 책상에 엎드려서 잔다. 군인처럼 바른 자세로 서 있는 청소년도 찾기 어렵다. 대체로 삐딱한 자세로 서 있거나 짝다리를 하고 서 있다.

컴퓨터와 모바일 기기를 사용할 때도 나쁜 자세는 예외 없이 등장한다. 더구나 10대는 어른보다 자제력이 약하기 때문에 인터넷이나 SNS(소셜 네트워크 서비스)에 더 푹 빠져서 한참 동안 이상한 자세를 취하곤 한다.

척추뼈가 옆으로 휘는 '척추측만증'과 디스크가 튀어나오는 '추간판탈출증(허리·목디스크)'과 멀어지려면 10대는 야외 활동을 늘리고 바른 자세를 습관화 해야 한다.

입시 경쟁에서 생존해야 하는 10대에게 이런 처방이 잠꼬대처럼 들리는가? 절대 그렇지 않다. 오히려 치열한 경쟁률을 뚫고 살아남으려면 지금보다 활동을 늘리는 것이 맞다. 책상 앞에만 앉아 있기보다 운동을 하는 것이 집중력을 높이고 기억력을 강화해서 학습 능력을 향상시킨다는 수많은 연구 결과가 이를 뒷받침해준다. 더구나 운동으로 신체 활동량을 늘려주면 척추 건강을 비롯해 몸과 마음의 건강까지 챙길 수 있다.

바른 자세도 습관화해야 한다. '세 살 버릇 여든까지 간다'는 말이 있다. 자세도 습관이다. 올바른 자세는 가능한 한 어릴 때부터 익히도록 하는 것이 좋다. 10대는 이미 온 척추질환이라도 얼마든지 멀어질 수 있다. 가장 확실한 방법은 올바른 자세에 있다는 것을 명심하자.

척추질환의 신호를 **기억하라**

시골에서 할머니 한 분이 할아버지를 앞세우고 진료실을 찾아왔다.

자리에 앉기도 전에 할머니는 "우리 양반 걸음이 이상해요."라며 서둘러 말했다. 할아버지는 진료실에 들어설 때부터 쓰러질 듯 휘청휘청 걷고 있었다. 걸음걸이 외에 할아버지에게 특별한 증상은 없었다. 척수가 요추 구조물에 눌리고 있는 것 같았다.

MRI 검사를 해보니 역시나 허리 부위의 디스크가 튀어나와서 척수를 심하게 누르고 있었다. "허리디스크네요."라고 진단명을 말했을 때 할머니는 "허리는 안 아프다는데 정말 허리 병이에요?"라고 물었다. 자식들이 "척추 질환인 것 같다."며 병원을 예약해주었지만 할아버지에게 허리 통증이 없어서 할머니는 반신반의했던 모양이다.

이 할머니처럼 척추질환의 신호를 잘 모르는 사람이 많다. 척추질환은 꼭 허리나 목 통증을 수반한다고 생각하는 사람이 태반이다. 척추질환을 앓는 사람이 많아지면서 그 증상은 많이 소개되었다. 하지만 대부분의 사람이 '그래도 허리 병이니까 허리가 아프겠지', '그래도 목 병이니까 목이 아프겠지'라고 오해한다.

단언컨대 척추질환은 허리 통증이나 목 통증 없이도 나타날 수 있다. 가끔은 수저질을 잘 못하거나 단추를 제대로 끼우지 못하는 증상만 나타날 때도 있다. 붕 떠서 걷는다거나 다리에 힘이 없는 느낌만 생길 때도 있다.

병의 원인이 되는 곳이 아닌 다른 부위에서 척추질환의 증상이 나타나는 이유는 무엇일까?

▌온몸에 나타나는 척추질환 증상들

위장질환은 '복통', 심장질환은 '흉통'. 이런 공식이 척추질환에도 적용되면 참 좋겠지만 척추에 이런 공식이 항상 적용되지는 않는다.

척추질환은 척추뿐만 아니라 온몸 어디에든 증상이 나타날 수 있기 때문이다. 허리 통증, 목 통증, 어깨 통증, 두통, 팔 저림, 다리 저림, 팔다리 근력 저하, 보행 장애, 손부터 어깨까지 땅기는 증상, 요실금ㆍ변실금 같은 대소변 조절 장애, 하반신마비ㆍ전신마비 등 다양한 증상이 나타나기도 한다.

척추질환이 이처럼 다양한 증상을 초래하는 '당연한' 이유가 있다. 모든 척추의 병은 결국 수많은 신경 다발 중 어딘가가 손상되는 문제로 귀결된다.

앞서 살펴본 대로 중앙 신경은 수많은 신경 가지로부터 감각 정보를 받아들여서 뇌에 전달하고, 뇌의 명령을 다시 신경 가지로 전달해서 몸 전체를 움직인다. 신경 가지는 특정 신체 부위와 연결되어 있으며 그곳의 감각과 움직임만 간여한다. 그래서 똑같은 척추질환도 중앙 신경인 척수가 손상될 때와 가지 신경인 신경근이 손상될 때의 증상이 조금씩 다르다.

사고로 인해 전신마비가 된 사연을 다룬 뉴스가 종종 전파를 탄다. 대형 사고로 인체의 목이나 허리가 완전히 뒤틀리면 중앙 신경 척수가 완전히 끊어진다. 목의 척수가 망가지면 전신마비가 오고 허리 뒤의 척수가 망가지면 하반신마비가 온다. 한마디로 다친 척수 아래로 우리 몸의 감각 신경과 운동 신경이 모두 망가지는 것이다.

척추질환을 방치할 때도 마치 큰 사고를 당한 것처럼 전신마비와 하반신마비가 나타날 수 있다. 뼈처럼 굳어진 디스크가 점점 튀어나오면서 척수를 꽉 압박한다고 생각해보라. 척수 입장에서는 절단기에 의해서 신경이 서서히 잘리는 일이 벌어지는 것과 같다. 다행히 요즘은 척추질환 때문에 전신마비나 하반신마비가 되는 일은 드물다. 대부분 통증 단계에서 병원을 찾아오기 때문이다.

척추외과 의사라면 척추질환자에게 꼭 당부하는 말이 있다. "갑자기 몸에 마비가 오거나 대소변 실금이 생기면 응급 상황이기 때문에 바로 병원으로 오라."는 것이다. 마비나 실금은 중앙 신경 척수가 디스크 같은 척추 구조물에 심하게 눌릴 때 흔히 나타나는 증상이다. 그냥 두면 척수를 더 심하게 압박해서 전신마비와 하반신마비로 진행될 수 있다. 안타깝게도 현대 의술로는 완전히 망가진 중앙 신경을 복구할 방법이 없다. 따라서 중앙 신경이 척추 구조물에 의해 더 망가지기 전에 빨리 조치를 해야 한다. 마비가 올 때 병원에서 응급 수술을 하는 이유가 여기에 있다.

척수에 손상이 심하지 않을 때는 수저질을 잘하지 못하거나 잘 걷지 못하는 방식으로 증상이 나타난다. 통증이 있을 때도 간혹 있지만 중앙 신경이 손상되면 대체로 팔이나 다리 전체의 움직임에서 조화가 깨지는 증상이 흔히 발생한다.

가지 신경인 '신경근'이 손상될 때는 증상이 조금 다르다. 다리만 아프거나 다양한 팔 동작 가운데 특정 동작만 안 될 때가 많다. 신경근은 특정 신체 부위의 감각과 운동만 지배한다. 따라서 중앙 신경처럼 신체 전반이 아닌 특정 부위에만 이상을 초래하는 것이다. 척수 손상 때와 달리 신경근 손상일 때는 흔히 통증이 초래된다. 이때 통증은 눌린 신경의 위치에 따라 발이나 종아리 부위에 나타난다. 실제 다리에는 아무 이상이 없지만 다리로 뻗어 있는 신경 가지가 요추에서 눌리면 뇌는 그 신경 가지가 관장하는 다리에 통증이 있다고 오판하는 것이다.

척추의 증상이 다양한 만큼 척추질환도 다양한 병으로 구분된다. 여기서는 현대인에게 가장 흔한 척추질환을 중심으로 이야기를 풀어나갈 것이다. 100세까지 척추를 건강하게 유지하기 위해 현대인이 꼭 알아두어야 할 척추질환 5가지는 무엇일까? 다음 장에서 자세히 알아보자.

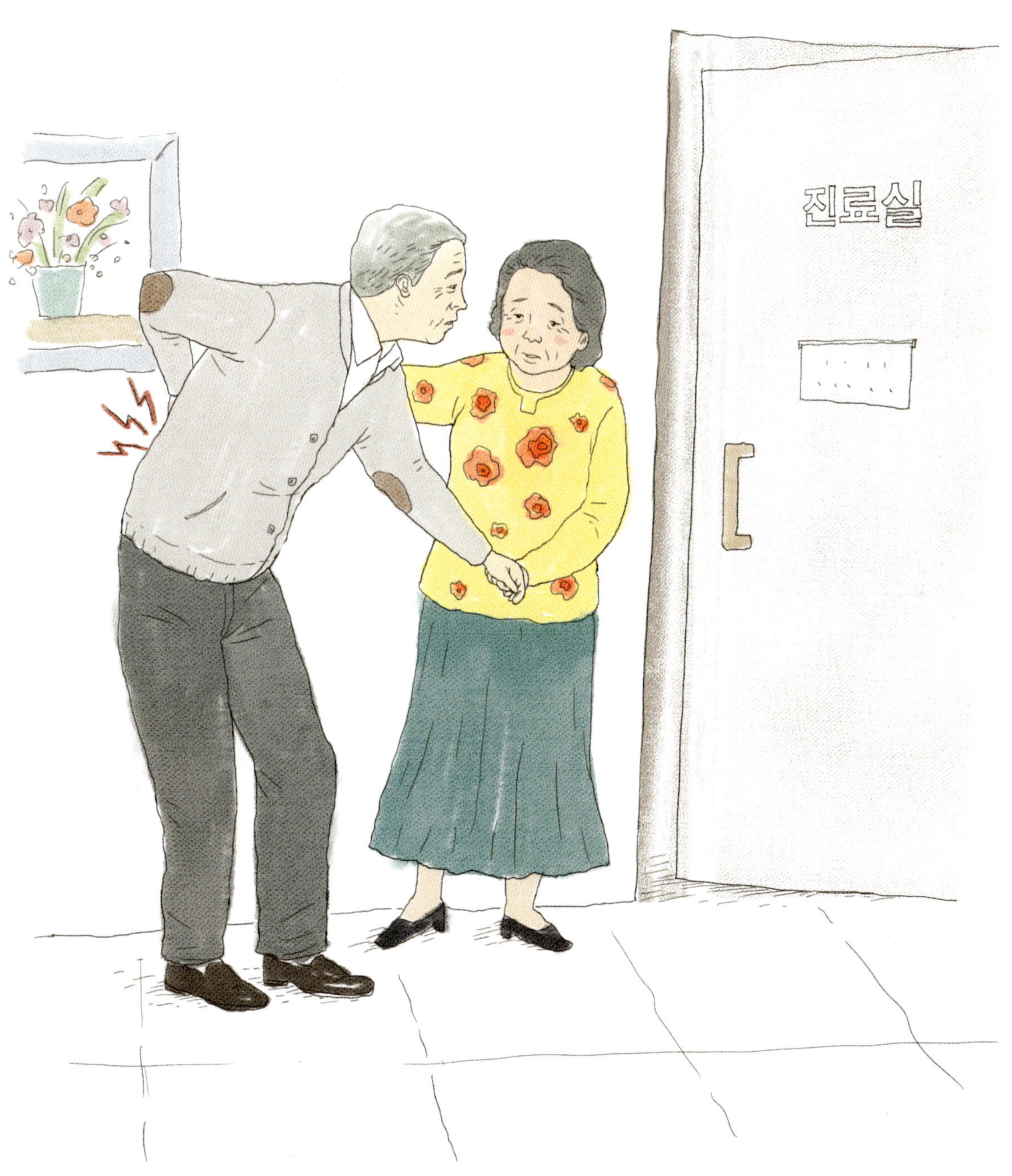

진료실

의학 기술의 발달로 척추질환 환자의 90% 이상은 비수술로 치료할 수 있게 되었다. 초음파를 보면서 통증 부위에 정확히 주사를 놓는 치료부터 척추에 내시경을 밀어 넣거나 레이저, 고주파를 쏘는 다양한 시술로 후유증 없이 수술의 효과를 낸다.

2

수술을 배제하고
답을 찾아라

현대인이 꼭 알아두어야 할
척추질환

척추질환에 대한 관심은 많지만 척추질환을 제대로 알고 있는 사람은 많지 않다. 척추질환을 그저 '디스크'라고만 생각한다. 척추질환은 기본적으로 5가지 질환으로 나뉘는데, 그 원인과 증상, 치료법을 구분해서 알아두면 초기에 병을 잡을 수 있다.

디스크

디스크는 중앙 신경 척수가 지나가는 통로 척추관이나 가지 신경 신경근이 뻗어 나가는 추간공으로 디스크 속 수핵이 튀어나와서 생기는 병이다.

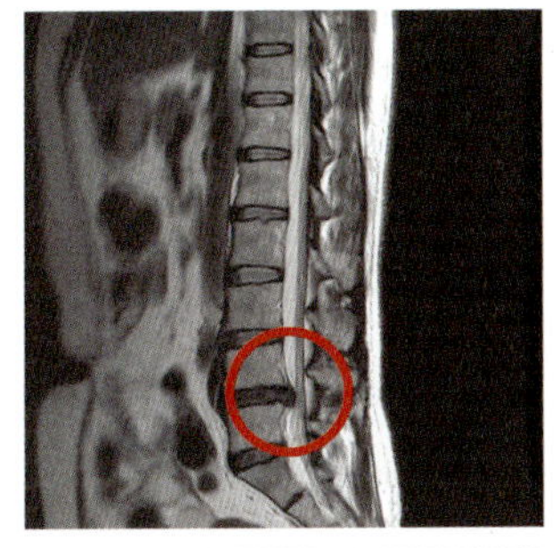
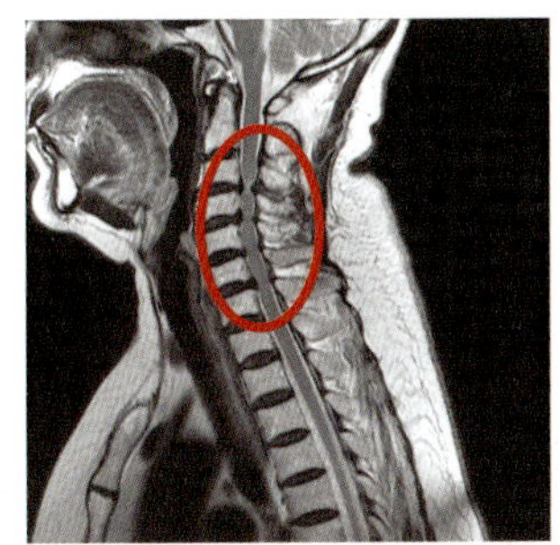

(좌) 디스크 내부의 수핵이 튀어나와 신경을 누르고 있다.
(우) 경추 여러 마디에 걸쳐 디스크의 수핵이 밀려나와 신경을 압박하고 있다.

10대부터 80대까지 나이와 상관없이 생기는 대표적 척추질환이다.

척추뼈 사이에 위치한 말랑한 조직인 디스크 속 수핵이 우리 몸의 하중을 감당하지 못하고 점차 튀어나와서 염증을 만들고, 척수나 신경근을 누르는 질환을 통칭한다. 흔히 디스크라고 부르지만 정확한 병명은 추간판탈출증이다. 디스크가 제자리에서 빠져나온다고 해서 붙인 이름이다.

튀어나온 디스크의 위치에 따라서 허리디스크와 목디스크로 나뉜다. 허리뼈의 척추관은 500원짜리 동전과 유사한 크기인 25mm 정도이고 목뼈의 척추관은 15mm 정도로 척추관의 공간에 차이가 있다. 허리 부위의 척추관은 넓기 때문에 허리디스크로 완전히 신경이 눌려서 하반신마비가 오는 경우는 드물다. 반면 목 부위의 척추관은 공간이 좁기 때문에 목디스크로 전신마비를 겪을 위험이 훨씬 크다.

허리디스크

허리뼈 사이에 자리한 디스크 속 수핵이 제자리에서 밀려나와 허리뼈를

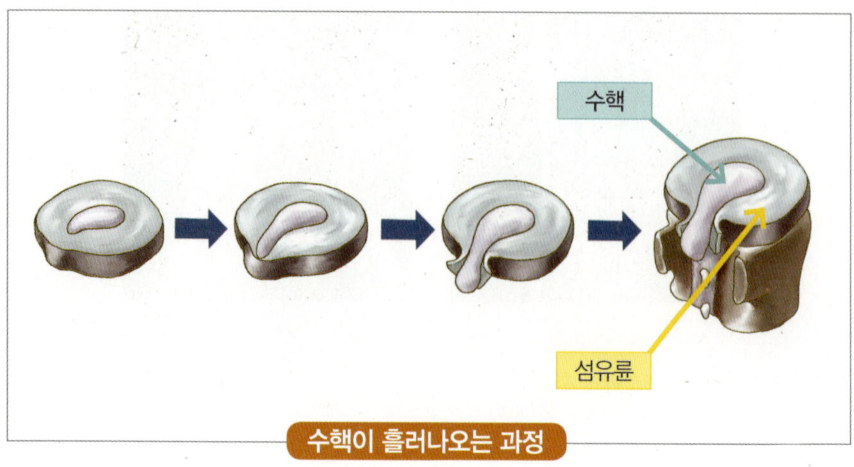

지나는 신경을 누르는 병이다. 주로 30~40대에게 나타나나 요즘에는 10대와 20대에게도 꽤 흔한 질환이다.

허리디스크의 증상은 다양하다. 허리가 쑤시거나 묵직한 통증이 나타날 수도 있고, 엉치, 허벅지, 다리, 종아리, 발까지 저리거나 땅기는 증상이 생길 수도 있다.

허리디스크는 서 있을 때보다 앉아 있을 때 통증이 심하다. 앉아 있을 때 디스크를 누르는 하중이 서 있을 때보다 더 커지기 때문이다. 디스크가 많이 튀어나와서 중앙 신경인 척수를 압박하면 하반신에 감각 이상이나 대소변장애, 심지어는 마비까지 올 수 있다. 이때는 응급 상황이니 최대한 빨리 응급실로 가야 한다.

그렇다면 어떤 사람에게 허리디스크가 잘 생길까? 보통 무거운 물건을 자주 들어 올리거나, 허리에 부담이 가는 나쁜 자세 습관이 있거나, 오랜 시간 앉아서 생활하거나, 체중이 많이 나가는 사람이 걸리기 쉽다. 태어날 때부터 척추뼈가 얇은 것도 허리디스크의 원인이 된다. 스쿼시, 테니스, 골프같이 우리 몸의 한쪽을 격렬하게 쓰는 운동도 허리 한쪽에 과도한 부담을 안겨서 허리디스크를 잘 유발한다.

목디스크

목뼈 사이의 디스크가 목으로 지나가는 신경 통로로 비어져 나와 염증을 유발하고 신경을 누르는 병이다. 과거에는 주로 50대 이후에 생기는 병으로 여겼으나 요즘에는 전 연령층에서 발생하고 있다.

목디스크의 증상은 다양하다. 흔히 목뒤가 뻣뻣하고 통증이 있다. 보통 목, 어깨, 등, 팔, 손까지 저리거나 통증이 생긴다. 두통이 생길 수도 있고 손이나 팔에 힘이 빠지기도 한다. 초기에 자각하기 쉽지 않아서 최악의 경우 전신마비까지 올 수 있다.

평소 나쁜 자세가 습관이 된 사람들은 목디스크에 취약하다. 고개를 앞으로 뺀 자세로 오래 앉아 있거나 과도하게 고개를 숙인 자세가 대표적으로 목뼈에 나쁜 자세이다. 10cm 이상의 높은 베개를 사용하거나 TV를 누워서 볼 때도 목디스크가 생기기 쉽다. 교통사고와 같이 목에 갑작스러운 물리적 충격이 가해질 때도 마찬가지이다.

디스크 치료

디스크는 흔히 치료하지 않고 방치해도 된다고 말한다. 그것은 디스크가 원래 자리로 돌아가려는 습성이 있기 때문이다. 주변에 염증이 생기거나 신경이 조금 눌려 극심한 통증이 없고 마비나 실금 같은 문제가 없으면, 통증과 염증을 다스리기만 해도 저절로 디스크가 원래 자리로 돌아가는 것이다.

디스크일 때 처음 몇 주는 약물치료, 물리치료 같은 기본적인 치료만 하는 이유가 여기에 있다. 요즘은 운동치료도 기본으로 하는데, 자세를 바르게 하고 척추 주변의 근육을 강화하면 디스크 재발 위험을 크게 낮출 수 있는 까닭이다.

통증이 심하거나 디스크가 계속 들어가지 않고 남아 통증을 동반하면 전문적 치료로 디스크 증상을 쉽게 다스릴 수 있다. 주삿바늘처럼 얇은 관을 척추관 안에 넣어서 통증을 유발하는 감각신경만 파괴하는 고주파수핵감압술이나 튀어나온 디스크를 바로 제거하는 경막외내시경레이저시술이 있다. 척추를 지지하는 인대를 강화하는 인대강화프롤로테라피로 병든 척추의 부담을 줄여줄 수 있다.

비어져 나온 디스크가 뼈처럼 굳어져 들어가지 않거나 실금이나 마비 같은 증상을 초래할 때는 피부를 째고 튀어나온 디스크만 없애는 현미경디스크제거술이나 망가진 디스크를 인공디스크로 바꾸어주는 인공디스크치환술을 하기도 한다.

척추관협착증

도로에 흙이 무너져 내려서 길이 점차 좁아진다고 생각해보라. 척추관협착증은 신경이 지나가는 통로(척추관과 추간공)가 좁아지면서 척수나 신경근이 눌리는 척추질환이다. 노화로 인해 척추뼈가 두꺼워지고 가시뼈가 자

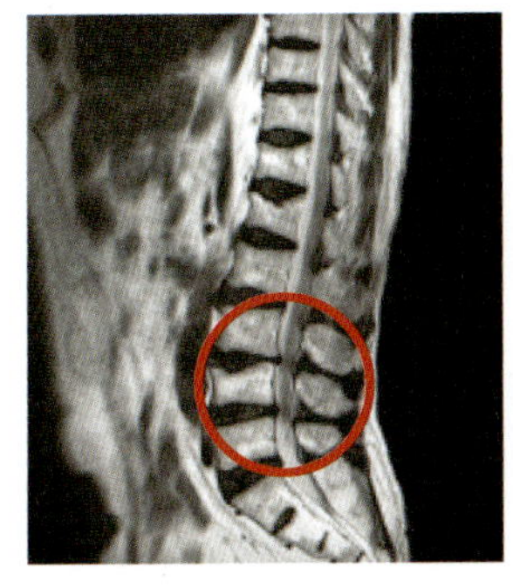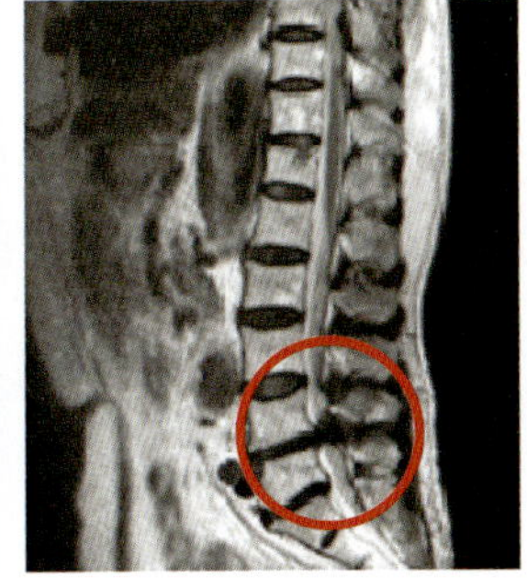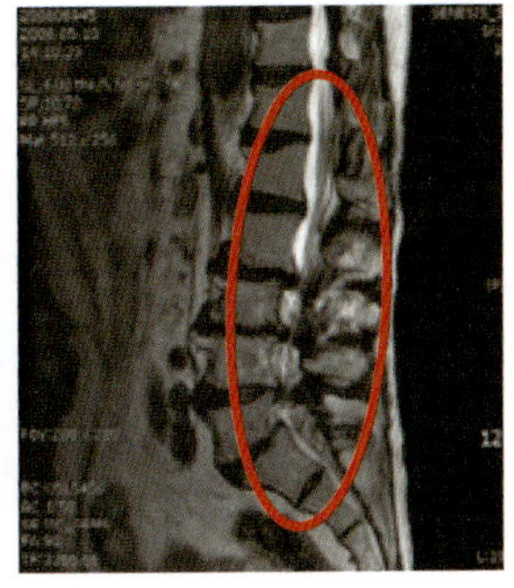

척추관협착증 진행 과정

(좌) 처음에는 한 개 마디에서 경등도의 협착이 보인다.
(중앙) 협착이 진행되면서 척추관이 아예 맞닿아 있다.
(우) 여러 마디에 걸쳐서 척추관이 완전히 구불구불해진 모습이다.

라나고, 척추뼈 사이를 잇는 인대가 굵어지면서 척추관이 좁아지게 되는 것이 원인이다. 심지어 인대가 뼈처럼 딱딱하게 굳어져서 신경을 누르기도 한다. 척추관협착증은 50~60대에게 흔하고 40대부터 생기기도 한다. 발병 위치에 따라 요추척추관협착증, 경추척추관협착증, 척추신경공협착증으로 나뉜다.

요추척추관협착증

허리 주변의 척추뼈와 인대의 퇴행성 변화로 척추관이 좁아지면서 신경을 누르는 질환이다. 주로 엉치, 허벅지, 종아리, 발끝 등이 저리거나 아프고 땅긴다. 오래 걸으면 다리가 터질 듯이 아프거나 힘이 빠진다. 허리디스크와 달리 앉아서 쉬면 증상이 사라진다. 허리를 펴면 아프고 앞으로 굽히면 통증이 줄어든다. 밤에는 종아리 통증이 심해진다.

경추척추관협착증

노화로 인해 목 주변의 척추뼈와 인대가 두꺼워져서 신경이 눌리는 척추 질환이다. 목뒤가 뻣뻣하고 통증이 있다. 양쪽 손놀림이 어눌해져 젓가락질이 부자연스럽다. 두통이 생길 수 있으며 걸음걸이가 이상해지면서 붕 떠서 걷는 느낌이 들기도 한다. 특히 고개를 숙이거나 젖힐 때 목이나 등 뒤쪽으로 전기가 오는 느낌이 난다.

척추신경공협착증

경추 부위의 가지 신경이 지나가는 통로인 신경공이 퇴행성 변화 탓에 좁아지면서 신경이 눌리는 병이다. 팔의 특정 부위가 아플 때가 많으며, 때로는 어깨부터 팔, 손까지 저리고 땅기기도 한다. 팔 근력이 떨어지면서 마비되는 느낌이 들 수도 있다. 고개를 돌리거나 뒤로 젖히면 증상이 심해진다.

TIP 허리디스크와 요추척추관협착증은 어떻게 구별할까?

	허리디스크	요추척추관협착증
허리를 숙였을 때	허리를 숙이거나 앉았을 때 통증이 심해짐	통증이 사라짐 (허리를 펼 때 통증 발생)
통증이 오는 부위	허리, 다리 등	엉치, 종아리, 발 등
누워서 두 다리를 올릴 때	몹시 힘듦	무리 없이 해냄

※ 환자의 상태에 따라 다를 수 있으며 두 질환이 동시에 발병하는 경우도 많다. 따라서 정밀검사를 통해 확진을 받아보는 것이 좋다.

척추관협착증 치료

신경 통로가 좁아져도 신경이 많이 눌리지 않으면 통증 조절만 하면 된다. 하지만 신경이 많이 눌리고 통증이 심하면 적극적인 치료가 필요하다. 주삿바늘처럼 얇은 관을 척추관 안에 넣어서 풍선을 부풀려 좁아진 부위를 넓혀주는 척추협착풍선확장술이나, 통증을 유발하는 감각신경만 파괴하는 고주파수핵감압술, 척추 구조물의 크기를 줄여주는 시술 중 하나를 고려해야 한다. 시술로 통증 조절이 안 되고, 척추 구조물이 신경을 심하게 압박할 때는 피부를 째고 들어가서 척추 구조물에 신경이 닿지 않게 해주는 협착증현미경확장술이 필요하다.

척추전방전위증

S자 모양의 26개 척추뼈 가운데 일부가 앞쪽으로 심하게 휘어지는 척추질환이 척추전방전위증이다. 주로 척추뼈 뒤에 돌기 모양 뼈를 잇는 관절의 문제로 초래된다. 한 번 휘어진 척추는 점점 더 꺾이며 척추 구조물이 중앙 신경이나 가지 신경을 누르게 된다. 주로 허리뼈에서 많이 나타난다.

척추전방전위증이 생기면 앉아 있다가 일어나거나 허리를 뒤로 젖히는 동작을 할 때

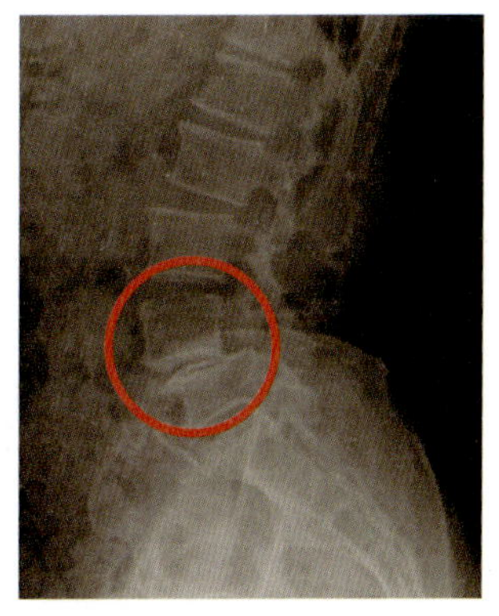

척추전방전위증

척추뼈 고리가 분리되어 바로 아래의 척추뼈보다 크게 앞으로 나와서 신경을 압박하고 있다.

허리 통증이나 다리 저림이 발생한다. 걸을 때도 다리가 저리거나 땅기듯 아프다. 가만히 앉아 있을 때는 증상이 사라진다. 통증은 허리보다 엉덩이 부위가 더 아프고 마비가 나타날 수도 있다.

이 병의 원인은 다양하다. 오랫동안 과하게 허리를 써서 척추뼈를 이어주는 관절 돌기가 망가지거나, 척추 구조물의 퇴행성 변화 때문에 나타나기도 한다. 교통사고, 낙마 같은 외상과 종양, 골다공증 같은 질병 때문에 초래되기도 한다. 또한 척추 수술 후 합병증으로 나타날 수도 있다.

척추전방전위증 치료

마비 증상이 없으면 소염진통제 같은 약물치료와 물리치료로 통증을 조절하는 것이 먼저이다. 척추가 휘지 않도록 고정하는 보조 기구를 착용하고, 운동치료로 허리뼈 주변의 근육과 인대를 강화함으로써 척추가 받는 무게 부담을 덜어준다.

이런 치료로 통증이 개선되지 않으면 다양한 시술을 시도해볼 수 있다. 척추뼈를 지지하는 인대를 강화하는 인대강화프롤로테라피, 척추관에 얇은 관을 넣어서 통증을 유발하는 감각신경을 파괴하는 고주파수핵감압술 등이 있다. 엉덩이나 다리로 가는 가지 신경이 눌려서 걷기 어려울 만큼 통증이 심하거나 마비가 올 때는 신경을 누르는 구조물을 제거하고 더 이상 척추뼈가 흔들리지 않도록 단단하게 잡아주는 수술이 필요하다.

척추후관절증후군

척추후관절증후군은 척추 뒤쪽 뼈를 잇는 관절이 닳거나 변성되어 나타나는 증상을 통칭한다. 척추관절은 모두 척추의 뒤쪽에 있기 때문에 보통 척추후관절증후군이라고 한다. 또는 척추관절증후군이라고도 한다. 척추전방전위증과 달리 척추가 정상 S자형을 유지한다.

척추후관절증후군은 목뼈, 허리뼈, 엉덩이뼈에 생길 수 있다. 주로 허리와 함께 엉덩이뼈와 볼기뼈가 만나는 천장관절에 염증이 동반되어 허리와 엉덩이, 골반에 통증이 잘 생긴다. 허리나 목을 숙일 때보다 뒤로 젖히거나 옆으로 돌릴 때 통증을 느끼는 경우가 많다. 물론 허리나 고개

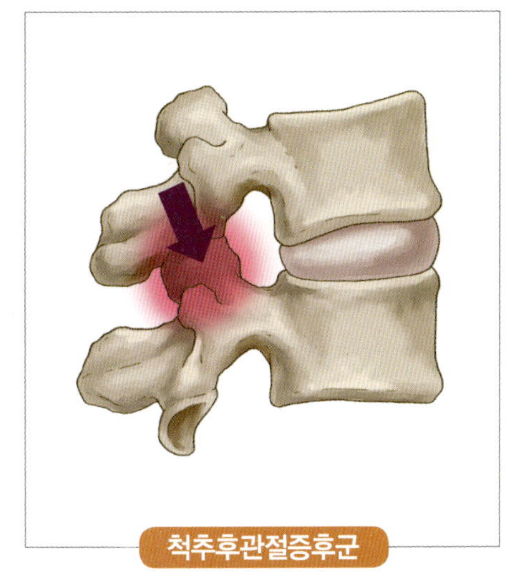

를 숙이거나 앉아 있을 때도 통증을 느낀다. 허리뼈에 생기면 허리와 골반에 통증이 생기고, 목뼈에 생기면 목, 어깨, 등, 팔까지 통증이 초래된다.

디스크로 착각하기 쉬워 감별이 필요하다. 척추후관절증후군은 디스크와 달리 팔꿈치 밑이나 무릎 아래로 통증이 내려가는 경우가 거의 없다. 눌렀을 때 통증이 나타나며 잘못된 자세를 취할 때 통증이 악화된다. 디스크 치료 뒤에도 통증이 지속되면 척추후관절증후군일 가능성이 크다.

척추후관절증후군은 척추에 부담이 가는 나쁜 자세를 지속하거나 갑자기

척추에 무리가 가는 운동을 한 뒤 잘 생긴다. 보통 척추를 지지하는 근육이 약한 여성에게 잦다.

척추후관절증후군 치료

통증을 조절하기 위해서 약물치료와 물리치료를 한다. 또한 척추 근육을 강화하기 위해서 운동치료도 필요하다.

통증이 지속되면 척추 구조물 중 하나인 인대를 강화하는 인대강화프롤로테라피를 하거나 얇은 관을 척추관 안에 넣어서 통증을 유발하는 감각신경을 차단하는 고주파수핵감압술을 한다. 시술해도 통증이 가라앉지 않을 때는 척추뼈 뒤쪽의 관절이 더 주저앉지 않게 잡아주는 수술을 하기도 한다.

척추압박골절

척추뼈가 골다공증으로 점차 주저앉거나 사고로 으스러지면서 납작해지는 병이다. 척추압박골절일 때는 척추뼈가 깡통처럼 찌그러지기 때문에 뼛조각이 척추관으로 튀어나와 척수나 신경근을 손상시킬 수도 있다.

척추압박골절은 하중을 지탱하는 등뼈와 허리뼈에 주로 생긴다. 목뼈는 머리와 목만 지탱하기 때문에 척추압박골절이 거의 일어나지 않는다. 대부분 골다공증과 겹쳐서 발생하므로 60대 이상에게 흔하다. 척추뼈에 구멍이 숭숭 뚫리고 주변의 인대와 근육이 제대로 뼈를 받쳐주지 못해서 척추뼈가 저절로 주저앉는 것이다. 골밀도가 정상이면 강한 충격을 받아도 척추뼈가 쉽게 부스러지지 않는다. 반면 골다공증이 있으면 가볍게 넘어지거나 엉덩방아만 찧어도 쉽게 척추압박골절이 생긴다.

척추압박골절일 때는 심한 통증으로 등과 허리를 잘 움직이지 못한다. 거의 누워서 지내려고 하며, 일어서거나 누워서 자세를 바꿀 때 심한 통증을 호소한다.

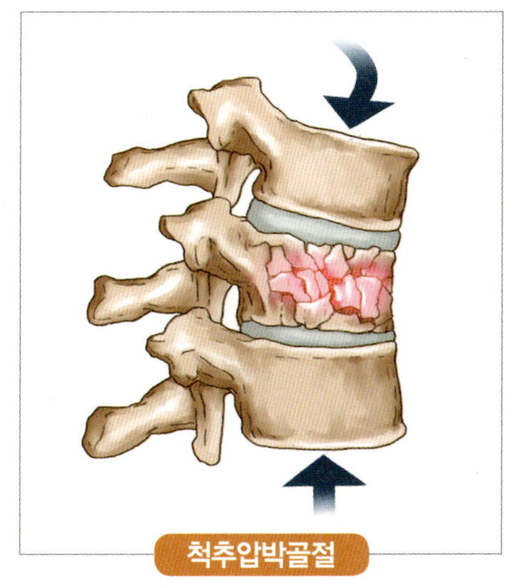

일어서는 동작은 힘들어하지만 막상 일어나면 잘 걷는다. 앞가슴과 아랫배, 엉덩이까지 통증이 뻗어 나가기도 한다. 치료하지 않으면 점차 척추가 앞으로 휘게 되며 통증 때문에 숨쉬기조차 힘들어할 수 있다.

척추압박골절 치료

척추뼈가 조금 으스러진 초기에는 골다공증약을 먹으면서 통증치료, 운동치료를 한다. 골절된 부위 척추의 인대를 강화하는 인대강화프롤로테라피를 하면 척추뼈의 하중을 덜 수 있어서 도움이 된다.

뼈가 상당 부분 으스러져 있을 때는 척추관 속으로 얇은 관을 밀어 넣은 뒤 의료용 뼈 시멘트를 골절된 척추뼈에 채워주는 척추체성형술이나, 집을 지을 때 건축 자재를 철심으로 고정하는 것처럼 척추뼈 사이에 철심을 대는 척추유합술을 한다.

척추질환, 수술을 배제하고
답을 찾아라

종종 다른 병원에서 척추 수술을 받은 환자를 진료실에서 만난다.

"허리가 너무 아픈데 이번에는 정말 수술을 안 하고 싶어요."

척추 수술을 받은 사람 상당수가 수술에 대한 거부감 때문에 비수술 척추 치료를 전문으로 하는 우리 병원을 찾아온다. 이미 척추 수술을 경험해본 환자들이 수술 치료를 거부하는 데는 나름의 이유가 있다.

혹시 누군가에게 뒷덜미를 잡혀본 적이 있는가? 아니면 치수가 적은 꽉 끼는 옷을 잠깐이라도 입어본 적이 있는가? 이런 경험이 있다면 옴짝달싹 못 할 때의 답답함과 불편함을 알 것이다. 그런데 척추 수술 뒤 상당수가 이 같은 느낌에 사로잡힌다.

디스크는 우리 몸을 움직이게 하는 구실을 한다. 그런데 척추뼈를 나사못으로 고정하는 수술을 하면서 한두 마디 디스크를 아예 못 쓰게 단단히 잡아두었다고 생각해보라. 그 불편함은 우리의 상상을 거뜬히 초월할 것이다.

이뿐 아니다. 척추 수술을 받은 사람 대부분이 날이 궂을 때면 수술한 부위가 시리고 끊어질 것처럼 아프다고 호소한다. 상당수 척추외과 의사들이 척추 수술을 받은 뒤에 적지 않은 사람들이 느끼는 고통을 인지하고 있다.

과거 대학병원에서 처음 척추질환에 대해 배울 때만 해도 수술 외에는 답이 없었다. 척추 수술은 전신마취를 한 뒤 피부와 근육을 절개한 다음 뼈를 일부 제거하거나 의료용 기구를 삽입하는 방식으로 이루어진다. 문제가 생긴 척추뿐만 아니라 주변 부위를 지지고 밀어 넣고 꿰매면서 주변의 조직끼리 들러붙어 또 다른 통증의 원인을 만들어낼 수 있다.

수술 뒤 나쁜 자세를 교정하지 않거나 수술 후 생긴 답답함 때문에 무의식적으로 몸을 많이 버둥거리면 인접 척추 마디에 다시 척추질환이 생기기도 한다. 수술은 회복과 재활에 오랜 시간이 걸리므로 일상생활에 지장을 주기도 한다.

척추외과 의사지만 수술이 아닌 다른 방법으로 먼저 척추질환의 답을 찾는 까닭도 여기에 있다. 더구나 의료 기술의 발달로 척추질환의 비수술 치료, 즉 시술 치료의 방법도 다양해졌다. 초음파를 보면서 통증 부위에 정확히 주사를 놓는 치료부터 척추에 2mm가량 굵기의 내시경, 레이저, 고주파를 밀어 넣어 마치 수술을 하는 것처럼 치료할 수도 있게 되었다. 따라서 수술 치료보다 상처를 적게 만드는 시술 치료를 먼저 하는 것이 척추질환의 올바른 접근법이다.

척추질환을 치료할 병원을 택할 때 중요한 팁이 있다. 똑같은 척추질환도 어느 부위에 어떤 문제가 어느 정도로 생겼느냐에 따라서 시술 치료법이 달라야 한다. 따라서 시술도 한 가지 치료법만 고집하는 병원을 찾아서는 안된다. 디스크가 튀어나와서 신경을 누른다고 해서 고주파를 쏘는 치료로 모두가 효과를 볼 수 있는 것이 아니다. 말랑한 디스크는 고주파 열로 쪼그라들겠지만 뼈처럼 굳어진 디스크는 고주파 열을 아무리 쏘아도 응축되지 않기 때문에 치료 효과를 보지 못한다. 다양한 시술 치료 중 환자의 상태에 맞는 최상의 치료법을 제시할 수 있는 척추 병원을 찾는 것이 중요하다.

지금부터 척추질환의 시술 치료가 얼마나 다양한지 알아보자.

신경성형술

피부에 상처가 나서 붓고 염증이 생기면 통증이 초래된다. 이때는 상처 부위를 깨끗하게 닦고 연고를 바르는 것만으로 통증이 줄고, 상처가 빨리 아문다. 이런 원리를 척추 치료에 그대로 활용한 것이 신경성형술이다.

디스크나 척추관협착증 같은 척추질환으로 척추 구조물이 신경을 누르면 피부에 상처가 났을 때와 똑같이 붓고 염증이 생긴다. 그래서 허리나 목에 통증이 초래되는데 이때 흔히 신경성형술을 한다. 신경성형술은 주삿바늘 같은 얇은 관을 척추관 안에 넣어서 상처가 생긴 척추 부위를 식염수로 씻고 연고를 발라주듯 약을 주입하는 치료이다. 그러면 척추 구조물에 생긴 염증과 부종이 쉽게 가라앉는다. 튀어나온 디스크는 원래 자리로 되돌아가려는 속성이 있는데, 신경성형술은 디스크가 다시 원래 자리로 돌아갈 수 있는 깔끔한 환경을 조성해주는 것이다.

신경성형술은 지름 2mm 정도의 얇은 관(카테터)을 경추 7번과 흉추 1번 사이 혹은 꼬리뼈를 통해 넣은 뒤, 방사선 영상을 보면서 병변 부위를 고농도 식염수로 깨끗이 씻어주고 염증을 가라앉히는 약물을 투여하는 시술이다. 약물로 척추 구조물의 유착을 풀어주기도 한다. 척추질환자 10명 중 8명이 신경성형술로 통증이 크게 준다.

55세 가정주부 서희숙 씨는 목디스크로 심한 통증에 시달리다 신경성형술을 받은 뒤 비로소 미소를 되찾았다. 3년 전부터 목과 팔, 손이 너무 저렸는데 단순히 갱년기 증상이라고 생각했다. TV 리모컨을 손에 쥘 수 없을 정도로 증상이 심해진 서 씨는 혈액순환에 좋다는 음식과 약을 챙겨 먹고, 한 의원에서 수차례 침을 맞았지만 전혀 호전되지 않아 답답했다.

그러다 아는 사람의 소개로 우리 병원에 왔다가 목디스크 진단을 받고 상당히 놀랐다. 약 20분가량의 신경성형술을 받고 일주일 정도 지나니 그동안

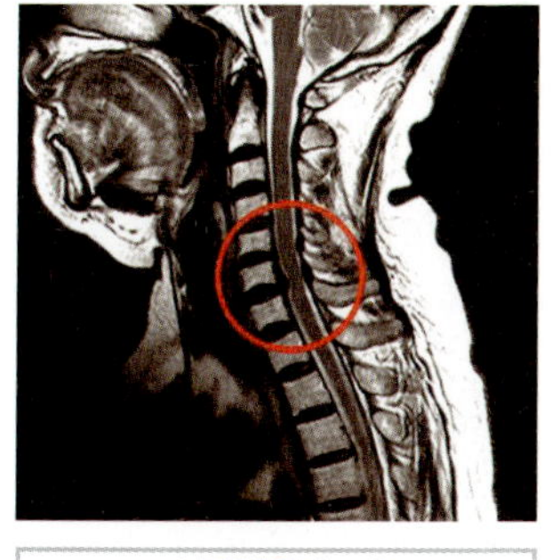
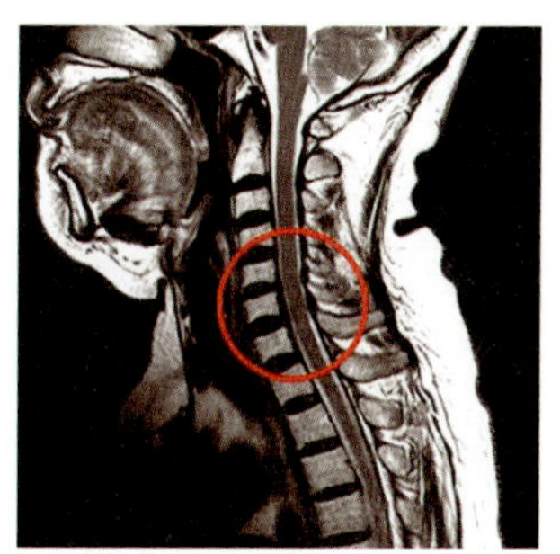

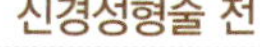

| 신경성형술 전 | 신경성형술 후 |

(좌) 경추의 신경이 눌려 있다.
(우) 압박된 신경이 해소되었다.

엄두조차 내지 못했던 무거운 장바구니를 들어 올리는 것도 거뜬해졌다고
한다. 목과 어깨가 저릿하는 증상이 사라졌음은 물론이다.

 시술할 때 주입하는 약물은 대체 무엇일까?

시술할 때 바늘이나 작은 관을 통해 주입하는 약물이 있다. 대표적으로 상처를 씻어
주는 생리식염수, 염증을 완화하는 스테로이드제제, 세포의 신경전달체계를 안정시
키는 리도카인, 염증을 유발하는 고농도포도당 용액 등이 있는데 쓰임새는 모두 다
르다.

- **생리식염수** 우리 몸의 체액과 소금 함량이 동일한 용액으로, 상처를 씻어내는 효과가
  있다. 우리 눈에 이물질이 들어갔거나 염증이 생겼을 때, 생리식염수로 세척만 해도
  시원해지고 염증이 더 심해지지 않는다. 병이 든 척추 부위에 생리식염수를 넣으면
  이와 동일한 효과를 볼 수 있다.

- **스테로이드제제** 염증을 가라앉히고 통증을 줄여주는 효과가 있다. 발톱이 옆으로 자
  라서 발가락에 염증과 통증이 생기는 것처럼 디스크가 튀어나와 염증과 통증이 동반
  될 때는 스테로이드제제를 연고 바르듯 주입하면 도움이 된다.

- **리도카인** 마취제로 알려졌지만 마취할 때보다 약 용량을 줄여서 쓰면 세포 내의 신경
  전달물질을 조화롭게 하는 효과를 낸다. 척추 시술을 할 때는 후자의 용도로 쓰는데
  척추 구조물의 세포 속에서 신경전달물질 양을 조절하는 문이 제때 열리고 닫히게 한
  다. 마치 아스피린이 원래는 소염진통제로 쓰이지만 용량을 줄이면 심장질환 위험을
  낮추는 혈전 용해치료제로 쓰이는 것과 같은 이치이다.

- **고농도포도당 용액** 세포 내에 심한 염증을 유발하는 약물이다. 염증이 커져서 세포가
  파괴되면 건강한 새살이 돋는 것처럼, 척추 조직에 고농도포도당 용액을 주입하면 원
  래 조직이 파괴되고 새로운 조직이 자라난다. 새로운 조직은 이전 조직보다 튼튼하기
  때문에 일부러 염증을 유발하는 약을 주입하는 것이다.

- 통증이 심한 모든 척추질환자에게 초기 치료로 쓸 수 있다.
- 척추 수술을 받은 이후에도 통증이 지속되는 '척추 수술 후 통증증후군' 환자도 통증을 가라앉힐 수 있다.
- 터진 디스크의 흡수를 유도하여 근본적인 치료가 가능하다.
- 시술 시간은 20분이고 시술 후 1~2시간만 누워 있으면 바로 일상생활을 할 수 있다.
- 국소마취를 하므로 당뇨병, 고혈압, 심근경색 같은 만성질환 때문에 전신마취를 하기 어려운 환자도 무난히 시술할 수 있다.

경막외내시경레이저시술

내시경으로 위 안을 들여다보면서 작은 암 조직을 떼어내는 것처럼 척추에도 이 같은 치료가 가능하다. 꼬리뼈에 작은 구멍을 뚫어서 내시경과 레이저를 동시에 척추관 안에 넣고 하는 경막외내시경레이저시술이 바로 그것이다. 내시경으로 척추 안을 훤히 들여다보면서 튀어나온 디스크를 레이저로 없애기 때문에 시술로 수술의 효과를 볼 수 있다.

경막외내시경레이저시술은 터진 디스크 외에 신경을 자극하는 염증과 유착, 지방을 같이 제거할 수 있으며, 통증의 원인이 되는 가지 신경을 없앨 수도 있다. 척추 내 염증 부위를 약물로 치료할 수도 있다. '경막외'라는 수식어가 붙는 이유는 척수를 둘러싼 막(경막) 이외 부위를 치료하기 때문이다.

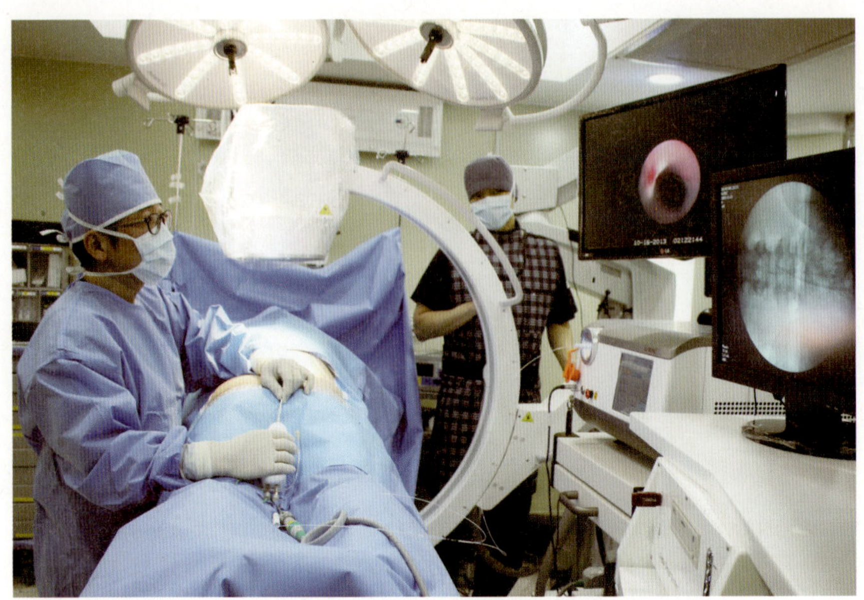

최귀현 원장(왼쪽 첫 번째)이 병변 부위를 직접 볼 수 있는 경막외내시경레이저시술로 허리디스크 환자를 치료하고 있다.

59세 가정주부 권진희 씨는 허리디스크 때문에 계속 고생하다가 경막외 내시경레이저시술로 통증에서 완벽히 벗어났다. 그녀는 처음에 발 저림과 허리의 오른편에 심한 통증을 호소했다. MRI 검사를 해보았더니 허리디스 크였다. 튀어나온 디스크는 저절로 들어가려는 속성이 있어서 처음에 권 씨 에게 염증과 통증을 다스리는 약물치료와 함께 물리치료와 운동치료를 권 유했다. 하지만 효과는 크지 않았다. 오히려 권 씨의 통증이 점차 심해졌고 나중에는 허리 왼쪽까지 아파했다. 발가락 사이에 쥐가 나서 발가락을 제대 로 구부리지도 못했고, 곧 그 증상이 다리와 허리까지 올라왔다. 때로는 몸 전체에 경련이 일기도 했다.

MRI 검사 결과를 통해 예측한 증상보다 다양한 증상이 나타나서 권 씨에게 척추관 안을 내시경으로 직접 확인하며 문제 부위 모두를 꼼꼼히 치료할 수 있는 경막외내시경레이저시술을 권했다. 시술이 끝나고 난 뒤 권 씨는 저림 증상과 허리 통증이 거짓말처럼 말끔히 사라졌다.

특징

- 신경성형술로 치료 효과를 못 보는 디스크 환자, 척추관협착증 환자에게 많이 쓴다.
- 척추 수술 후 염증, 유착, 재발로 인한 통증을 호소하는 환자에게 좋다.
- MRI 검사로 찾지 못한 병변을 내시경으로 찾아 치료할 수 있다.
- 가느다란 관을 넣어서 상처가 생긴 부위만 치료하므로 상처가 적고 회복이 빠르다.
- 시술 시간은 15~20분이고 시술 후 바로 일상생활을 할 수 있다.
- 국소마취를 하므로 당뇨병, 고혈압 같은 만성질환이 있을 때도 치료가 어렵지 않다.

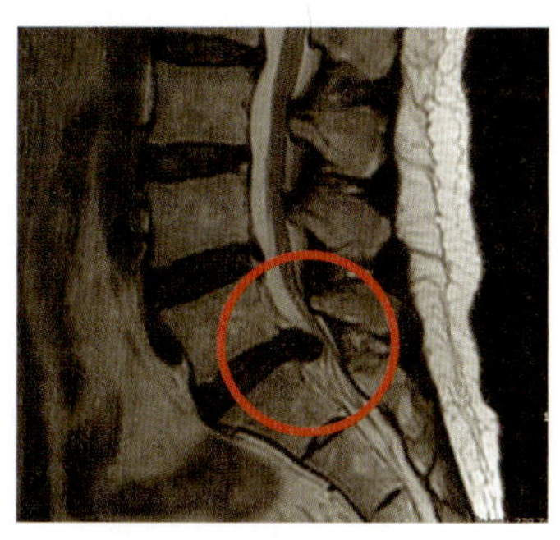
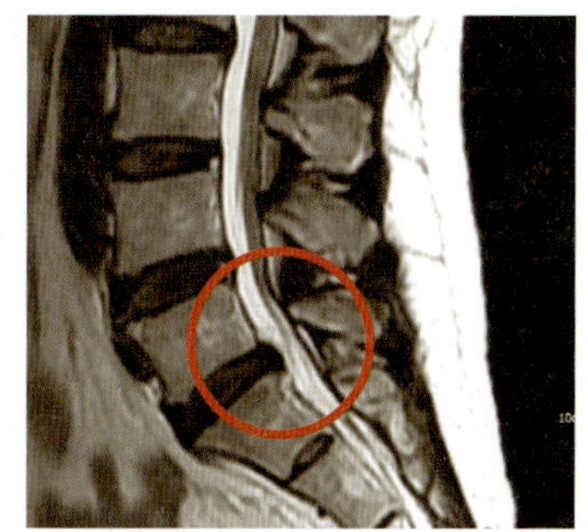

경막외내시경레이저시술 전   경막외내시경레이저시술 후

(좌) 디스크 수핵이 빠져 나와 신경을 누르고 있다.
(우) 수핵의 양이 줄어 들어 신경 압박이 해소되었다.

고주파수핵감압술

　고주파수핵감압술은 난로 위에 머리카락을 올려놓으면 순식간에 쪼그라들어 없어지는 것과 비슷한 원리의 척추치료법이다. 2mm가량의 관을 디스크 내부에 넣어서 고주파 열을 쬐어주면 신경을 누르고 있던 말랑한 디스크 수핵이 머리카락처럼 수축한다. 디스크 수핵을 싸고 있는 콜라겐 섬유를 고주파 열에너지로 쏴주면 단단해져서 웬만한 압력에도 수핵이 튀어나오지 않게 된다. 더구나 통증을 전달하는 감각신경만 고주파 열로 파괴하면 통증이 바로 사라진다.

　고주파수핵감압술은 열선이 내장된 특수 카테터를 파열된 디스크 안에 직접 넣어 치료한다. 방사선 영상을 보면서 병변 부위에 카테터를 정확히

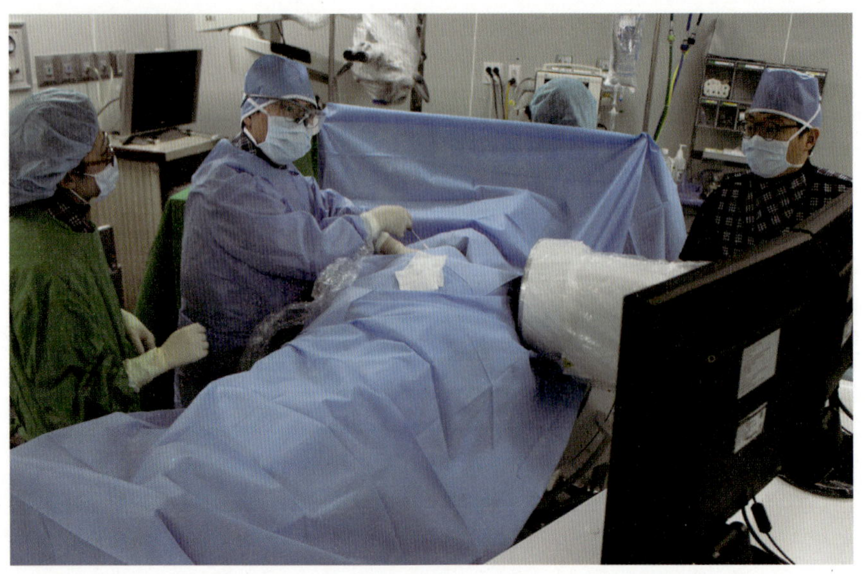

김순권 원장(왼쪽 두 번째)이 가느다란 카테터를 이용하는 고주파수핵감압술로 목디스크 환자를 치료하고 있다.

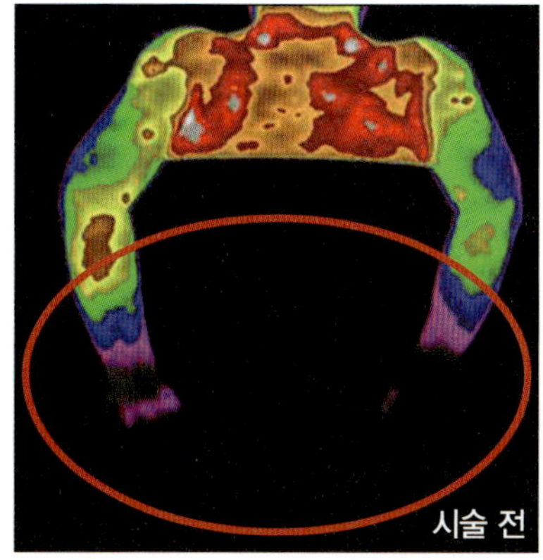

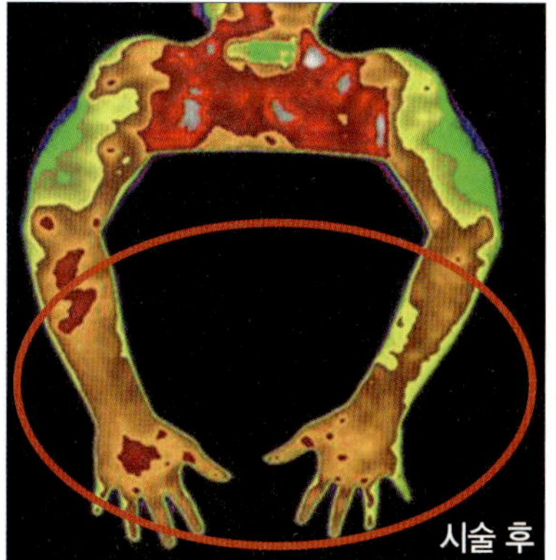

고주파수핵감압술 전후 적외선 체열검사

(좌) 적외선 체열검사에서 손, 팔의 혈액순환이 원활하지 않았다.
(우) 시술 후 신경 압박이 해소되고, 혈액순환이 크게 개선되었다.

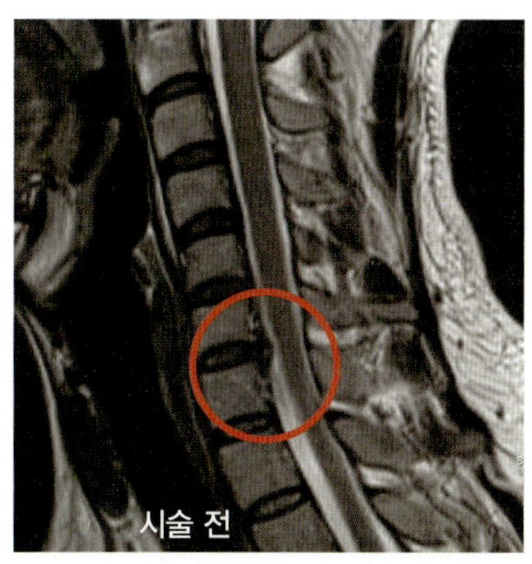

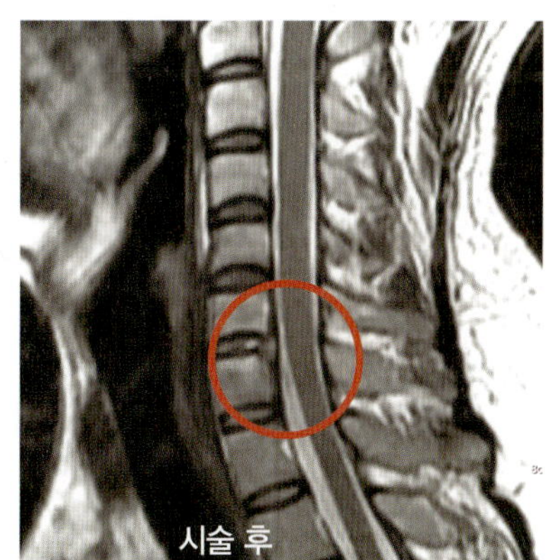

고주파수핵감압술 전후 MRI 사진

(좌) 돌출된 디스크가 신경을 압박하고 있다.
(우) 눌려있던 신경이 풀려 반듯해진 것을 확인할 수 있다.

넣은 뒤 고주파 발생 장치에 카테터를 연결하고 1분 30초간 열을 가하는 것이다. 이 시술을 통해서 10명 중 8명의 척추질환자가 통증에서 벗어난다.

38세 직장인 이경권 씨는 목디스크 때문에 한참 고생을 하다가 우리 병원에서 고주파수핵감압술을 받은 뒤 통증에서 자유로워졌다. 그는 조금만 피곤해도 목이 너무 아파서 꼼짝도 못 했고, 목뿐만 아니라 어깨와 팔, 손까지 저린 증상 탓에 오랫동안 고생했다. 광주의 여러 병원을 다녔지만 모두 수술을 권해서 그는 차일피일 미루기만 했다고 한다.

우연히 인터넷을 통해 우리 병원을 알게 되어 바로 예약을 하고 병원에 찾아왔다. 그는 고주파수핵감압술을 받은 뒤 이틀 만에 통증에서 완전히 벗어났다. 이 씨는 "시술이 끝나고 처음에는 약간 뻐근한 느낌이 있었는데 이틀 만에 완전히 사라졌다."며, "손, 팔, 어깨의 저림 증상도 모두 사라져서 이제 무척 편안하다."고 말했다.

특징

- 급성, 만성(연성)디스크 환자에 효과적이다.
- 돌출된 디스크의 크기를 감소시켜 신경 압박을 해소하므로 근본적인 치료가 가능하다.
- 가는 침을 사용하므로 흉터가 남지 않는다.
- 시술 시간은 15분이고 시술 후 바로 일상생활을 할 수 있다.
- 국소마취를 하므로 만성질환에 시달리는 환자도 시술할 수 있다.

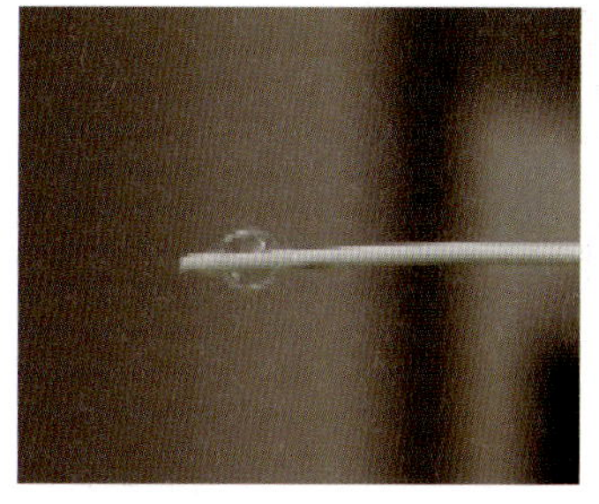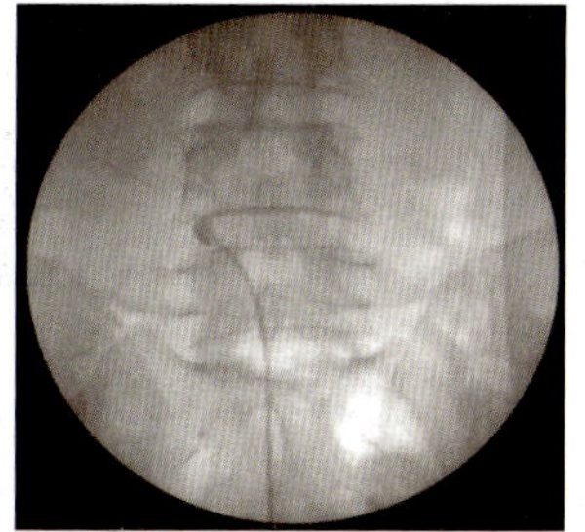

(좌) 척추협착풍선확장술에 쓰는 특수 카테터이다.
(우) 척추협착풍선확장술의 시술 영상 사진이다.

척추협착풍선확장술

자동차 타이어를 교체할 때 자동차 아래에 펌프를 넣고 공기를 채워본 적이 있는가? 풍선처럼 부풀어 오른 공기주머니는 자동차마저 들어 올린다. 이 같은 원리로 척추질환을 치료하기도 한다. 좁아진 척추관이나 추간공 내에 풍선을 넣은 뒤 부풀려서 폭을 넓히는 척추협착풍선확장술이 그것이다.

풍선이 내장된 두께 2mm가량의 특수 관을 꼬리뼈 부위를 통해 척추관에 넣은 뒤 좁아진 척추관이나 추간공 안에서 풍선을 불어서 폭을 넓힌다. 말랑한 디스크가 척추관이나 추간공을 막고 있거나 척추 구조물끼리 들러붙어 있는 부위에 풍선을 넣어서 부풀리면 된다. 이 시술을 하면서 염증이 생긴 척추 부위를 생리식염수로 세척할 수도 있고, 상처 부위에 연고를 바르듯 척추 내에 약을 발라줄 수도 있다.

척추 수술 뒤 척추 내 상처 부위가 아물면서 켈로이드 피부처럼 두꺼워지고 단단해지거나, 수술 부위의 조직과 신경이 들러붙어 있는 환자에게도 효과적이다. 부풀어 오른 부위를 풍선으로 눌러주거나 유착된 부위를 풀어줌으로써 통증이 사라지기 때문이다.

76세 채동수 할아버지는 허리에 생긴 척추관협착증으로 통증이 심했지만 척추협착풍선확장술로 한번에 통증에서 벗어났다. 할아버지는 처음에는 허리가 아프더니 통증이 점차 다리로 옮겨갔고, 저림 증상도 점차 무릎, 발목, 발바닥으로 내려가며 척추관협착증 증상이 심해졌다. 시골에 있는 여러 병원에 가서 일주일에 두세 번 물리치료를 받고 통증 주사도 맞았지만 금세 통증이 재발했다. 찾아가는 병원마다 전신마취로 수술하자고 하니 할아버지는 평생 고통을 받아야 하나 보다 체념했다고 한다. '수술하다 잘못되면 평생 장애인이 된다'는 생각 때문에 척추 수술은 엄두도 못 냈기 때문이다.

다행히 할아버지의 지인이 우리 병원의 비수술 치료를 소개해주었고, 할아버지는 긴가민가하면서도 우리 병원을 찾았다. 하지만 국소마취로 척추협착풍선확장술을 받은 뒤 허리 통증이 완전히 사라지자 할아버지는 왜 이제까지 고생했나 싶었다고 했다. 할아버지는 "전에는 5분도 못 걷겠더니 지금은 내가 걷고 싶은 만큼 걸을 수 있어 꿈만 같다."고 말했다.

특징

- 난치성 척추관협착증, 급성, 만성 요통 환자, 척추 수술 후 통증증후군 환자에게 효과가 크다.
- 시술 시간은 30분 내외이고 당일 시술 및 퇴원이 가능하다.
- 국소마취를 하므로 고령이나 당뇨병, 고혈압 같은 만성질환을 앓는 환자도 안전하게 시술할 수 있다.

새 가방을 사서 열어보면 안에 꽉 채워진 종이를 보게 된다. 그 종이를 빼내면 가방의 모양이 망가지지만 물건으로 채워 넣으면 다시 모양이 살아난다. 우리 몸의 척추뼈도 마찬가지이다. 척추압박골절로 구멍이 숭숭 뚫린 척추뼈가 깡통처럼 찌그러져서 주저앉을 때 척추뼈 내에 의료용 뼈 시멘트를 채워 넣는 척추체성형술을 하면 더 주저앉는 것을 막을 수 있다. 또한 척추체 자체를 튼튼하게 보강하여 효과적으로 통증을 완화할 수 있다.

척추체성형술은 꼬리뼈를 통해서 2~3mm 정도 되는 관을 압박골절이 일어난 뼈까지 밀어 넣어서 뼈 시멘트를 채워 넣는 시술이다. 아쉽게도 척추체성형술을 한다고 해도 이미 주저앉은 뼈를 예전 모양으로 돌릴 수는 없다. 빨리 발견해 치료하는 것이 최상의 결과를 낸다. 시술 후 골다공증약을 먹어서 다른 척추뼈에 새롭게 척추압박골절이 생기지 않게 해야 한다.

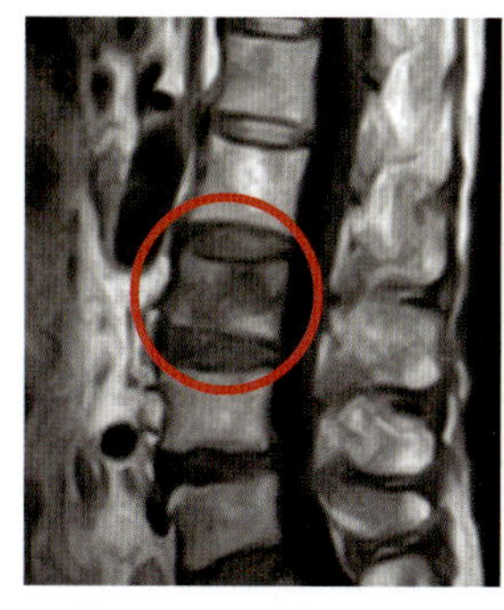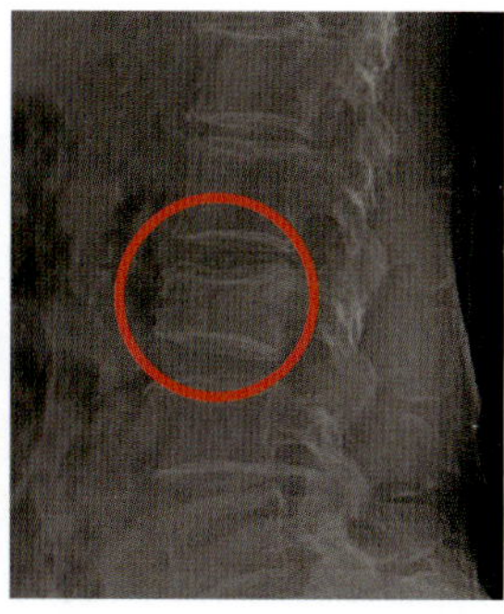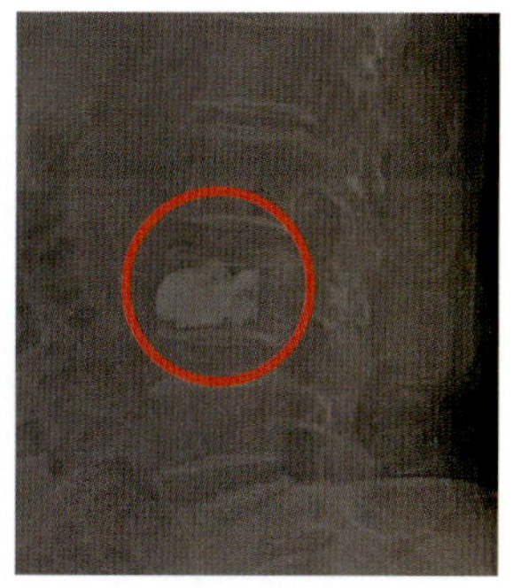

<table>
<tr><td colspan="2" align="center">척추체성형술 전</td><td align="center">척추체성형술 후</td></tr>
</table>

(좌) 골절된 척추뼈의 내부가 까맣게 보인다.
(중앙) 척추뼈가 골절되었을 뿐만 아니라 위아래로 납작하게 눌려있다.
(우) 골절 부위에 주입한 뼈 시멘트가 하얗게 보인다. 척추뼈의 폭도 치료 전보다 넓어졌다.

- 시멘트가 단단하게 굳어야 하므로 다른 시술과 달리 하루 정도 입원하는 것을 권장한다.
- 시술 시간은 숙달된 의사의 경우 10~15분이고 그렇지 않으면 20~30분이 걸린다.
- 퇴원 후 한 달간은 척추뼈를 지지하는 보조기를 착용해야 한다.

인대강화프롤로테라피

정원사는 일 년에 한 번 나무에 가지치기를 한다. 나무의 입장에서 가지치기는 고통일 터이지만, 정원사는 마른 가지를 잘라냄으로써 내년에 나무가 더 건강한 가지를 뻗어 나가도록 돕는다. 척추질환에도 가지치기와 같은 원리의 치료가 있는데 바로 인대강화프롤로테라피이다.

인대강화프롤로테라피는 척추 부위의 인대와 힘줄에 삼투압이 높은 물질을 직접 주사해 약해진 인대와 힘줄을 강화하는 시술이다. 인대를 강화하는 원리는 다음과 같다. 15~20%의 고농도포도당 용액 같은 물질을 병변 부위에 넣어서 염증 반응을 유발하는 것이다. 그러면 약해진 인대 조직이 파괴되고 대신 튼튼한 인대 조직이 재생된다. '프롤로'라는 말은 재생이라는 뜻이므로 시술 이름도 인대강화프롤로테라피이다. 이 시술은 초음파로 보면서 정확한 병변 부위에 고농도포도당 용액을 주사하는 것이 핵심이며, 통증에 시달리는 척추질환자 10명 중 8명은 시술의 효과를 본다.

대형 트럭 운전사 34세 홍성수 씨는 인대강화프롤로테라피로 허리디스크를 치료했다. 홍 씨는 장시간 운전을 한 지 10년쯤 되면서 허리가 이따금 아프기 시작했다. 어느 날 운전석에서 내려오는데 심한 허리 통증이 몰려왔다. 허리가 제대로 펴지지 않았다. 당장 병원에서 약을 처방받아 복용하고 물리치료와 운동치료를 했지만 소용이 없었다. 홍 씨는 수소문 끝에 우리 병원에 왔고 검사를 해보았더니 허리디스크였다. 디스크가 심하게 튀어나오지 않은 상태라 인대강화프롤로테라피를 15회 진행했다. 치료할 때마다 조금씩 통증이 줄더니 지금은 통증이 전혀 없고 허리도 무리 없이 펴진다.

특징

- 디스크, 척추관협착증, 척추전방전위증, 척추후관절증후군, 척추압박골절, 척추측만증, 척추 수술 후 통증증후군 등 다양한 척추질환자에게 초기 통증 치료법으로 쓰인다.
- 척추 구조물인 인대를 강화하기 위해 다른 시술과 함께 병행하기도 한다.
- 입원이나 마취가 필요 없이 2주에 한 번꼴로 5~15회 외래에서 주사를 맞으면 된다.
- 빠른 회복과 일상복귀가 가능하고 주삿바늘 자국 외에 흔적이 남지 않아 환자의 부담이 적다.

척추교정도수치료

척추교정도수치료는 마사지처럼 손으로 척추에 압력을 가하고 근육을 풀어주는 치료이다. 목과 허리 통증의 상당수는 근육의 문제이다. 따라서 도수치료로 뭉친 근육을 풀어주는 것만으로 통증을 다스릴 수 있다. 하지만 디스크 파열, 진행된 마비 증세 등 이미 신경손상이 심한 상태에서는 도수치료보다 외과적인 진료가 필요하다는 사실을 명심하자.

마사지와 달리 척추교정도수치료라고 불리는 이유는 척추의 해부학적 위치를 정확히 파악하고 있는 치료사가 방사선 검진으로 통증의 원인 부위를 명확히 찾아낸 다음, 치료에 필요한 부위를 견인하고 압력을 가하고 풀어주기 때문이다.

척추의 인대와 근육은 모두 척추뼈 뒷부분의 돌기에 붙어 있다. 옷을 걸 때 고리가 없으면 옷이 제대로 걸리지 않는 것처럼 인대와 근육도 걸릴 만한 것이 있는 척추뼈 뒷부분의 돌기에 걸려 있는 것이다. 척추 통증의 원인이 되는 뭉친 척추 근육의 시작점과 종료점를 치료사가 정확히 짚어서 치료하면 통증에서 쉽게 벗어날 수 있다.

특징

- 척추질환이나 근육질환에 효과적이다.
- 척추 및 골반의 불균형, 관절질환, 잘못된 자세로 인한 신체 불균형, 기능부전, 만성통증의 감소와 교정의 목적으로 주로 사용된다.

수술할 수밖에 없는 **상황도 있다**

고혈압이나 당뇨병을 앓는 만성질환자에게 갑자기 심한 흉통이나 두통이 나타나면 응급 상황이다. 심장 또는 뇌에 산소와 영양분을 공급하는 혈관이 막혀서 심장이나 뇌세포가 파괴되는 심근경색, 뇌경색일 가능성이 농후하기 때문이다. 이때는 분초를 다투어가며 빨리 병원에 가서 가슴이나 뇌의 혈관을 뚫어주어야 한다.

척추질환에도 이 같은 응급 상황이 있다. 갑자기 대변과 소변을 가리지 못하거나 마비가 와서 전혀 감각을 느끼지 못하고 손발을 쓰지 못할 때가 바로 그 순간이다. 우리 몸의 중앙 신경과 가지 신경이 뼈처럼 굳어진 디스크나 인대, 가시뼈에 눌릴 때 빨리 손을 쓰지 않으면 우리는 영구히 장애를 안고 살아가야 한다. 신경이 완전히 망가져서 초래된 전신마비, 하반신마비, 대소변 실금, 성기능장애는 지금의 현대 의학으로 돌이킬 수 없다. 손발의 작은 신경은 손상되어도 다시 기능을 찾기도 한다. 하지만 우리 몸의 커다란 신경인 척수와 신경근은 한 번 망가지면 끝이다. '설마 나에게 그런 일이…'라고 절대 속단해서는 안 된다. 척추질환자의 1%는 전신마비, 하반신 마비, 대소변 실금 같은 장애를 평생 안고 살아가는 것이 현실이다. 따라서 척추질환자는 대소변 실금과 마비 증상이 있을 때는 지체하지 말고, 바로 응급실로 가서 수술을 받아야 한다.

응급 상황은 아니지만 척추 수술이 필요할 때가 있다. 다양한 시술을 12주 이상 받았음에도 불구하고 통증이 잡히지 않고 더 심해져서 제대로 걷지 못할 때 가시뼈가 자라나거나 인대가 뼈처럼 변해서 척추 신경을 심하게 압박할 때는 수술만이 해법이다. 다행히 요즘은 의술의 발달로 기존 척추 수술의 부작용을 줄인 수술법이 많이 나와 있다. 가능한 한 적게 절개를 해서 수술 뒤 문제가 일어날 부위를 확연히 줄여 빨리 회복하게 한다.

메스를 잡는 외과 의사에게는 딜레마가 있다. 수술할 때 가능한 한 적게 절개를 하면 환자의 피부, 근육, 인대, 뼈, 신경, 혈관의 손상이 적어서 수술 합병증과 통증이 적고 회복이 빠르다. 하지만 너무 적게 절개해서 시야가 확보되지 않으면 수술을 성공적으로 이끌 수 없다는 것이다. 최근에는 수술에 현미경이 쓰이면서 이런 딜레마가 크게 해소되었다. 수술 시 현미경을 사용하면 절개를 적게 해도 충분히 시야가 확보되기 때문이다. 요즘은 수술 시간과 입원 기간이 많이 단축됐다. 수술 시간은 30분에서 1시간 30분이면 끝나고, 수술 후 짧게는 3일이면 퇴원할 수 있다.

절대 수술은 권하고 싶지 않지만 꼭 필요한 응급 상황일 때 척추질환자들을 구해줄 최신 척추 수술을 살펴보자. 수술법은 크게 4가지가 있다.

현미경디스크제거술 : 뼈처럼 딱딱해진 디스크 제거하기

현미경을 쓰면 피부를 1.5~2cm 절개해도 디스크를 제거할 수 있다. 특수 현미경은 맨눈으로 잘 확인되지 않는 미세한 혈관과 신경까지 식별해준다. 최대한 정상에 가까운 건강한 디스크는 놔두고 문제가 되는 디스크만 공기드릴과 레이저로 제거할 수 있다.

건강한 신경, 혈관, 인대, 근육, 척추뼈 같은 척추 구조물의 손상을 최소화하므로 수술 후 통증은 심하지 않다. 수술 부위 구조물끼리 들러붙는 유착을 비롯해 합병증 위험도 적다. 수술 성공률은 95% 이상이다. 또한 굳이 전신마취를 하지 않고도 할 수 있어 고령이거나 만성질환자의 수술 위험 부담도 적다.

수술 후 관리는 완치로 가는 지름길이다. 4주째부터 본격적인 운동을 시작하고 늦어도 3~4개월 이내에는 하루 1시간 정도 빨리 걷기를 하자.

협착증현미경확장술 : 좁아진 척추관 넓혀주기

현미경을 쓰면 2~3cm 정도의 작은 절개로 좁아진 척추관 및 신경공을 완벽하게 확장할 수 있다. 예전에는 신경이 지나가는 통로가 좁아졌을 때 척추 뒤쪽 뼈 전체를 잘라내고 수술했지만, 요즘은 현미경 덕분에 시야가 충분히 확보되어 반만 잘라내는 것으로 수술이 가능하다. 정상 후관절과 척추뼈, 근육, 인대, 신경, 혈관의 손상을 크게 줄이면서 좁아진 척추관과 신경공을 충분히 넓혀줄 수 있다. 협착증현미경확장술을 하면 장시간 잘 걸을 수 없던 척추관협착증 환자의 95%가 오래 걸을 수 있게 된다. 요통이 호전되는 환자도 70%에 이른다.

전신마취를 하지 않고 수술하기 때문에 고령이거나 만성질환자의 수술 위험 부담이 적다. 수술 시간도 1시간에서 1시간 30분이면 끝나며 수술 후 3일이면 퇴원할 수 있다.

인공디스크치환술 : 망가진 디스크 교체하기

내 몸의 디스크를 제거하고 인공디스크를 넣어주는 방식이다. 인공디스크치환술은 디스크의 퇴행성 변화로 인해서 약물치료, 물리치료, 운동요법 같은 치료를 6개월 이상해도 통증이 가라앉지 않고 오히려 심해질 때 한다.

요즘 인공디스크는 예전의 인공디스크와 달리 인체의 디스크 움직임과 거의 유사한 운동성을 유지한다. 따라서 주변 디스크가 다시 망가질 위험이 훨씬 적다.

이 수술을 할 때도 현미경을 써서 2~3cm 정도만 절개하므로 피부, 근육, 인대, 척추뼈, 신경, 혈관의 손상이 적다. 수술 후 5일이면 퇴원할 수 있다.

척추유합술 : 앞뒤로 움직이는 척추뼈 고정하기

척추전방전위증과 같이 척추뼈가 앞뒤로 움직여서 척추에 불균형이 초래되면 나사못을 박아 넣는 수술로 더 이상 척추뼈가 앞뒤로 움직이지 않게 고정한다. 건축 공사를 할 때 건축물의 뼈대에 철근을 심어놓는 것처럼 덜렁덜렁한 척추의 뼈마디와 마디에 의료용 나사못을 2개씩 박고, 그 나사못을 다시 이어준다. 나사못 6개를 써서 척추뼈를 연결, 고정하는 것이다.

이 수술을 할 때도 현미경을 사용하기 때문에 정상적인 척추 구조물의 손상을 최소화할 수 있다. 움직이는 척추뼈를 고정하니 통증을 일으키는 원인도 원천적으로 차단할 수 있다. 경과가 좋으면 수술 후 3일 만에 퇴원하기도 한다.

올바른 자세 습관을 들이는 것은 척추 건강에 매우 중요하다. 평소에 음식을 골고루 먹어 하루 권장량의 단백질과 칼슘, 비타민D를 섭취하는 것도 잊지 말자. 만약 척추질환이 진행 중이라면 마사지나 찜질, 반신욕, 가벼운 스트레칭으로 다스려 보는 것이 좋다.

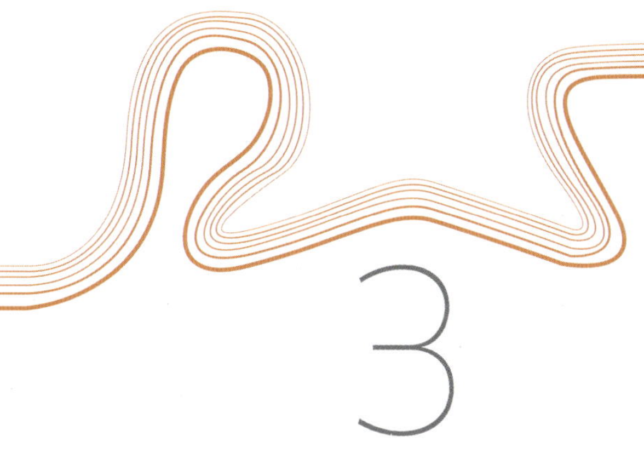

3

척추의 건강 수명을
늘려라

올바른 자세가 척추 수명을 좌우한다

현대인 대부분이 나쁜 자세로 생활하면서 척추 수명을 단축하고 있다. 하지만 정작 본인은 그 사실을 알지 못한다. 나쁜 자세 탓에 척추 구조물에 이상이 초래되어 통증이 나타날 때에야 겨우 자신을 돌아보는 것이 평균의 인간이다.

통증이 있을 때는 애써 바른 자세를 취한다. 하지만 인간은 망각의 동물이어서 통증이 사라지면 곧잘 나쁜 자세로 다시 돌아간다. 그래서 척추의 노화를 재촉한다. 잘못된 자세는 이미 우리 몸에 배어서 정말 '의식'해서 새로운 습관으로 길들이지 않으면 고치기 어렵다. 하지만 곰이 인간이 되기 위해 동굴에 들어가 쑥과 마늘을 먹으며 기도했던 100일의 시간만 바른 자세를 익히는 데 투자하면 우리는 거꾸로 나쁜 자세를 망각할 수 있다.

현대인이 늘어난 수명만큼 척추의 건강 수명을 늘리기 위해 해야 할 첫 번째는 바른 자세를 습관으로 들이는 것이다. 그렇다면 척추 수명을 늘려주는 올바른 자세란 무엇일까?

그것은 직선, 대칭, 곡선 3가지 개념으로 설명할 수 있다. '직선'은 정면에서 볼 때 척추가 머리에서 골반까지 휘거나 구부러짐 없이 곧은 것이다. '대칭'은 인체가 좌우대칭을 이루는 것을 말한다. '곡선'은 목, 등, 허리, 골반이 정상적인 S자 몸매를 유지하는 것이다.

하지만 현대인의 척추는 직선, 대칭, 곡선과 거리가 멀다. 앉아 있을 때는 컴퓨터나 모바일 기기를 구부정한 자세로 들여다보고 다리를 꼬고 있기 일쑤이다. 걸을 때도 축 처져서 걷고 무거운 가방도 한쪽으로 메고 있다. 잠시 휴식을 취할 때도 눕지 못하고 의자에 앉아서 목을 지나치게 꺾은 채 잠이 들고, 스트레스 탓에 조마조마한 마음으로 새우처럼 몸을 말고 잔다.

이 같은 자세는 우리가 마음만 제대로 먹으면 바꿀 수 있는 것임은 분명하다. 이제 기억하라. 척추를 항상 직선, 대칭, 곡선으로 바르게 유지한다면 척추의 노화를 늦출 수 있다는 사실을 말이다. 일상생활에서 척추를 위한 올바른 자세를 유지하는 방법을 구체적으로 알아보자.

앉을 때

다리를 꼬고 한쪽 팔 받침대에 기대앉는 자세는 척추 건강에 최악이다. TV에서 뉴스를 진행하는 아나운서처럼 앉는 것이 척추의 직선, 대칭, 곡선을 지켜준다. 항상 등을 똑바로 세우고 턱을 가슴 쪽으로 향하게 당기며 어깨를 펴고 앉는다.

어딘가 기대어 앉고 싶을 때는 옆이 아닌 뒤로 기댄다. 등받이가 있는 의자에 앉을 때는 항상 등 전체를 뒤로 밀착하고 앉는다. 등받이를 130도로 기울이면 디스크의 압력을 절반가량 떨어뜨릴 수 있다. 의자에 엉덩이만 걸치고 앉는 것은 피한다. 구부정한 자세가 되기 쉽기 때문이다.

등 전체를 대고 앉기 어려운 의자라면 등받이와 허리 사이에 쿠션을 댄다. 쪼그리고 앉아 허리를 굽힌 자세도 피한다. 평소보다 허리에 6배에 달하는 하중이 가해지기 때문이다. 오래 앉아 있을 때는 15~20분 간격으로 한 번씩 간단하게 몸을 풀고 다시 바른 자세로 앉는 것이 척추 건강에 도움이 된다.

우리나라의 좌식 문화는 척추 건강을 해친다. 쪼그려 앉기나 양반다리하고 앉기가 대표적이다. 양반다리를 하고 앉으면 골반이 필요 이상 뒤로 빠져서 일자 허리가 되기 쉽다. 일자 허리가 되면 요추의 아래 부위에 하중이 집중된다. 그래서 허리 근육과 인대가 긴장하고, 허리에 통증이 잘 생긴다. 이런 자세가 지속되면 당연히 디스크가 초래된다.

앉아서 책 볼 때

많은 사람이 책을 읽을 때 고개를 과하게 숙인다. 머리는 정면을 본 자세에서 아래, 위로 15도가량이 되게 하는 것이 척추 건강에 좋다. 따라서 경추의 곡선을 바르게 하려면 적어도 가슴 높이 정도에 책을 두고 보아야 한다. 책상 위의 가슴 높이에 책받침을 두고 눈높이에 맞추어서 책을 읽자. 한쪽 턱을 괴고 책을 읽으면 척추가 비대칭이 되니 피해야 한다. 신문을 바닥에 펼쳐놓고 보는 사람도 적지 않은데 이 자세는 척추의 곡선을 망친다. 신문은 접어서 눈높이로 올리고 보는 습관을 들여야 한다.

의자에 앉아서 잘 때

책상에 엎드린 채 의자에 앉아 자는 것은 목을 앞으로 심하게 꺾이게 하기 때문에 척추의 노화를 부추긴다. 잠은 바로 누워 자는 것이 척추 건강에 가장 이롭다. 하지만 대부분의 시간을 책상 앞에서 보내는 수험생들은 앉은 자세로 쪽잠을 자기 일쑤이다. 만약 등받이가 있는 의자라면 똑바로 앉아서 머리를 뒤로 기대고 자는 것이 낫다. 머리를 기댈 등받이가 없을 때는 책상 위에 책과 쿠션을 쌓아서라도 척추가 최대한 덜 굽은 자세로 자는 것이 좋다.

컴퓨터 작업을 할 때

데스크톱이나 노트북 화면의 상단이 눈높이에 와야 척추의 정렬이 맞다. 화면의 높이를 조정하기 힘들 때는 등과 허리를 구부리지 말고 시선을 낮춘다. 모바일 기기를 쓸 때도 똑바로 앉아서 눈높이에 두고 쓴다.

운전할 때

운전대 앞에 앉을 때는 경추, 흉추, 요추, 천추, 미추 전체를 의자에 밀착되게 하고 척추를 바로 세우고 앉는다. 등받이는 90~110도 정도 기울게 하는 것이 좋다. 한쪽 팔 받침대에 몸을 기대는 것은 피한다. 장시간 운전으로 몸이 뻐근할 때는 신호등 앞에 잠시 멈추어 설 때 간단한 스트레칭으로 몸을 풀어준다.

서 있을 때

요즘 한쪽 다리에만 힘을 주고 삐딱하게 기대어 서 있는 사람이 적지 않다. 이 자세는 척추의 직선과 대칭을 망치므로 꼭 피하자. 양쪽 다리에 힘을 동일하게 주고 가슴을 펴고 등을 똑바로 세운 채 정면을 응시하는 자세가 척추 건강에 이롭다. 이 자세로 서면 양미간의 중간에서 아래로 수직선을 그었을 때 코, 턱, 가슴, 골반의 중앙을 통과한다. 옆에서 귓구멍을 중심으로 수직선을 그으면 어깨, 고관절, 무릎, 발목의 정중앙을 지나간다.

걷거나 달릴 때

고개를 숙이고 걸으면 어깨가 저절로 굽으면서 척추의 정렬이 흐트러진다. 걸을 때는 10~15m 전방을 응시하고 어깨를 편 뒤 어깨와 팔에 힘을 빼고 걷는다. 달릴 때도 고개를 들고 상체를 바로 세운다. 양발은 11자를 유지한다. 발바닥은 뒤부터 앞으로 차례로 바닥에 닿아야 하중이 제대로 분산된다. 단, 내리막길에는 발바닥이 신발의 앞부터 닿도록 하자.

신발도 척추 건강에 중요하다. 자신의 발에 맞지 않는 신발을 신으면 구부정하게 걷기 쉽다. 하이힐 같은 굽이 높은 신발은 척추의 중심이 앞으로 쏠리게 한다. 굽이 너무 낮은 신발을 신고 걸으면 체중의 3배, 달릴 때는 체중의 10배가량의 충격이 후관절에 전달되어 척추의 노화를 부추긴다. 신발 선택을 잘하는 것도 척추 건강에 매우 중요하다.

물건을 들거나 옮길 때

한 손으로 물건을 들면 척추의 대칭이 어긋난다. 가벼운 물건을 들 때도 한 손이 아닌, 두 손으로 드는 습관을 들인다. 무거운 물건은 되도록 들지 않는 것이 허리 건강에 좋다. 어쩔 수 없이 무거운 물건을 들어야 할 때는 무릎을 굽힌 뒤 물건을 몸에 바짝 붙이고 등을 편 상태에서 다리 힘을 써서 들어 올린다.

어깨나 머리 위에 물건을 올리지 말고 되도록 허리 높이로 드는 것이 하중의 부담을 줄여 척추를 덜 상하게 한다. 무거운 물건을 한쪽 어깨에 올려 놓고 옮기는 것은 가장 피해야 할 자세이다. 높은 곳에 있는 물건을 내릴 때는 의자나 받침대에 올라가 되도록 물건 가까이에 서서 물건을 내린다.

누울 때

천장을 보고 누울 때는 목과 무릎 밑에 베개를 받쳐야 척추의 정렬이 직선, 대칭, 곡선을 이룬다. 베개는 10cm 이상을 넘지 않아야 경추가 지나치게 꺾이지 않는다. 옆으로 누울 때는 무릎 사이에 베개를 하나 더 끼워 넣는다. 엎드려 눕는 자세는 목을 꺾이게 하고 척추의 자연스러운 S자 만곡도 사라지게 하므로 척추 건강에 나쁘다.

씻을 때

세수나 양치를 할 때 허리를 굽히는 경우가 많다. 하지만 척추 건강에 좋지 않은 자세이다. 몸을 굽혀야 할 때는 척추를 바르게 펴고 무릎을 굽힌다. 기마 자세 혹은 스쿼트 자세를 취하는 것이다.

머리도 고개를 숙인 자세로 감지 말고, 샤워기를 사용해서 똑바로 서서 감는다.

가방이나 액세서리 사용 시

몸 한쪽에 메는 가방은 척추의 직선과 대칭을 깨트리기 때문에 되도록 피한다. 특히 노트북 같은 무거운 짐이 든 가방은 양쪽으로 메는 것이 좋다. 등에 착 달라붙게 해서 양쪽 어깨에 가방을 메는 것이 허리 건강에 가장 이롭다. 한쪽으로 메거나 드는 가방은 양쪽으로 번갈아가며 메거나 든다.

남성들은 지갑을 바지 뒷주머니에 많이 넣고 다니는데, 이것도 척추 건강에 좋지 않다. 앉을 때 바지 뒷주머니 속 지갑 때문에 척추의 대칭이 깨지기 쉽기 때문이다.

목에 과도한 무게의 액세서리나 모바일 기기를 걸고 다니는 것은 척추의 굴곡을 망치므로 피한다. 한때 모바일 기기를 목에 걸고 다니다가 목디스크가 온 사람이 적지 않았다. 무거운 물건을 목에 걸 때는 무게가 나가는 물건을 따로 호주머니에 넣어서 경추에 무게 부담이 없게 한다.

등산할 때

무릎 관절 때문에 등산 시 스틱이 꼭 필요하다고 생각하는데, 척추 건강을 위해서도 반드시 챙겨야 한다. 스틱을 써서 상체를 펴고 산을 오르내리면 척추의 하중 부담이 줄기 때문이다.

등산할 때는 꼭 배낭을 멘다. 한 손으로 물병을 들고 산을 오르내리는 것은 척추의 대칭을 깨뜨리므로 소소한 물건도 배낭에 넣고 다니는 것이 척추 건강에 이롭다. 가슴과 허리에 끈이 있어서 척추에 밀착할 수 있는 등산용 가방을 메는 것이 가장 좋다.

골프나 야구, 테니스, 스쿼시같이 몸의 반쪽에 과하게 힘이 들어가는 스포츠는 척추의 균형을 망치기 쉽다. 따라서 올바른 자세가 아주 중요하다.

스윙 자세를 취할 때는 무릎을 구부리고 허리를 곧게 편다. 공을 집을 때도 허리를 굽히지 말고 항상 한쪽 발을 앞으로 내밀고 무릎을 구부리는 자세를 취한다. 골프 가방 같은 무거운 스포츠용품을 들 때는 무릎을 약간 구부리고 몸에 붙인다. 그리고 무릎을 펴는 힘으로 들어 올린다.

TIP 옆으로 자는 '새우잠' 자세, 허리에 정말 안 좋을까?

질환에 따라 다르다.
옆으로 누워 웅크리고 자는 새우잠 자세는 척추와 근육이 한쪽으로 휘게 하여 좋지 않다. 또한 허리 근육은 바른 자세로 누워 잘 때보다 3배 이상의 피로와 압박을 받는다. 하지만 모든 척추질환자에게 안 좋은 것은 아니다.

- **허리디스크 환자** 새우잠 자세보다는 반듯하게 누워서 무릎을 세운 자세가 통증을 줄이는 데 도움을 준다. 무릎 밑에 베개를 받쳐 허리에 가하는 압력을 줄여 주는 것이 좋다.

- **척추관협착증 환자** 새우잠 자세로 자는 것이 좋다. 옆으로 누워 무릎 사이에 베개를 받쳐 허리 굴곡을 자연스럽게 만들어 주면 척추관을 넓혀 증상이 나아질 수 있다.

척추에 좋은 올바른 자세

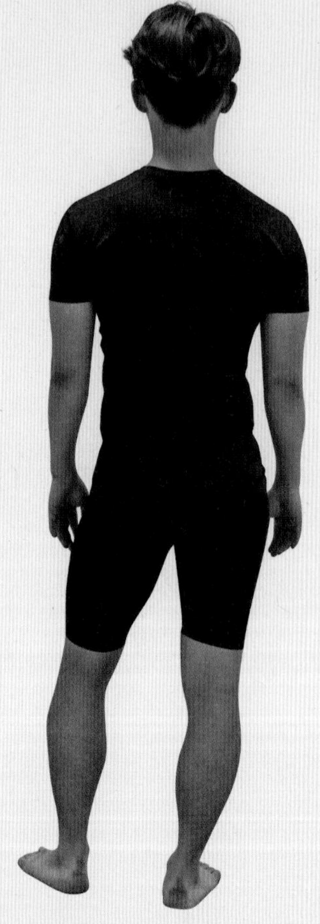

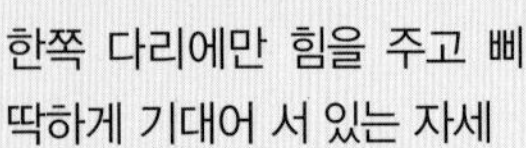

X

한쪽 다리에만 힘을 주고 삐
딱하게 기대어 서 있는 자세

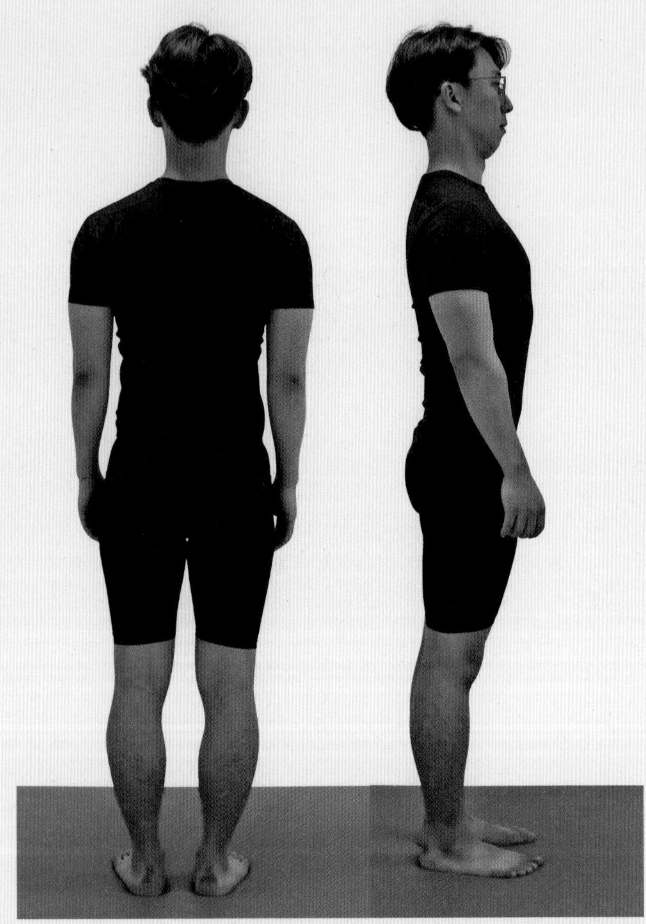

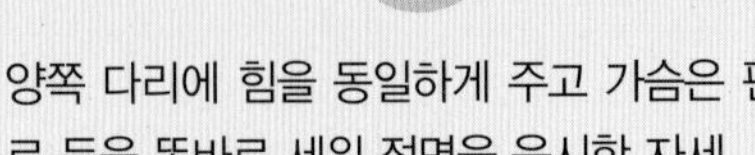

O

양쪽 다리에 힘을 동일하게 주고 가슴은 편 채
로 등을 똑바로 세워 정면을 응시한 자세

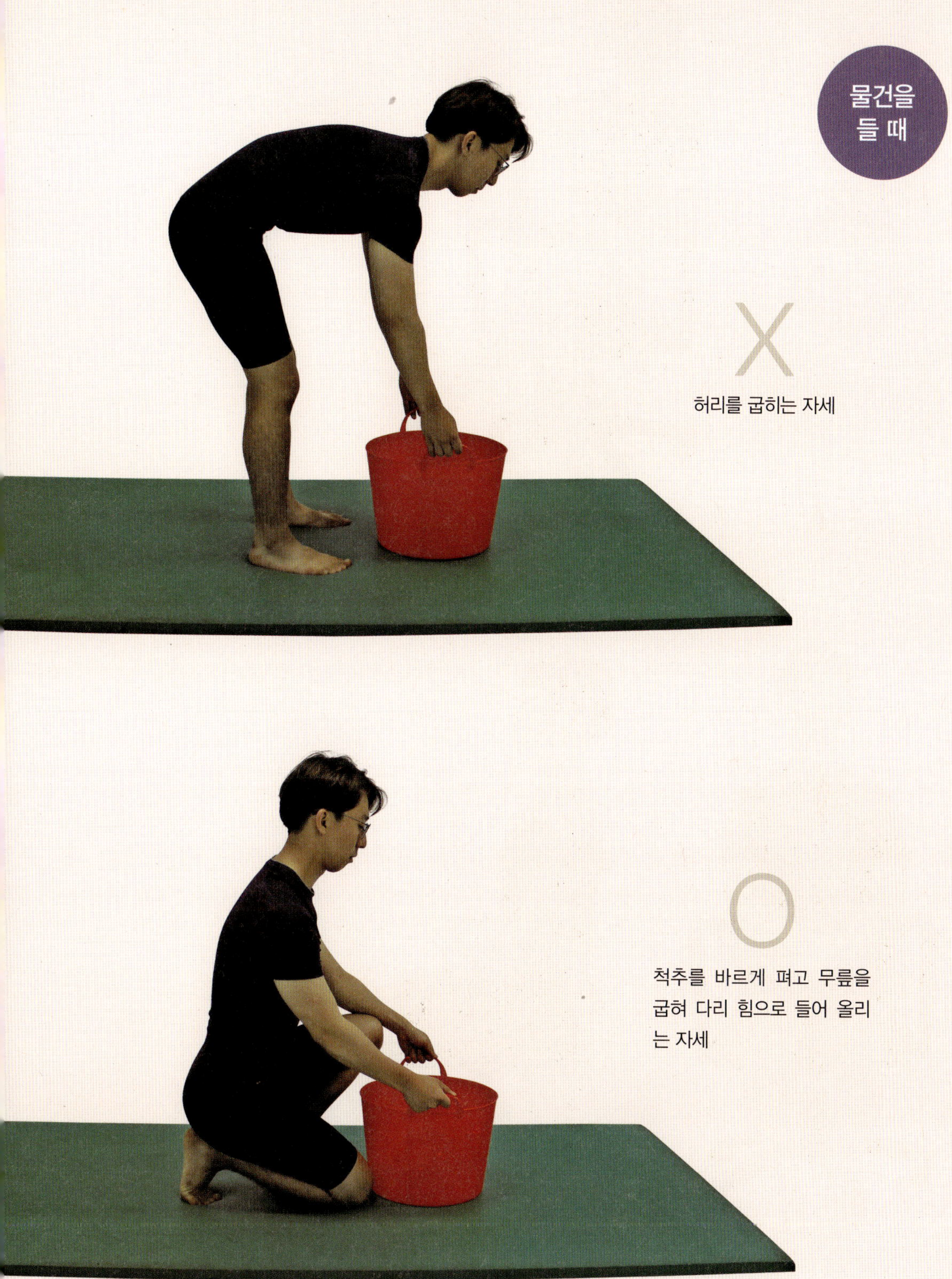

X

허리를 굽히는 자세

O

척추를 바르게 펴고 무릎을
굽혀 다리 힘으로 들어 올리
는 자세

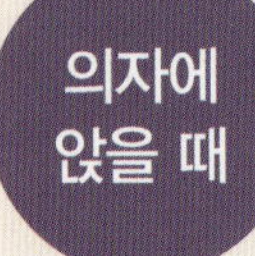

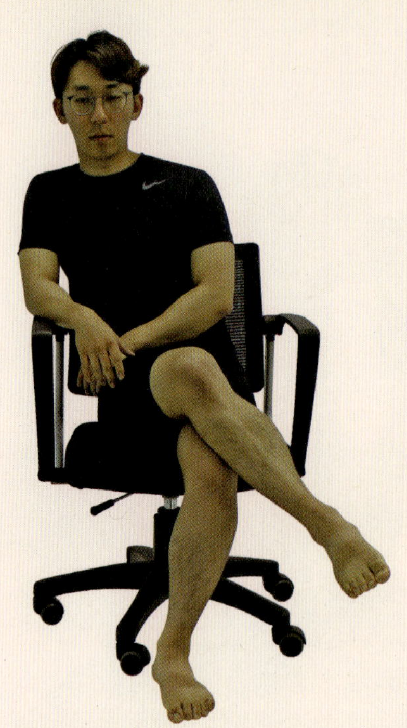

X

다리를 꼬고 한쪽 팔 받침대
에 기대앉는 자세

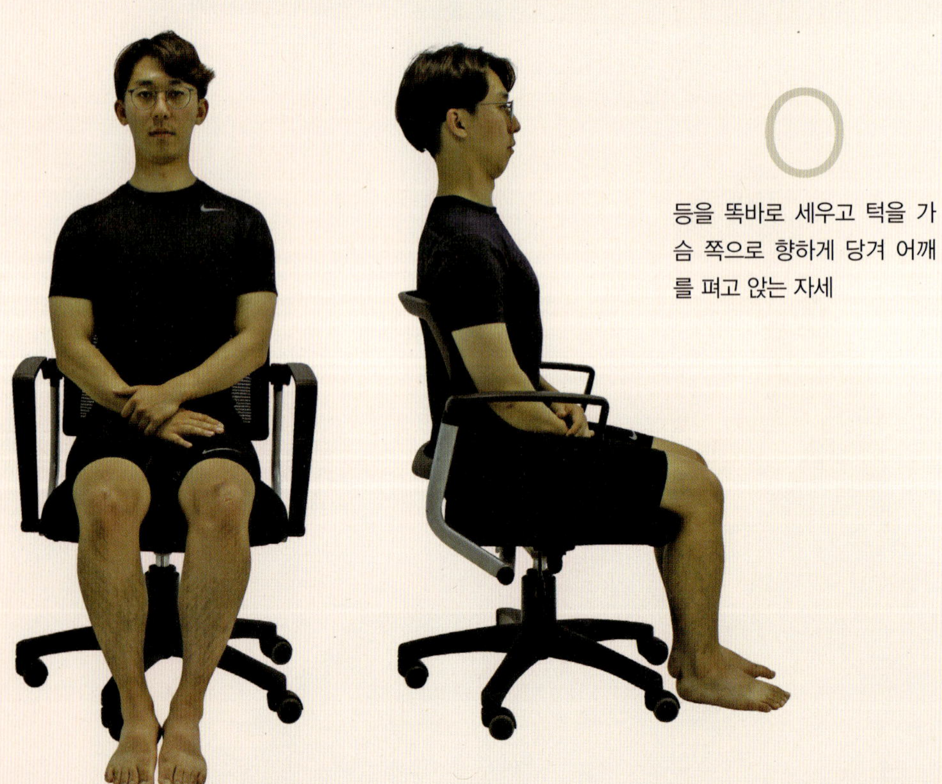

O

등을 똑바로 세우고 턱을 가
슴 쪽으로 향하게 당겨 어깨
를 펴고 앉는 자세

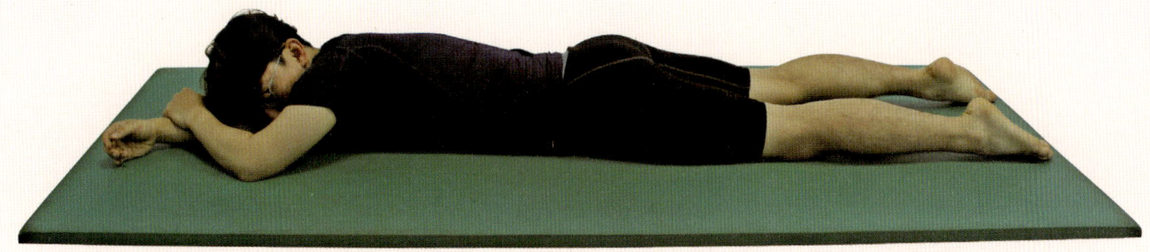

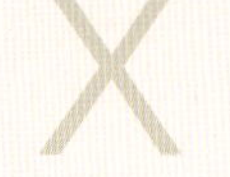

X

엎드려 눕는 자세

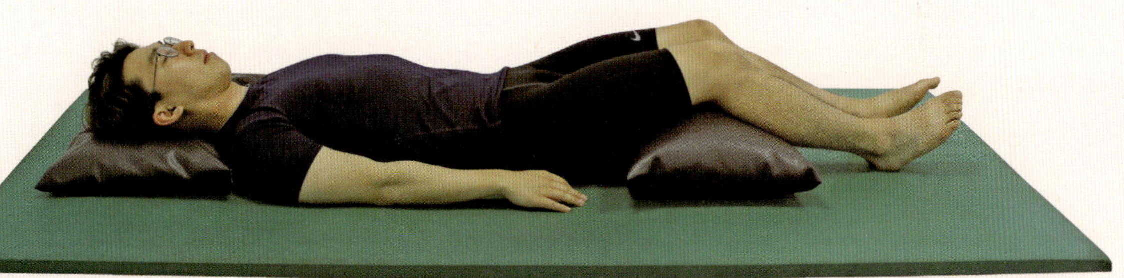

O

바로 누워서 목과 무릎 밑에
10cm 이상을 넘지 않는 베개
를 받치는 자세

척추 건강에 좋은 음식은 **따로 있다**

척추 건강을 위해서 꼭 권하고 싶은 음식이 있다. 정확히 말하면 음식이 아니라 영양성분인데, 단백질과 칼슘, 비타민D가 그것이다.

단백질

척추 건강을 위해서는 척추의 뒤를 받쳐주는 근육과 인대를 탄탄하게 유지하는 것이 아주 중요하다. 그러려면 근육과 인대의 원료인 단백질이 우리 몸에 부족해서는 안 된다. 특히 나이가 들수록 단백질 섭취를 제대로 하지 않으면 근력 운동을 아무리 열심히 해도 근육량이 줄어들기 때문이다.

척추질환이 잦은 고령층은 근육량이 상당히 떨어져 있기 일쑤이다. 그 이유는 하루 단백질 필요량을 채우지 못하기 때문이다. 실제 국민건강통계에 따르면 국내 70세 이상 노인 10명 중 4명은 단백질을 필요량보다 적게 섭취했다. 뿐만 아니라 20대 후반부터 매년 근육량이 1%씩 줄어들기 때문에 고령일수록 신경 써서 단백질을 섭취할 필요가 있다.

척추 건강을 위해 근육을 탄탄하게 유지하려면 일주일에 150분 이상 유산소운동과 근력 운동을 3~5회에 '나누어서' 해야 한다. 마찬가지로 단백질 섭취 방식도 '한 번에 많이'가 아니라 '매일 필요한 만큼'이어야 한다. 한 번에 단백질을 포식하면 그날 우리 몸에 필요한 만큼을 제외한 나머지 단백질은 지방으로 바뀌어 살이 된다. 단백질 섭취를 잘못하면 늘어난 살 때문에 오히려 척추에 부담을 주는 결과를 초래할 수 있다.

성인의 하루 권장 단백질 섭취량은 1kg당 0.8g이다. 체중이 60kg인 사람은 매일 48g의 단백질을 섭취할 필요가 있다. 비만한 사람은 소고기, 돼지고기 같은 육류로 단백질을 보충하는 일은 자제하자. 되도록 고등어, 연어, 삼치 같은 생선류나 두부, 콩 같은 식물성 단백질을 섭취해서 하루 단백질 필요량을 채우는 것이 건강에 이롭다. 동물성 단백질을 먹어야 할 때도 삼겹살, 꽃등심 같은 지방이 많은 고기가 아니라 안심과 등심 같은 살코기가 많은 고기를 골라서 먹는 습관이 필요하다.

칼슘

척추의 노화를 막으려면 칼슘이 많이 든 음식도 매일 신경 써서 챙겨 먹어야 한다. 우리 몸에 칼슘이 부족하면 뼈에서 칼슘이 빠져나가서 뼈의 밀도가 점점 떨어진다. 이 상태가 반복되면 결국 뼈에 구멍이 송송 뚫리는 골다공증이 생기게 된다.

골다공증이 오면 척추뼈가 우리 몸의 하중을 제대로 감당하지 못하고 작은 충격에도 잘 주저앉는다. 척추뼈가 무너질 때 척수나 신경근을 누르면 대소변 실금이나 마비 같은 응급 상황이 생길 수 있고, 하중이 한쪽으로 급격히 쏠려서 척추가 기울 수도 있다.

한국인의 칼슘 섭취 상태는 상당히 불량하다. 질병관리본부가 2009년 국민건강영양조사를 한 결과 노인의 칼슘 부족률이 70%를 넘어섰다. 이것은 비단 노인만의 문제가 아니다. 20~50대 상당수도 칼슘 섭취가 부족하고, 한창 뼈가 자라나는 아이들 역시 마찬가지이다. 실제 상계백병원 소아청소년과 박미정 교수팀이 2007~2010년 국민건강영양조사에 참여한 소아·청소년의 칼슘 섭취량을 분석했는데 75%가 부족 상태로 나왔다. 한국인의 10명 중 7명은 하루 권장 칼슘 섭취량인 700~1,000mg을 채우지 못하는 것이다.

칼슘은 일상생활을 하면서 조금만 신경 쓰면 하루 필요량을 충분히 채울 수 있다. 칼슘이 많이 든 음식은 우유, 치즈, 요구르트 같은 유제품, 시금치, 브로콜리 같은 푸른 잎 채소, 뱅어포, 멸치, 정어리 같은 뼈째 먹는 생선만 있는 것이 아니다. 해조류, 조개류, 두류, 견과류 등에도 칼슘이 많이 들어 있다. 우리가 하루 세 끼 음식을 편식하지 않는다면 칼슘보충제를 따로 먹지 않아도 우리 몸의 하루 칼슘 필요량을 거뜬히 섭취할 수 있다.

하루 칼슘 필요량을 채우기 위해서 우리가 고려해야 할 중요한 것이 하나 더 있다. 바로 칼슘 섭취를 방해하는 생활습관을 피하는 것이다. 술과 담배는 우리 몸에 칼슘 부족을 초래하는 대표적인 생활습관이다. 소금과 카페인도 몸속 칼슘을 몸 밖으로 배출하는 작용을 하고 인스턴트식품에 든 인삼염은 우리 몸에서 칼슘과 결합해서 몸 밖으로 빠져나간다. 따라서 술, 담배,

짠 음식, 과한 카페인, 인스턴트식품을 멀리해야 우리 몸에 들어온 칼슘을 제대로 지킬 수 있다.

지금 당신의 생활습관은 어떤가? 나쁜 습관을 실천하고 있다면 칼슘보충제를 이용해서라도 하루 필요량의 칼슘을 섭취하자.

비타민D

척추 건강에 중요한 영양성분으로 비타민D가 빠질 수 없다. 비타민D는 우리 몸의 칼슘 흡수율을 높여서 뼈를 단단하게 하는 일을 하며 근육세포의 성장에도 중요한 역할을 담당한다. 척추뼈를 단단히 하고 척추의 근육을 튼튼히 하려면 우리 몸속에 비타민D가 절대 부족해서는 안 된다.

하지만 한국인의 비타민D 부족률은 칼슘만큼이나 심각한 수준이다. 호남대 정인경 교수가 질병관리본부의 2010~2011년 국민건강영양조사 자료를 토대로 10세 이상의 비타민D 혈중 농도를 분석한 논문에 따르면, 한국 남성의 66%와 한국 여성의 78%가 비타민D 부족 상태인 것으로 나왔다.

지금부터라도 척추 건강을 위해 비타민D를 살뜰하게 챙겨 먹자. 일일 비타민D 권장 섭취량은 10㎍이다. 생선, 달걀, 우유, 버섯 등에 많이 들어 있어서 하루 세끼 음식을 골고루 먹으면 하루 비타민D 필요량을 부족하지 않게 채울 수 있다.

비타민D는 햇볕을 쬐는 것만으로 몸속에서 저절로 생긴다. 하지만 현대인은 햇볕을 거의 쬐지 않고 오히려 자외선 차단제를 발라서 비타민D가 몸에 흡수되는 것을 막는다. 우리 몸의 하루 비타민D 필요량을 채우는 가장 현명한 방법은 음식과 함께 햇볕도 쬐는 것이다. 비타민D 부족을 부르는 삶을 살고 있다면 비타민D 보충제를 통해서라도 우리 몸의 하루 비타민D 필요량을 채우도록 하자.

하루 필요 칼로리만큼 음식 섭취하기

단백질과 칼슘, 비타민D를 잘 챙겨 먹는 것도 척추 건강에 중요하지만 다른 한 가지도 반드시 고려해야 한다. 매일 우리 몸에 필요한 만큼의 음식만 섭취하는 것이다.

나이가 들수록 나잇살이 생기는 것을 당연하게 생각하는데, 절대 그래서는 안 된다. 나잇살도 살일 뿐이다. 늘어난 살은 척추에 더 많은 하중이 실리게 한다. 체중이 1kg 늘면 허리에 가해지는 하중이 5kg가량 는다. 늘어난 살은 지방이기 때문에 척추로 산소와 영양분을 공급하는 척추의 혈관 건강마저 해친다. 결국 살이 느는 것은 척추 건강에 악영향을 주게 될 뿐이다.

살은 찌는데, 음식을 더 많이 먹지 않기 때문에 괜찮다고 생각하는 사람이 많다. 하지만 그 논리는 잘못된 것이다. 볼록 튀어나온 배가 그것을 단적으로 말해준다. 나이가 들면 이전보다 음식을 더 먹지 않아도 살이 찐다. 그 이유는 한 가지로 설명된다. 바로 우리 몸을 유지하는 데 필요한 최소한의 에너지의 양, 기초대사량이 줄어들기 때문이다.

젊을 때는 음식 섭취로 들어온 영양분을 우리 몸에서 모두 써서 살이 찌지 않았다고 하자. 하지만 나이가 들면 기초대사량이 줄기 때문에 이전과 같은 활동을 해도 그보다 적은 영양분을 필요로 한다. 따라서 똑같은 양의 음식을 먹으면 몸에서 쓰이지 않은 잉여 영양분이 생기고, 그 영양분은 고스란히 살이 된다.

그렇다면 우리 몸의 하루 필요 칼로리는 어떻게 계산할까? 기초대사량과 활동에너지로 소비되는 칼로리를 합치면 된다. 기초대사량은 나이와 함께 성별, 체중, 키에 따라 달라진다. 구체적인 계산법은 아래와 같다.

$$남성 = 66.47 + (13.75 \times 체중) + (5 \times 키) - (6.76 \times 나이)$$

$$여성 = 655.1 + (9.56 \times 체중) + (1.85 \times 키) - (4.68 \times 나이)$$

어떤 50세 남성의 체중이 65kg, 키가 175cm라면 기초대사량은 66.47+(13.75×65)+(5×175)−(6.76×50)=1497.22칼로리이다. 아무 활동을 하지 않아도 하루에 1497.22칼로리는 소비된다는 말이다.

활동에너지는 하루 걷는 시간, 청소하는 시간, 운동하는 시간 등 몸을 쓰는 시간별 소비 칼로리를 합쳐서 계산하면 된다. 30분간 걸으면 130칼로리가 쓰인다. 30분간 청소를 하면 100칼로리가 쓰이고, 같은 시간 조깅을 하면 250칼로리가 쓰인다. 이처럼 하루 필요 칼로리를 계산할 때 활동에 따라 달라지는 칼로리 소비도 고려해야 한다.

활동에너지가 젊었을 때와 비교하여 크게 다르지 않다고 보았을 때, 나이에 따라 기초대사량이 낮아지므로 하루 필요 칼로리도 함께 낮아진다. 물론 나이가 들면서 운동을 새롭게 시작했다면 칼로리를 더 낮추지 않아도 된다. 하지만 나이가 들면서 활동이 더 줄었다면 음식 섭취량도 기초대사량이 준

것 이상으로 줄여야 척추 건강에 도움이 된다.

척추에 좋은 음식은 분명 있다. 하지만 특별한 음식 한두 가지에 답이 있는 것은 아니다. 매일 다양한 음식을 골고루 섭취하여 단백질, 칼슘, 비타민 D의 하루 권장량을 채우고, 자신의 기초대사량에 맞추어 활동을 함으로써 적당한 체중을 유지하자. 제대로 실천한다면 척추를 100세까지 튼튼하게 지켜낼 수 있을 것이다.

스트레스 없이 살면 허리 통증이 줄어든다

스트레스가 심하거나 화가 나거나 우울할 때면 잠잠하던 디스크가 잘 도지는가? 그렇다면 허리나 목의 통증을 조절하면서 감정부터 다독여야 척추질환에서 자유로워질 수 있다. 스트레스가 심하면 척추질환의 증상이 심하게 나타난다. 반면 스트레스가 없으면 심각한 척추질환에도 증상이 거의 없다.

매일매일 끝없이 밀려드는 업무량도 모자라 직장상사의 과도한 요구에, 동료의 지나친 견제에, 아무 때나 치받는 직장후배 때문에, 자꾸 엇나가려는 사춘기 아이 탓에 스트레스 지수가 올라가고 있는가? 허리나 목의 통증에서 벗어나고 싶다면 일상에서 스트레스 지수 낮추는 법을 실천하자.

심호흡하기

스트레스 지수가 상승하면 얌전하던 사람이 갑자기 헐크처럼 변하기도 한다. 이것은 인체 자율신경 중 하나인 교감신경이 '위기 상황 속의 생존'을 위해서 잔뜩 흥분한 까닭에 이루어지는 신체 변화이다. 흥분한 교감신경은 혈압을 올리고 맥박을 빨라지게 하고 호흡을 거칠어지게 한다.

이때 간단하게 심호흡을 해보라. 신기하게도 혈압이 떨어지고 맥박이 느려지고 호흡이 편해진다. 당연히 스트레스 지수도 같이 하락한다. 이 원리는 간단하다. 우리 몸과 마음은 연결되어 있다. 스트레스 지수 상승은 교감신경의 흥분을 유도해서 숨을 짧고 얕게 쉬게 한다. 이 흐름은 일부러 깊게 숨을 들이마시고 천천히 내뱉는 심호흡을 함으로써 긍정적인 방향으로 유도할 수 있다. 심호흡하면 인체가 위기 상황이 사라진 것으로 인식해서 교감신경의 흥분이 가라앉고 스트레스 지수가 떨어진다.

심호흡할 때 스트레스 지수를 올린 원인을 분석하는 습관을 들이자. 그러면 일상의 스트레스 절반 이상이 사라진다. 우리가 받는 스트레스의 상당수는 기우에 불과하다. 누구에게나 돈키호테의 면모가 있기에, 감정을 분석하는 습관으로 허상을 공격하는 어리석음을 줄일 수 있다.

감정표현하기

평소 자신의 감정을 숨기고 사는 사람은 스트레스 지수가 높다. 할 말이 있지만 하지 못할 때 마음의 병이 잘 생긴다는 것은 누구나 알고 있다. 하지만 한국인 상당수는 자연스러운 감정표현을 꺼린다. 많은 사람 앞에서 크게 웃는 것조차 민망하게 생각한다. 화가 나도 꾹 억누르기 일쑤이다. 우울할 때도 남들 앞에서 억지웃음을 짓는다. 이처럼 계속 감정을 숨기면 마음에 병이 생기고 그것이 결국 몸의 병으로 나타나기 쉽다. 디스크로 인한 허리 통증, 목 통증도 그중 하나이다.

감정을 표현하는 것을 상당히 어렵게 생각하지만 실상은 그리 힘든 일이 아니다. 히스테릭하게 웃고, 화를 폭발하고, 질질 짜는 것이 진정한 의미의 감정표현이 아니다. 지금 느끼는 감정을 차분하게 상대방에게 표현하는 것이 제대로 된 감정의 표현이다. 말로 표현하기 어렵다면 낙서를 하거나 편지를 쓰거나 감정일기를 써보라. 더불어 자신의 감정에 항상 충실해라. 웃고 싶은 날은 코미디 영화를 보면서라도 실컷 웃고 우울할 때는 슬픈 음악을 틀어놓고 그 감정에 푹 잠기자. 감정을 충실히 발산하면 스트레스 지수는 자연스럽게 떨어진다.

취미생활하기

회사 일과 가정생활에 치여 살아도 좋아하는 취미생활을 즐길 시간만큼은 꼭 남겨두자. 19세기와 20세기에 걸친 이데올로기 실험 결과, 인간은 일하는 기계와는 거리가 멀다는 사실이 입증되었다. 오히려 일만 하면 몸과 마음이 소진되어 스트레스 지수가 올라간다. 반면 즐거운 활동에 몸과 마음을 맡길 때 인간은 더욱 인간다워진다. 그래서 인간에게 취미생활이라는 유희의 시간이 필요하다.

취미생활을 즐길 때 몸과 마음이 충만해지면서 스트레스 지수는 떨어진다. 자신이 좋아하는 활동을 즐기며 삶을 환기할 때 인간은 자신을 구속하는 수많은 것들이 실은 삶에 보물 같은 것임을 깨닫게 된다.

누구나 하고 싶은 취미생활이 한 가지는 있을 것이다. 우표나 동전을 모으고, 요리를 배우고, 동호회나 팬클럽에 참여하고, 스쿠버다이빙을 하고, 자전거를 타고, 음악을 듣는 등의 다양한 일 중 한 가지를 꼭 누리며 살자. 좋아하고 즐길 수 있는 일을 할 때의 기대감으로도 우리는 일상의 스트레스 지수를 크게 줄일 수 있다.

운동하기

앞서 말했듯 몸과 마음은 연결되어 있다. 그래서 운동으로 우리 몸을 건강하게 유지하면 마음 역시 저절로 건강해진다. 운동을 굉장히 부담스럽게 생각하는 사람이 많다. 하지만 걷는 것만으로 충분한 운동이 된다.

걷는 것조차 싫어하는 사람이라도 해결법을 찾을 수 있다. 요즘은 운동의 종류가 굉장히 다양하기 때문이다. 따라서 수많은 운동 중 자신이 좋아하는 운동을 선택해서 취미생활처럼 즐겨도 된다. 마음을 건강하게 해주는 운동은 무엇보다 즐거워야 한다.

어떤 운동을 택하더라도 제대로 운동 효과를 보려면 유산소운동은 숨이 찰 만큼, 근력 운동은 근육이 땅길 만큼 해야 한다. 일주일에 150분 이상이 일반적으로 권하는 운동량이다.

걷기, 등산, 요가, 에어로빅, 밴드운동, 자전거 타기, 수영, 아쿠아로빅 등에서 하나를 택해보자. 단, 운동 초보자라면 우선 걷기와 밴드운동 같은 강도가 약한 운동부터 시작하라. 기초 체력을 기른 뒤 하고 싶은 운동을 해야 척추 부상 없이 안전하게 즐길 수 있다.

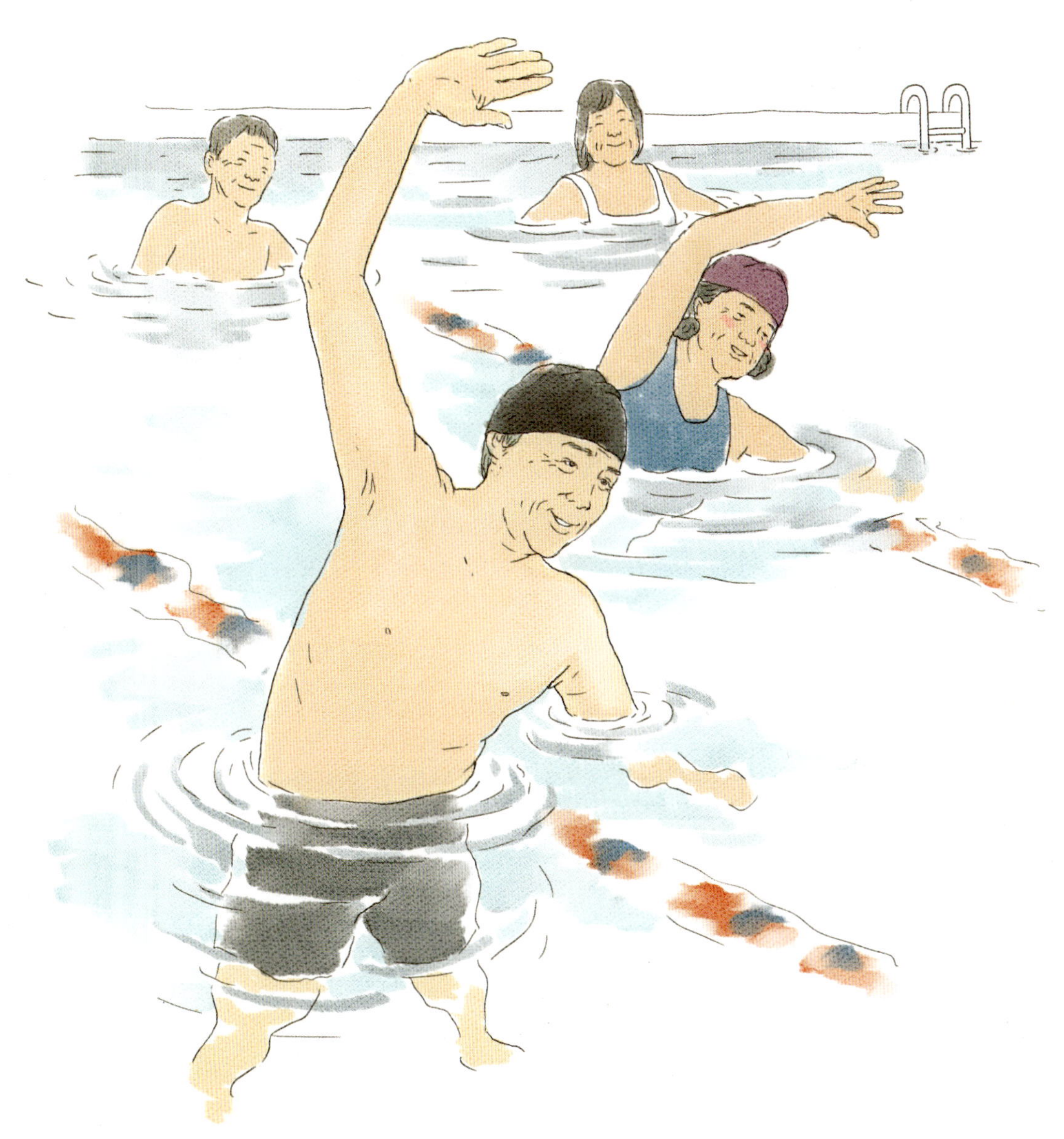

척추 근육과 혈관을 이완시켜라

책상 앞에 앉아서 하루를 보내는 사람이 늘면서 허리와 목의 통증을 호소하는 사람이 늘어났다. 잘못된 자세가 아니더라도 한 자세로 오래 앉아 있으면 근육이 긴장하고 혈액순환이 원활하지 않아서 통증이 잘 생기는 까닭이다. 물건을 옮기거나 스포츠를 즐기다가 허리와 목을 삐끗하는 사람도 적지 않다.

모든 문제는 처음에는 작은 문제로 시작하지만 이를 그대로 두면 나중에는 혼자서 해결하기 벅찬 큰 문제가 된다. 목의 근육긴장에서 시작했다가 점차 근육염, 일자목, 거북목으로 진행해서 목디스크가 되는 것처럼 말이다. 처음 통증이 생겼을 때 방치하지 말고 빠르게 조치해야 한다.

척추질환의 진행을 막는 방법은 간단하다. 적어도 허리와 목에 통증이 나타날 때 충분히 휴식을 취하면서 마사지와 찜질, 반신욕, 스트레칭을 하는 것이다. 척추 노화를 막는 마사지, 찜질, 반신욕, 스트레칭 방법에 대해 자세히 알아보자.

마사지

마사지는 우리 몸을 문지르고, 주무르고, 쓸어 올리고, 두드리고, 누르고, 꺾는 활동을 말한다. 이같이 하면 혈액순환이 원활해지고 뭉친 근육이 풀려서 통증이 가라앉는다.

온종일 같은 자세로 앉거나 서 있어서 근육이 단단히 뭉쳐 있을 때, 마사지를 해주면 뭉친 근육이 풀린다. 매일 저녁 붓는 다리는 발목에서 허벅지 방향으로 쓸어주는 마사지로 가라앉힐 수 있다. 척추의 구조물도 마사지를 통해 같은 효과를 볼 수 있다.

집에서 하는 척추 마사지는 문지르고, 주무르고, 쓸어 올리고, 두드리고, 누르는 정도가 적당하다. 이때 강도가 너무 세면 안 된다. 뼈에 무리가 갈 만큼 심하게 누르고 꺾는 것은 자칫 척추질환을 부를 수 있기 때문에 피해야 한다. 실제 발로 밟고 몸을 꺾는 마사지를 받다가 디스크가 튀어나오거나 근육 또는 인대가 손상되어 병원을 찾는 사람이 적지 않다. 특히 골다공증을 앓는 고령 환자, 디스크나 척추전방전위증을 앓는 척추질환자는 몸을 과도하게 누르거나 꺾는 마사지는 반드시 피해야 한다. 잘못하면 척추뼈가 찌그러지거나 질환이 악화될 수 있기 때문이다. 이들은 살살 누르는 정도의 가벼운 마사지만 해야 한다.

마사지는 몸이 편하게 이완된 상태에서 받아야 제대로 효과를 볼 수 있다. 마사지하기 전에 따뜻한 차 한 잔 마시기, 적당한 온도의 물에 샤워하기, 반신욕 하기, 스트레칭 하기 등의 활동은 무척 도움이 된다. 잔잔한 음악 속에서 혹은 따뜻한 햇볕 아래서 마사지를 해도 좋다. 또한 마사지하는 손의 온도도 중요해서 따뜻한 손으로 마사지하면 근육이 더 잘 풀린다. 오일이나 크림을 쓰는 것도 좋다. 특히 로즈메리, 라벤더, 로만캐모마일, 진저, 마조람, 주니퍼 같은 아로마 오일을 쓰면 척추 구조물의 통증을 가라앉히는 효과를 높일 수 있다.

찜질

통증이 생겼을 때 누워서 쉬면서 따뜻한 수건이나 물 주머니(핫팩)로 찜질을 하면 좋다. 단순히 피부에 대고 있는 것만으로 혈액순환이 원활해지고, 뭉친 근육을 풀어서 통증 완화 효과가 뛰어나다.

만성적인 허리와 목 통증은 따뜻한 찜질로 가라앉힌다. 하지만 갑자기 허리나 목을 삐었을 때는 통증 발생 72시간까지 차가운 찜질을 해주어야 한다. 미세 혈관이 터졌을 가능성이 있기 때문이다. 혈관이 터졌을 때 따뜻한 찜질을 하면 출혈을 유발해 더 많이 붓고 더 심한 통증을 부른다.

수건으로 찜질하면 열과 냉이 금방 소실되어 10~15분마다 수건을 갈아주어야 하는 단점이 있다. 물론 이점도 있다. 근육통을 다스려주는 로즈메리, 라벤더, 로만캐모마일과 같은 아로마 오일을 이용할 수 있다는 것이다. 물이 든 대야에 5~10방울의 아로마 오일을 떨어뜨리고 수건을 적셔 찜질하면 통증 완화 효과가 뛰어나다.

따뜻한 물 주머니는 제대로 온도를 맞추는 것이 관건이다. 물 온도는 58도를 넘어서지 않게 한다. 어린이나 노약자, 심뇌혈관질환자의 경우에는 50도가 적당하다. 이상의 온도에서는 화상을 입을 위험이 크니 유의하자. 물 주머니나 얼음 주머니를 만들 때는 반드시 공기층을 없애야 한다. 그래야 주머니를 댄 부위의 피부에 열과 냉이 제대로 전달된다. 주머니에 물을 2분의 1에서 3분의 2까지 부은 뒤 물이 주머니의 주둥이까지 차오르게 눌러주고 물 주머니를 잠근다. 얼음 주머니는 얼음을 담고 그 사이의 공간을 메울 만큼만 물을 채운 뒤 잠근다. 반드시 주머니를 거꾸로 들어 2~3번 흔들어 단단히 잠겼는지 확인하고 쓴다. 마른 수건으로 한 겹 싼 뒤 피부에 대면 된다.

반신욕

반신욕은 따뜻한 물에 20~30분간 발부터 명치까지 담그는 목욕법이다. 마사지, 찜질처럼 혈액순환을 돕고 뭉친 근육을 풀어서 통증을 줄이는 효과를 낸다. 덤으로 교감신경의 흥분을 가라앉히므로 스트레스에 시달리는 척추질환자의 통증 완화에 도움이 된다.

반신욕은 전신욕보다 몸에 가해지는 수압이 낮아서 심장에 부담이 크지 않지만, 그렇다고 부담이 전혀 없는 것은 아니다. 따라서 물 온도를 37~38도로 맞추어 심장의 부담은 줄여주고 하반신에 따뜻한 온도가 제대로 전달되게 한다. 온도가 40도를 넘는 물에서 반신욕을 하면 교감신경이 흥분되어 혈압이 갑자기 치솟고 심장박동이 빨라져서 쇼크가 올 수 있다.

반신욕은 심장의 펌프 기능이 떨어진 아침보다 그 기능이 원활한 저녁에 하는 것이 좋다. 또한 반신욕을 할 때 팔은 담그지 않는다. 반신욕 전후에는 머리를 감아도 되지만, 반신욕 중에는 삼가도록 한다. 노약자나 심혈관질환자는 반신욕을 하더라도 10분 이내로 짧게 하고, 어깨까지 물에 담그지 않는다.

반신욕 중 땀을 흘리다 탈수가 생길 수 있으니 욕조에 몸을 담그기 전후로 물을 한 잔씩 마신다. 근육통을 줄여주는 아로마 오일을 욕조에 5~6방울 넣고 반신욕을 하면 좋다.

스트레칭

스트레칭은 몸을 쪽 펴서 근육과 인대를 늘려주는 운동이다. 몸을 최대한 늘린 상태에서 15~20초간 동작을 유지해야 효과적이다. 10~15분간 스트레칭을 하면 경직된 근육과 인대가 풀리고 혈액순환이 원활해져서 근육 통증이 준다. 특히 한 자세를 오랫동안 취하면 근육이 경직되어 통증이 오는데, 이때 스트레칭을 해주면 아주 좋다. 운동이나 작업 전후로 스트레칭을 하는 습관을 들이면 통증에서 벗어날 수 있고, 척추 주변 근육이 강화되어 척추질환을 예방할 수 있다.

스트레칭은 언제 어디서든 쉽게 할 수 있다. 하지만 잘못된 방식의 스트레칭이라면 오히려 척추에 독이 된다. 반드시 우리 몸이 움직일 수 있는 범위 내에서 해야 한다. 만약 그 범위를 넘어서서 스트레칭을 하면 근육과 인대가 찢어질 수 있기 때문이다. 약간 땅기는 정도까지는 괜찮지만 통증이 초래되는 범위까지 몸을 과도하게 늘리는 것은 피한다.

안전하고 쉽게 따라 할 수 있는 자세한 운동법은 뒤쪽에 자세하게 소개하고 있다. 틈이 날 때마다 따라해서 건강한 척추를 만들자.

운동으로 척추를
안티에이징하라

척추의 노화를 막으려면 젊을 때부터 규칙적인 운동이 필수이다. 걷기, 수영, 등산, 자전거 타기 같은 전신을 쓰는 유산소운동과 밴드, 덤벨, 바벨 같은 기구를 쓰는 근력 운동을 꾸준히 병행해서 하면 뼈의 밀도가 높아지고 척추 근력이 강화되며 체중이 빠져서 척추 나이가 어려진다. 운동은 일주일에 3~5회에 걸쳐서 최소 150분은 하는 것이 좋다.

척추 젊게 하는 운동 vs. 늙게 하는 운동

척추를 안티에이징하는 운동의 대표주자는 걷기, 팔굽혀펴기처럼 체중이 몸에 실리는 운동이다. 이런 운동은 확실히 뼈의 밀도를 높여준다. 전신의 근육을 강화하는 효과도 내는 데다 지방을 효과적으로 태워주고, 부상 위험도 매우 낮다. 고령이나 운동 초보자에게 부담 없이 추천할 수 있는 쉬운 운동이기도 하다.

수영이나 아쿠아로빅같이 물속에서 하는 운동도 척추 건강에 좋다. 부력의 작용을 받으며 운동하므로 운동 중 척추 구조물에 가해지는 하중 부담이 가장 적은 까닭이다.

등산은 척추의 노화를 늦춰주는 운동이다. 하지만 바른 자세로 하지 않고 무거운 배낭을 들거나 부상을 당하면 오히려 척추 노화가 빨라질 수 있다. 운동 부상도 척추질환의 한 원인인 만큼 철저하게 대비해야 한다. 쿠션감이 있고 잘 미끄러지지 않는 등산화를 신는 것은 기본 중의 기본이다.

밴드, 덤벨, 바벨을 이용한 근력 운동은 척추 건강에 이롭다. 하지만 척추에 과도한 부하를 가하는 방식으로 운동하면 오히려 척추를 늙게 할 수도 있다. 자신의 역량보다 '과한 무게의 기구'를 어깨 위로 올려 '척추에 부담을 주는' 방식은 대표적으로 척추를 늙게 하는 근력 운동법이다. 기구의 무게는 가벼운 것에서부터 차근차근 증량해나간다. 무거운 덤벨을 들어 올리는 운동을 할 때는 등을 바닥에 대고 누워서 해야 척추 부담이 적다.

자전거 타기는 건강한 사람에게는 척추 구조물의 노화를 늦춰주지만 척추질환자에게는 척추 구조물의 노화를 가속한다. 기본적으로 자전거는 상체를 굽히고 타기 때문에 척추의 자연스러운 S자 곡선을 망친다. 또한 울퉁불퉁한 길에서 자전거를 타면 척추에 충격이 그대로 전달된다. 건강하게 자전거를 타려면 의자 높이를 조절해서 상체를 최대한 펴고 타면 좋다. 평탄한 자전거 전용 길로 코스를 잡는 것도 잊지 말자.

골프, 야구, 테니스, 볼링같이 몸의 한 축만 쓰는 운동은 척추의 대칭을 깨트리기 때문에 척추 건강을 위한 운동으로 권하지 않는다. 특히 골프나 야구, 테니스처럼 허리의 회전력을 이용한 운동은 척추의 균형을 깨서 척추 질환을 부르기 쉽다. 이러한 운동을 할 때는 먼저 제대로 된 자세를 익혀야 한다. 운동 중 스트레칭을 자주 해서 척추의 부담을 줄이자.

노화를 막는 척추 운동

이미 허리나 목에 통증이 있거나 척추질환을 앓는 사람에게는 척추 근력을 강화하는 운동이 꼭 필요하다. 운동 초보자라면 걷기나 수영 같은 척추에 부담이 적은 유산소운동부터 시작하자. 꾸준한 유산소운동으로 척추 주변의 근육을 서서히 풀어준 뒤 척추 근력 강화운동을 본격적으로 하면 척추 질환의 재발을 최소화할 수 있다. 하루에 30~50분씩 최소 3개월 이상 꾸준히 해야 효과가 있다. 척추 노화를 막는 허리와 목의 운동법을 통증이 있을 때와 없을 때로 나누어 알아보자.

통증 없을 때 하면 좋은 허리 운동

통증이 없을 때 하면 좋은 허리 운동은 요추의 노화를 늦추고 허리의 질환을 예방한다. 매일 10~15분을 투자해서 허리를 튼튼하게 하자. ★ 모든 동작은 10초간 자세를 유지한다.

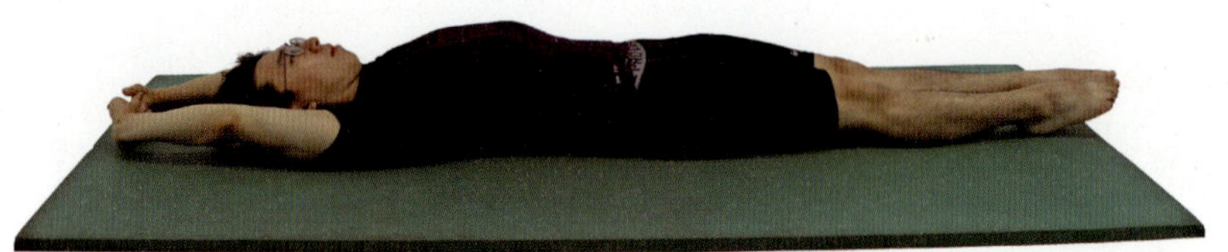

1 바로 누워서 두 다리를 길게 뻗어 발목을 늘인다. 두 팔도 위로 올려서 뻗은 뒤 양손을 맞잡는다. 일자형 몸을 C자형이 되게 만든다(반대쪽도 실시한다).

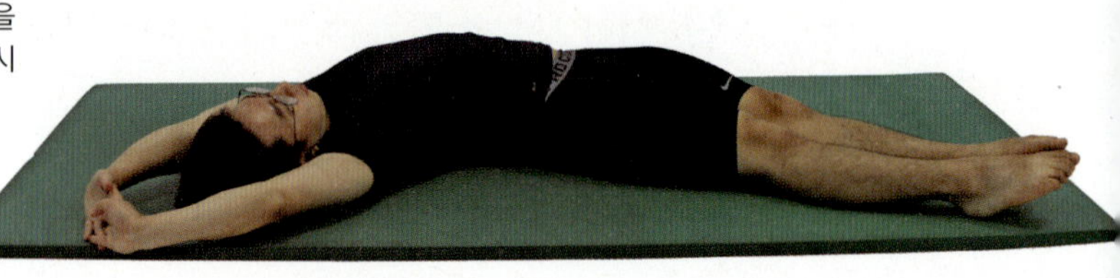

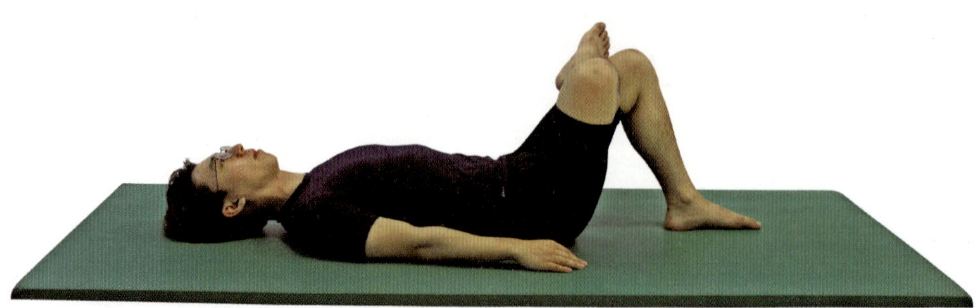

2 바로 누워서 오른발을 왼 무릎 위에 올리고 양손을 왼 무릎으로 뻗는다. 왼 무릎의 오금을 잡고 당긴다(반대쪽도 실시한다).

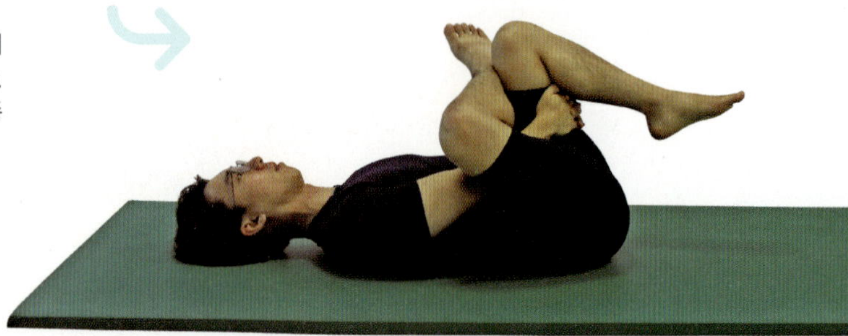

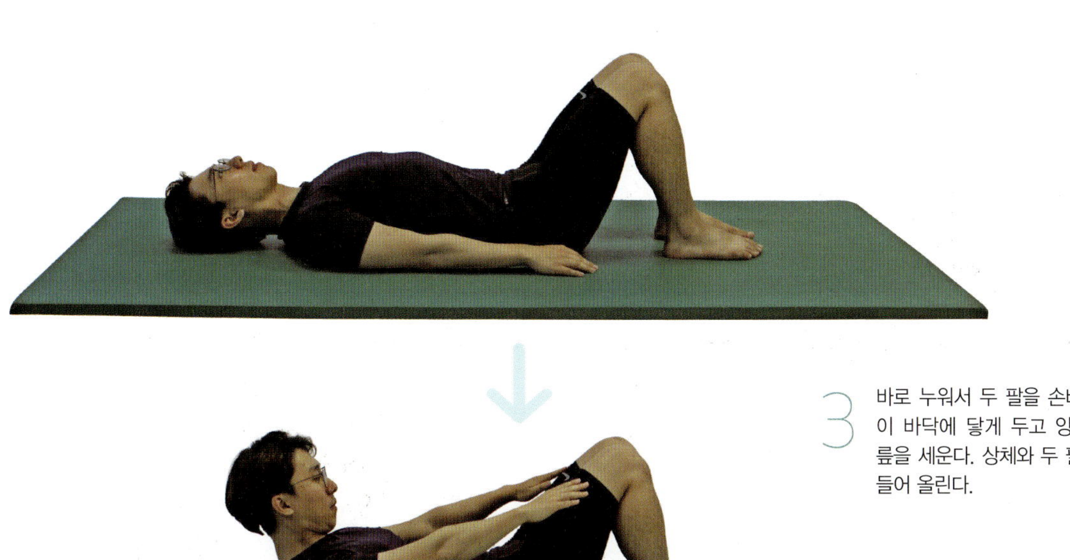

3 바로 누워서 두 팔을 손바닥
이 바닥에 닿게 두고 양 무
릎을 세운다. 상체와 두 팔을
들어 올린다.

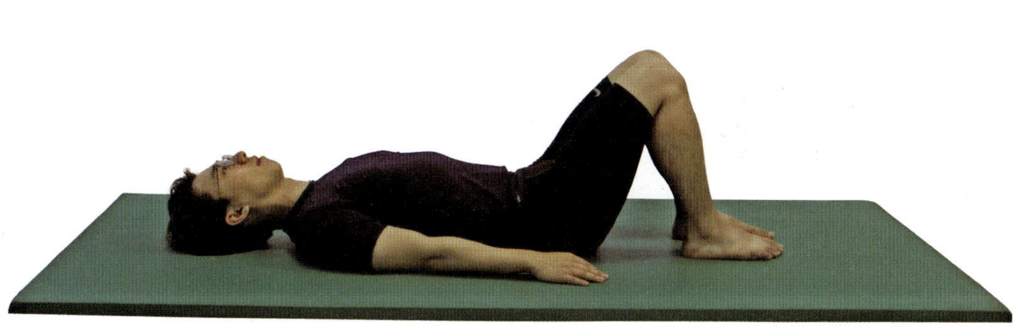

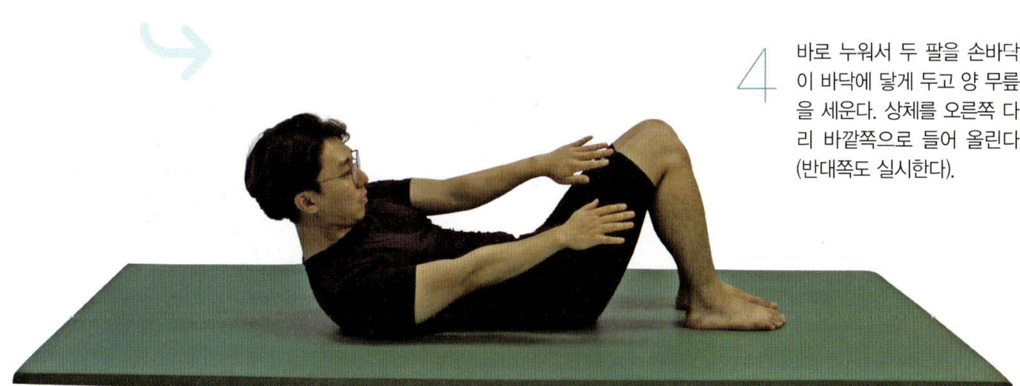

4 바로 누워서 두 팔을 손바닥
이 바닥에 닿게 두고 양 무릎
을 세운다. 상체를 오른쪽 다
리 바깥쪽으로 들어 올린다
(반대쪽도 실시한다).

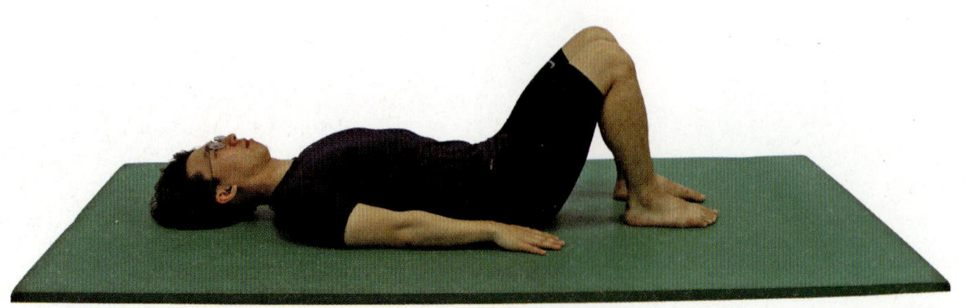

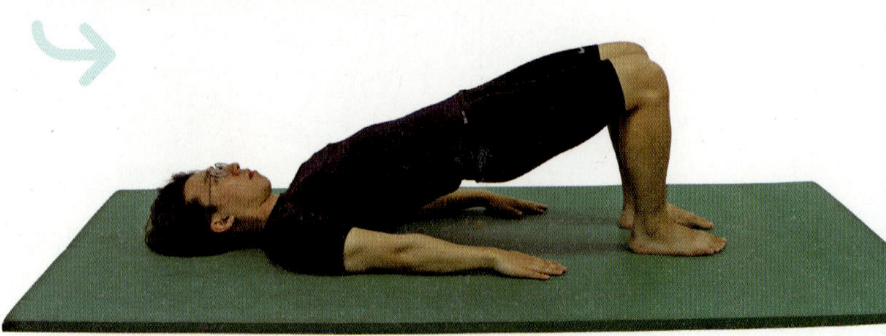

5 바로 누워서 두 팔을 손바닥이 바닥에 닿게 두고 양 무릎을 세운다. 머리와 두 팔, 발로 바닥을 지지한 채 엉덩이와 허리를 들어 올린다.

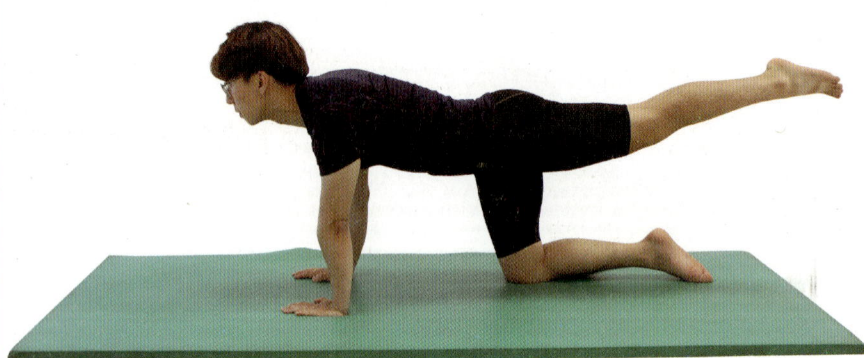

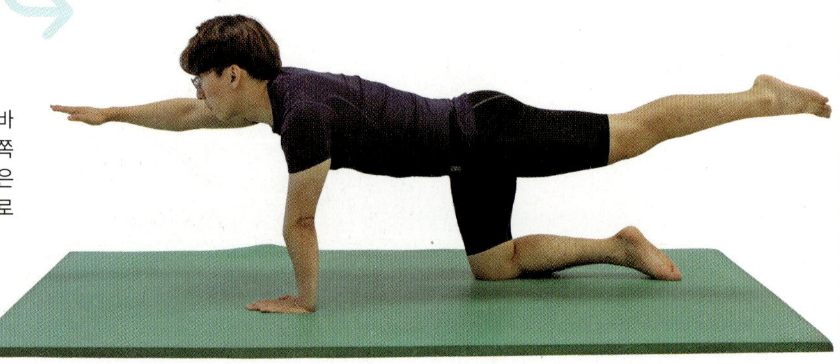

6 무릎을 꿇은 자세에서 몸통을 바닥면과 평행하게 만든다. 왼쪽 다리를 뒤로 뻗어 중심을 잡은 후 오른팔을 앞으로 뻗어 앞뒤로 늘려준다(반대쪽도 실시한다).

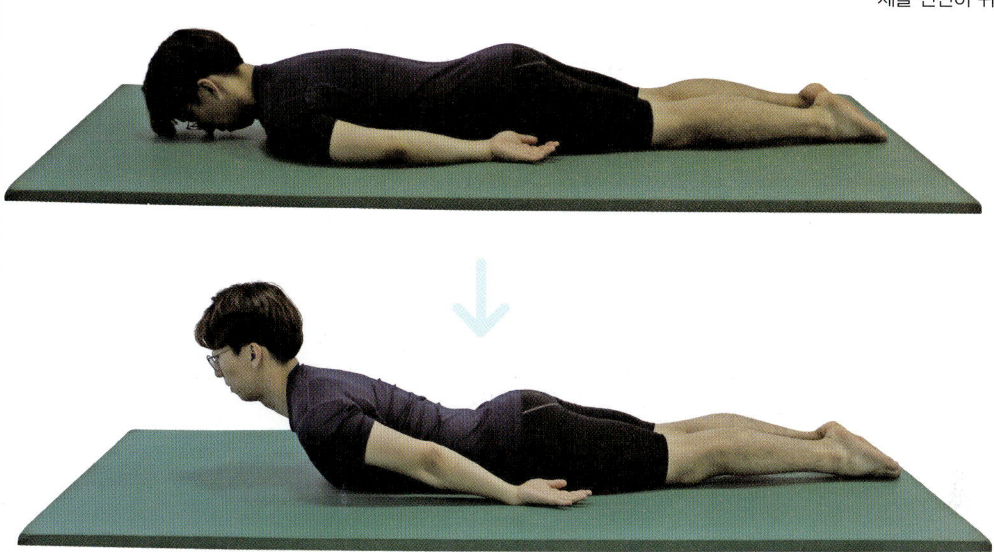

7 엎드린 자세에서 두 팔을 엉덩이 옆에 가지런히 둔다. 상체를 천천히 뒤로 젖힌다.

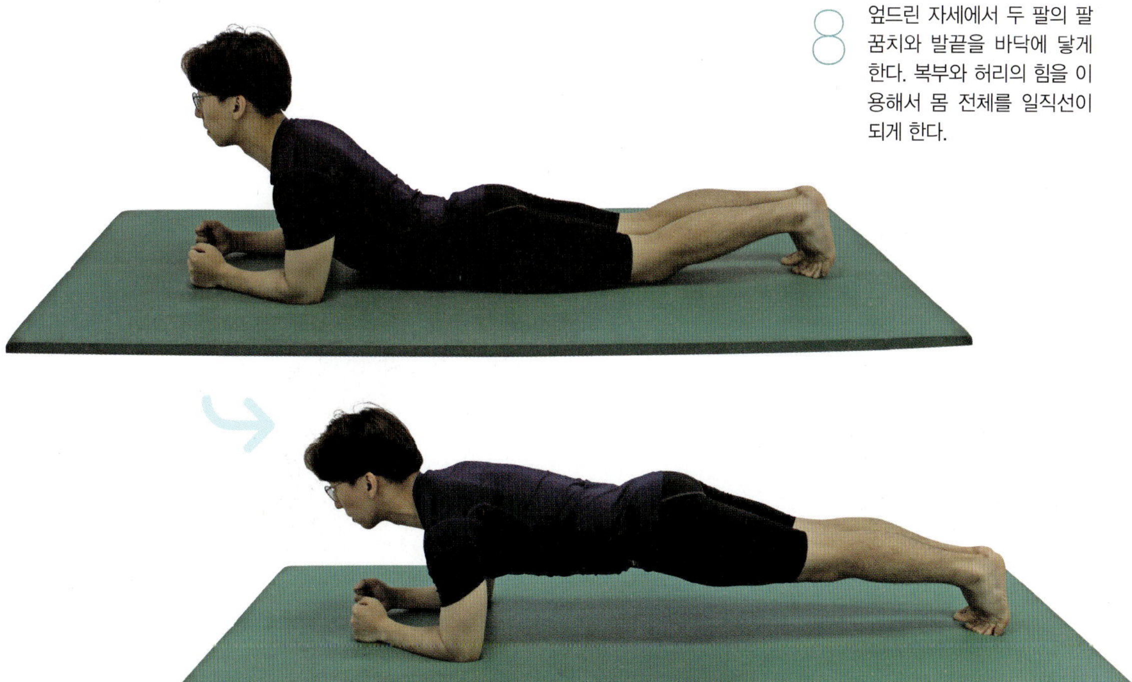

8 엎드린 자세에서 두 팔의 팔꿈치와 발끝을 바닥에 닿게 한다. 복부와 허리의 힘을 이용해서 몸 전체를 일직선이 되게 한다.

Key Point

통증이 없을 때 하면 좋은 목 운동은 경추의 노화를 늦추고 목의 질환을 예방한다. 매일 10~15분을 투자해서 목을 튼튼하게 하자. ★ 모든 동작은 10초간 자세를 유지한다.

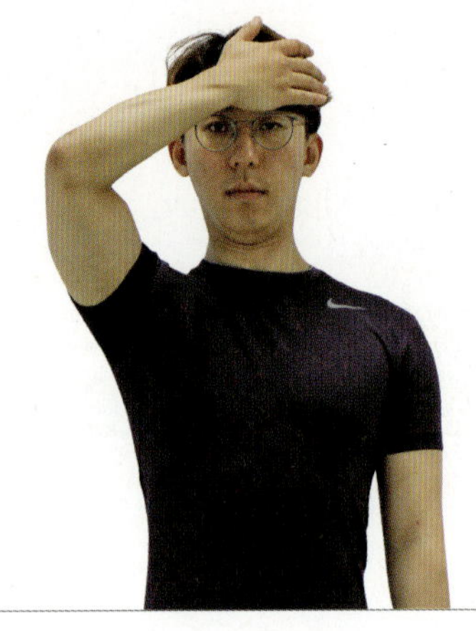

1 똑바로 서서 한 손을 이마에 댄다. 목이 움직이지 않게 힘을 주면서 손바닥으로 이마를 민다.

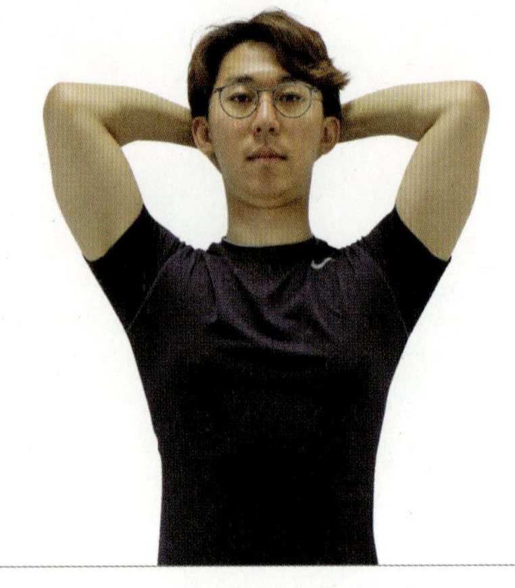

2 똑바로 서서 양손을 머리 뒤로 올려 깍지를 낀다. 목이 움직이지 않게 힘을 주면서 양손으로 머리를 민다.

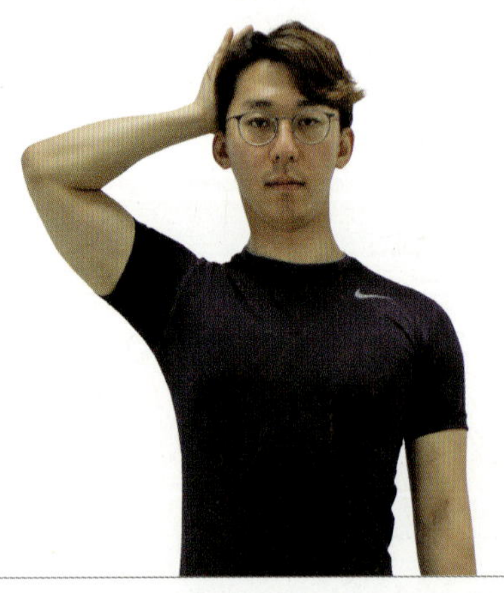

3 똑바로 서서 한 손을 올려서 귀 위에 댄다. 목이 움직이지 않게 힘을 주면서 손으로 머리를 민다 (반대쪽도 실시한다).

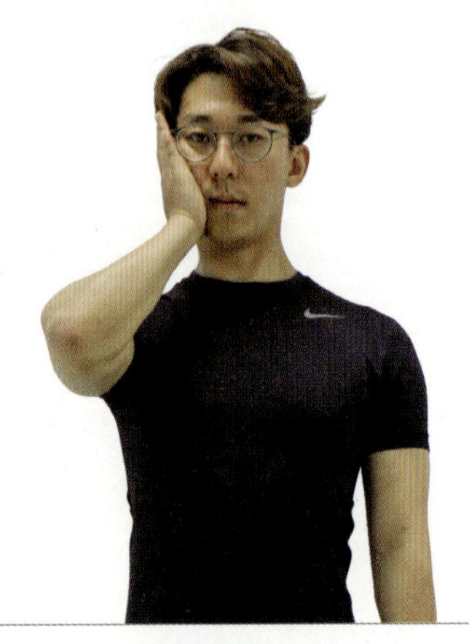

4 똑바로 서서 오른손을 올려 볼에 댄다. 손으로 머리가 움직이지 않게 막은 채로 오른쪽으로 머리를 돌리며 서로 민다(반대쪽도 실시한다).

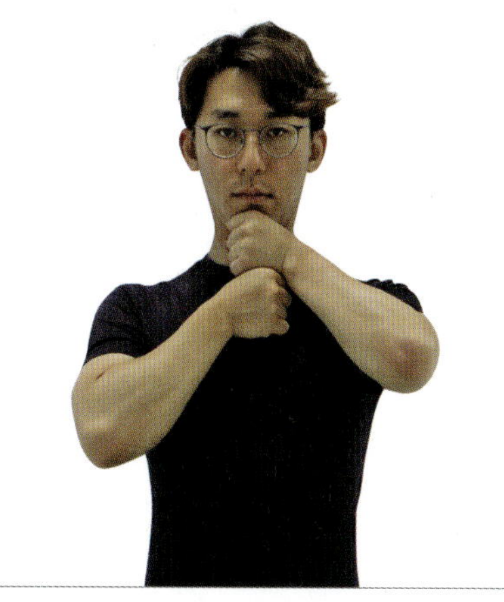

5 똑바로 서서 두 주먹을 턱에 댄다. 목이 움직이
지 않게 힘을 주면서 두 주먹으로 턱을 민다.

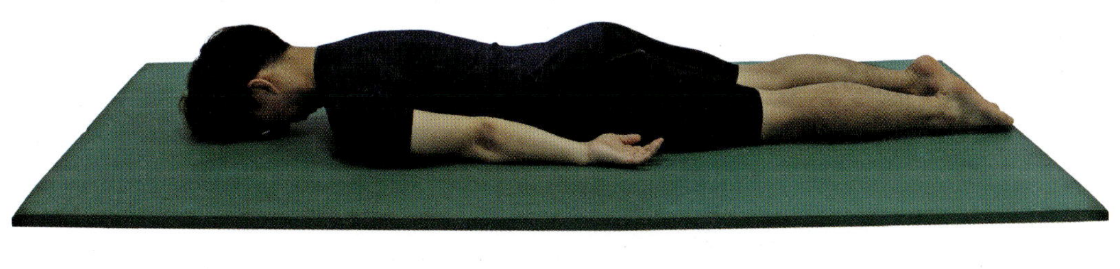

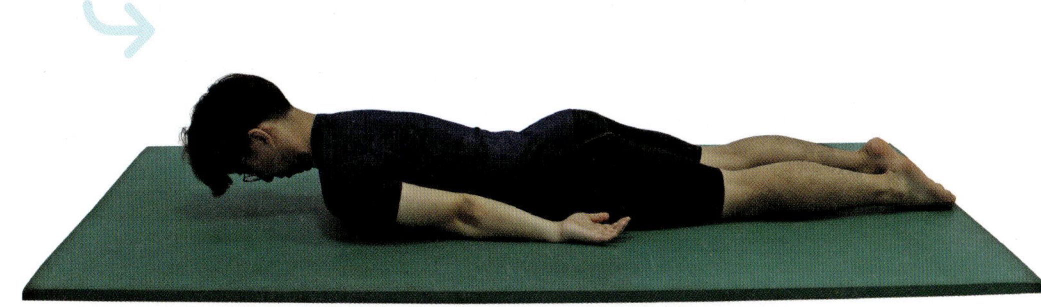

6 엎드린 자세에서 두 팔을 엉덩이 옆에 가지런
히 둔다. 가슴이 바닥에서 떨어지지 않게 한 채
턱을 당겨 머리만 위로 들어 올린다.

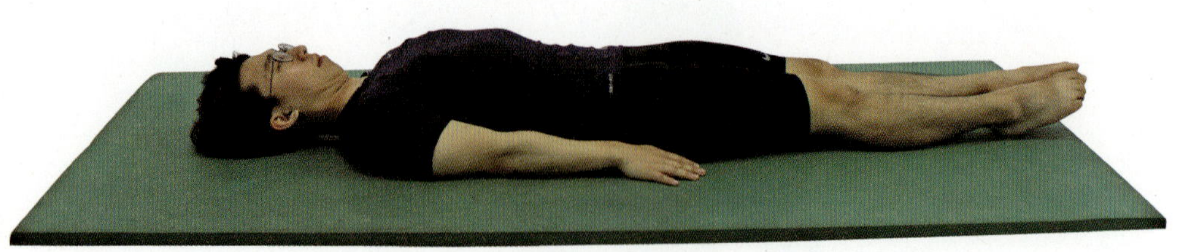

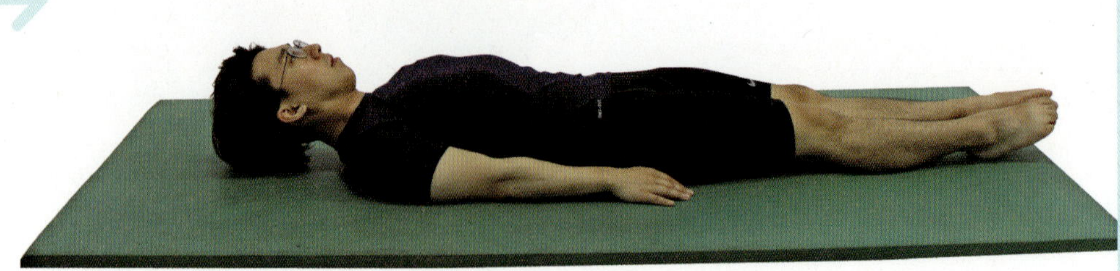

7 바로 누워서 두 팔을 엉덩이 옆에 가지런히 둔다. 등이 바닥에서
떨어지지 않게 한 채 턱을 당겨 머리만 위로 들어 올린다.

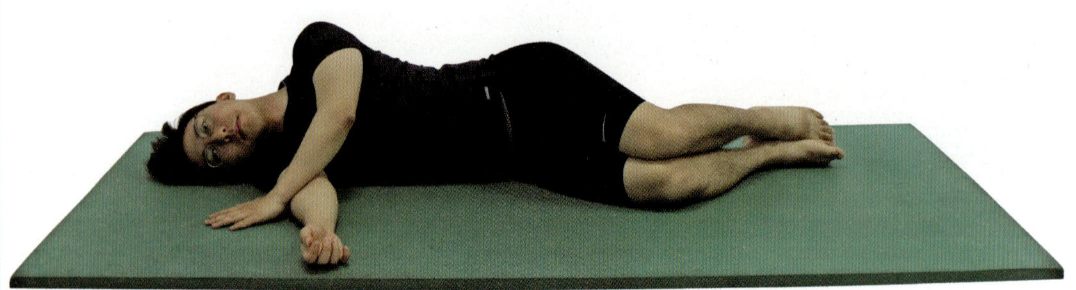

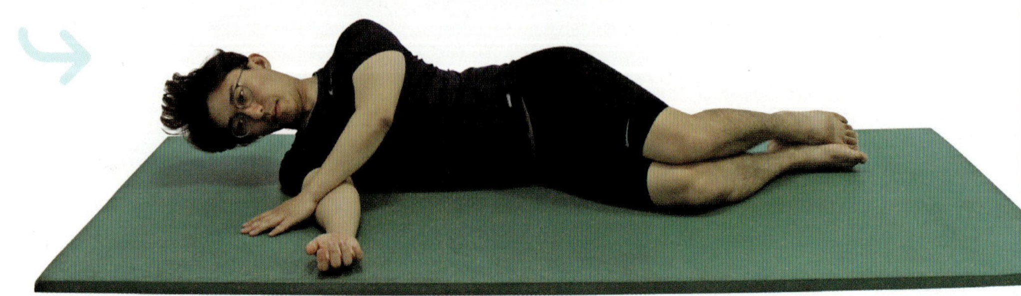

8 옆으로 누워서 바닥에 손을 대 균형을 잡는다. 머리를 최대한
들어 올린다(반대쪽도 실시한다).

통증 있을 때도
운동이 필요하다

허리와 목에 통증이 있을 때는 안정을 취하는 것이 좋다. 그렇다고 허리와 목을 꼼작하지 말라는 이야기가 아니다. 오히려 통증에서 빨리 벗어나려면 틈틈이 운동이 필요하다. 단 통증이 있을 때의 운동법은 신중해야 한다. 특히 척추에 무게를 싣거나 급하게 뒤트는 운동은 척추질환을 더욱 악화시킬 수 있으므로 자제하자. 허리와 목에 통증이 있을 때 하면 좋은 운동법에 대해 알아본다.

통증 있을 때 하면 좋은 허리 운동

허리가 아플 때 통증에서 벗어날 수 있도록 도움을 주는 운동이다. 매일 10~15분을 투자하여 허리 통증에서 벗어나자. ★ 모든 동작은 10초간 자세를 유지한다.

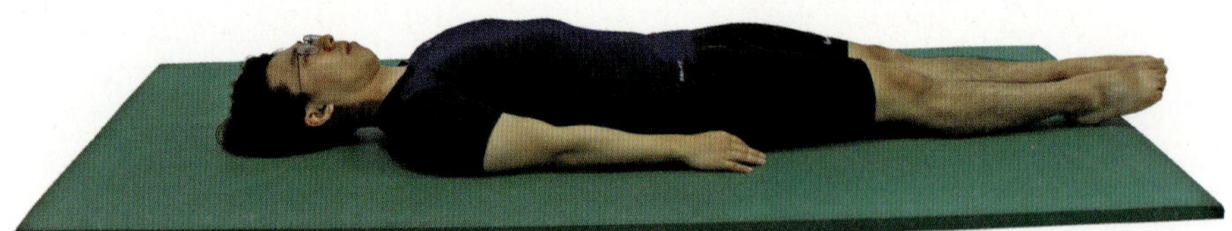

1 바로 누워서 두 팔을 위로 올려 깍지를 낀다. 양손과 양다리를 각각 위, 아래로 길게 늘인다.

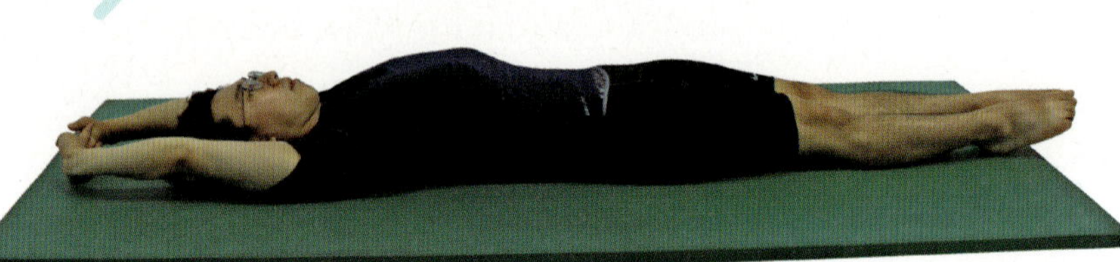

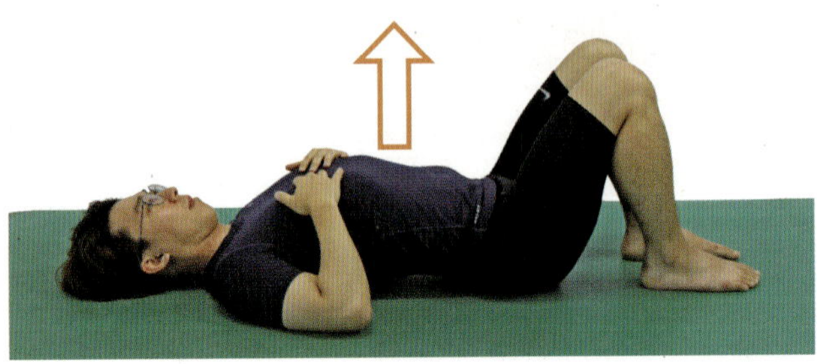

2 바로 누워서 두 팔을 가슴 위에 두고 무릎을 세운다. 허리 아래에 공간이 생기도록 허리를 살짝 띄운다. 다시 허리를 바닥에 닿게 하고 멈춘다.

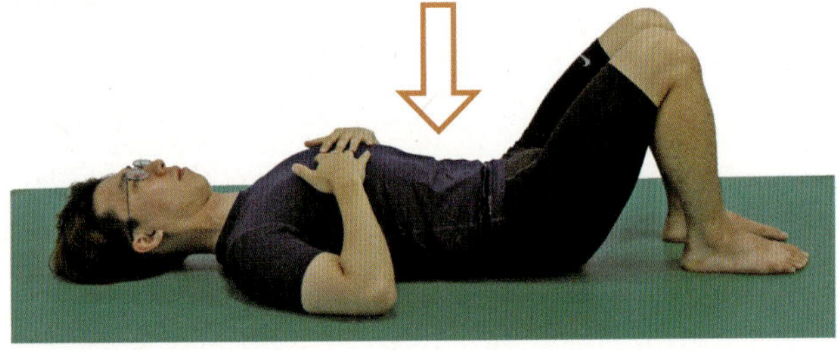

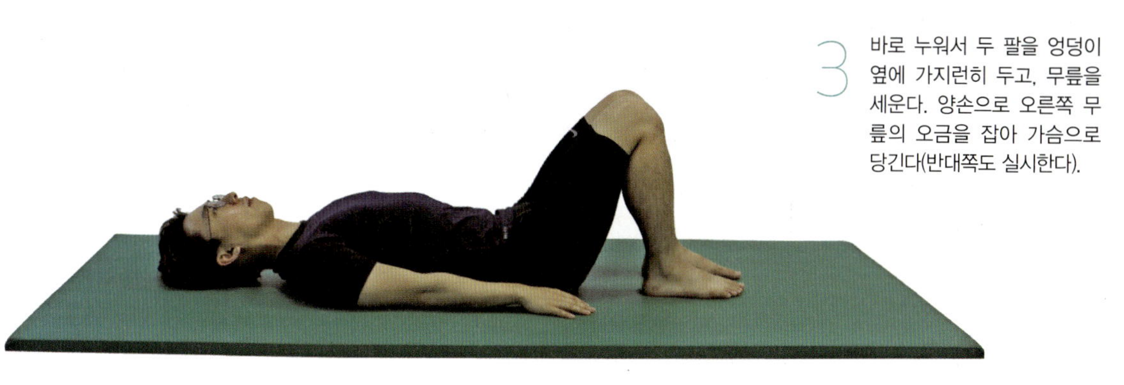

3 바로 누워서 두 팔을 엉덩이 옆에 가지런히 두고, 무릎을 세운다. 양손으로 오른쪽 무릎의 오금을 잡아 가슴으로 당긴다(반대쪽도 실시한다).

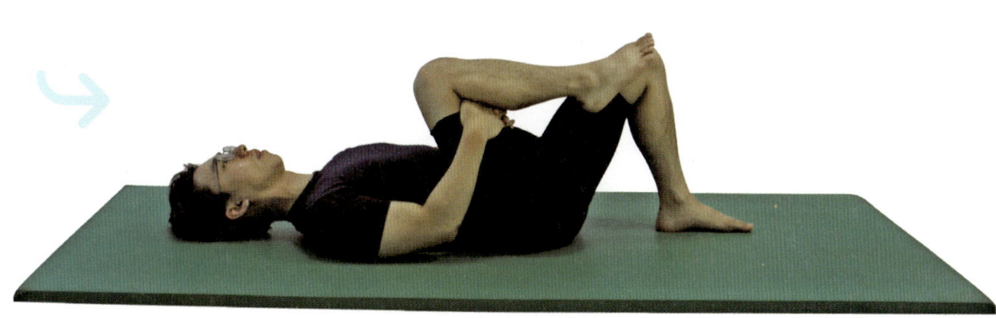

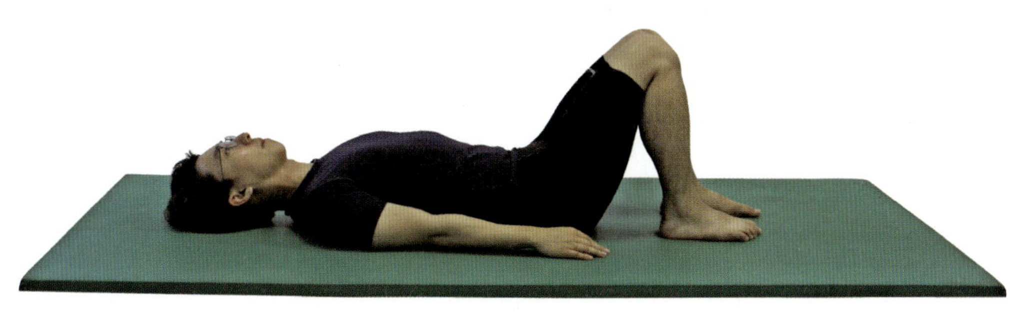

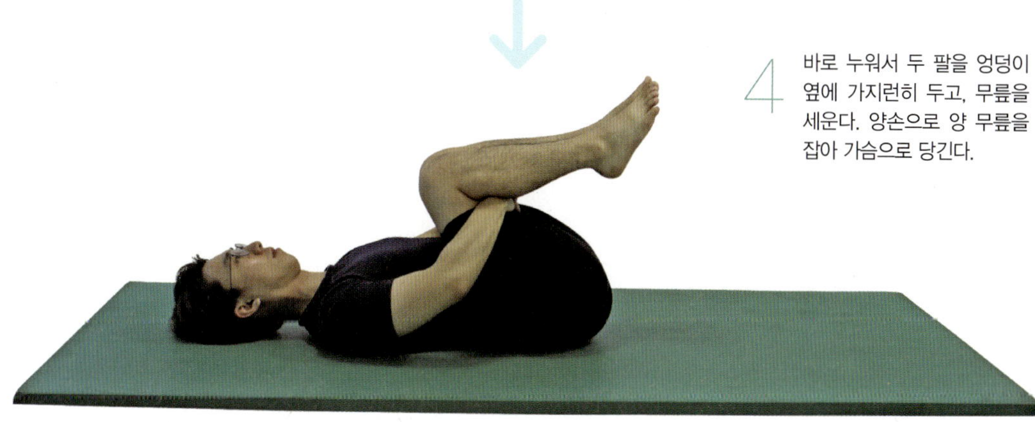

4 바로 누워서 두 팔을 엉덩이 옆에 가지런히 두고, 무릎을 세운다. 양손으로 양 무릎을 잡아 가슴으로 당긴다.

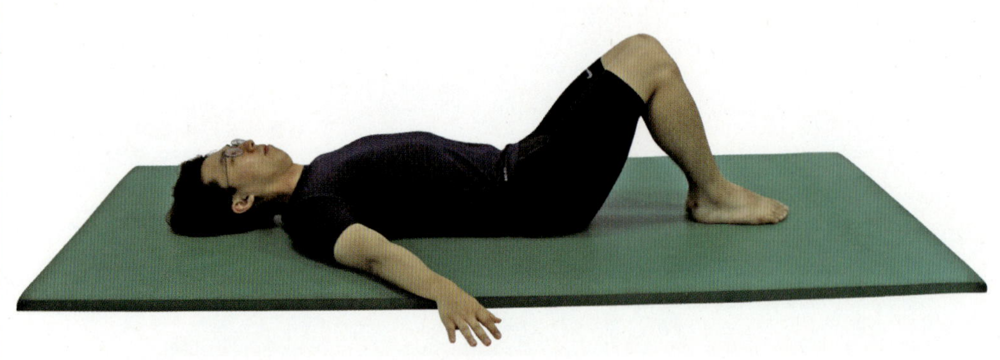

5 바로 누워서 두 팔을 벌리고 무릎을 세운다. 양 무릎을 오른쪽으로 넘겨서 허리가 비틀리게 한다(반대쪽도 실시한다).

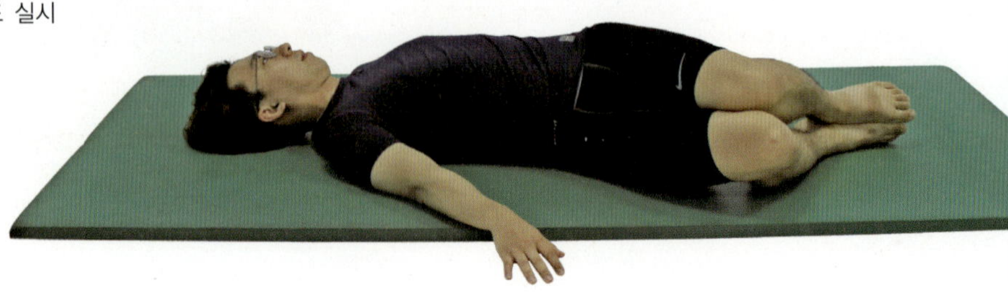

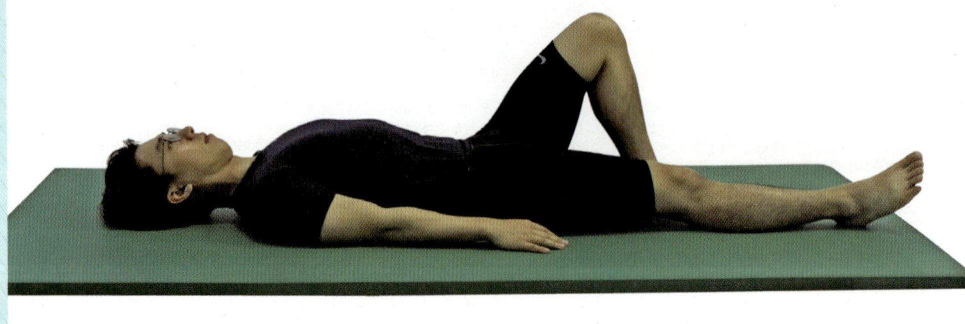

6 바로 누워서 두 팔을 엉덩이 옆에 가지런히 두고, 왼쪽 무릎만 세운다. 오른쪽 다리를 들고 배와 항문에 힘을 준다(반대쪽도 실시한다).

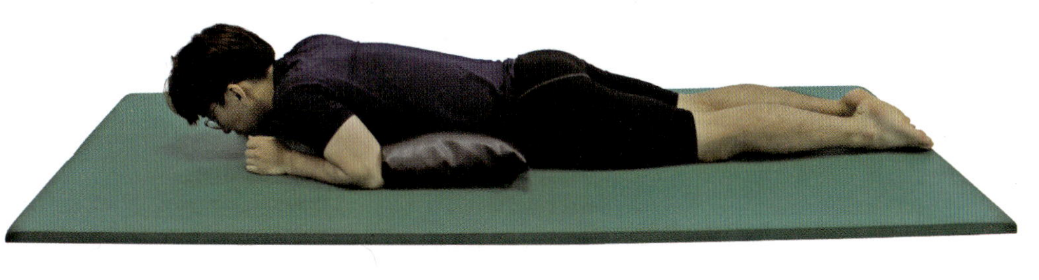

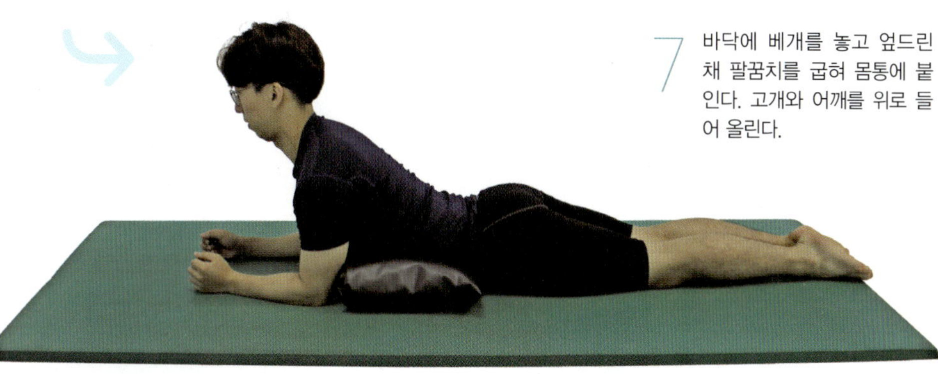

7 바닥에 베개를 놓고 엎드린 채 팔꿈치를 굽혀 몸통에 붙인다. 고개와 어깨를 위로 들어 올린다.

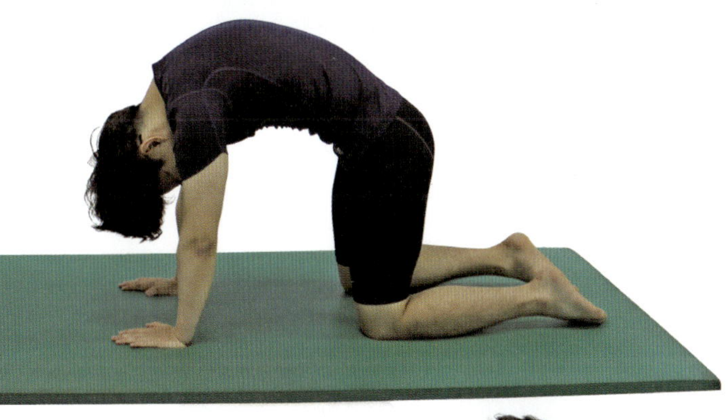

8 양 무릎을 구부리고 팔을 펴서 엎드린다. 머리를 숙여 등을 위로 밀어 올린 채 멈춘다. 다시 머리를 들어 배를 바닥 쪽으로 내린 채 멈춘다.

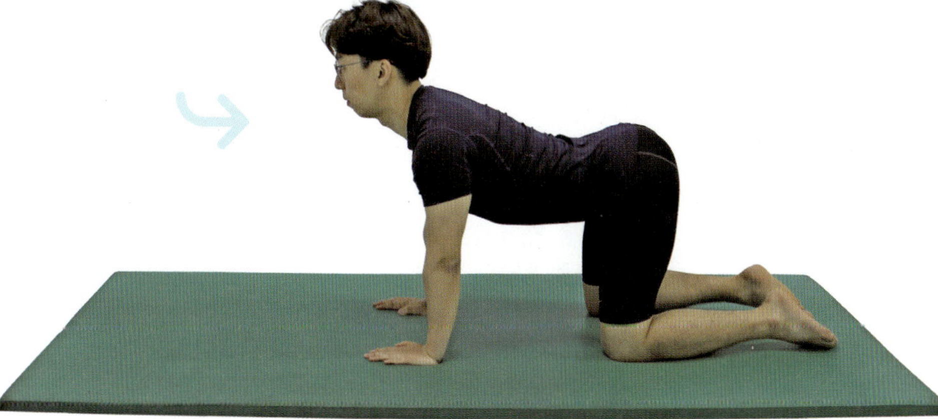

통증 있을 때 하면 좋은 목 운동

목이 아플 때 통증에서 벗어날 수 있도록 도움을 주는 운동이다. 매일 10~15분을 투자하여 경추에 부담이 없는 목 운동으로 통증에서 자유로워지자. ★ 모든 동작은 틈틈이 1회만 실시해도 효과를 볼 수 있다.

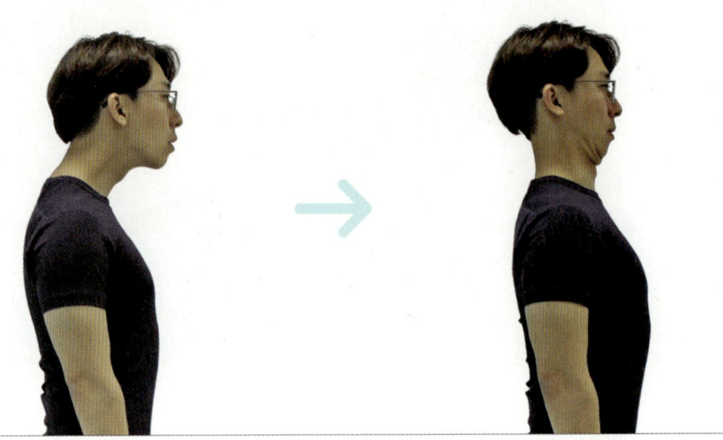

1 똑바로 서서 턱을 앞으로 내밀었다가 다시 당긴다. 10초간 자세를 유지한다.

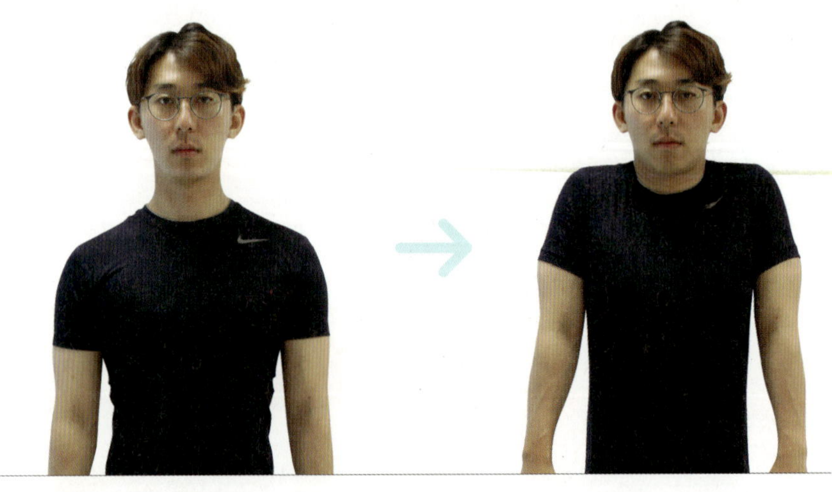

2 똑바로 서서 양 어깨를 천천히 위로 올리고 내린다. 8회 반복한다.

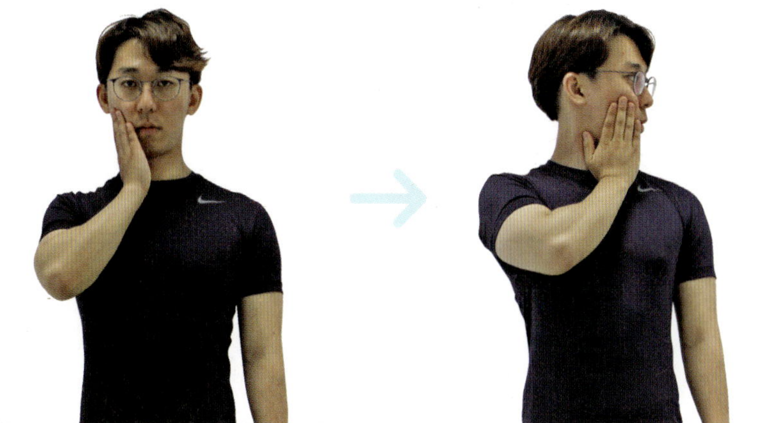

3 똑바로 서서 오른손을 올려 볼에 댄다. 손을 이용하여 회전이 가능한 만큼 머리를
   왼쪽으로 천천히 돌려 10초간 자세를 유지한다(반대쪽도 실시한다).

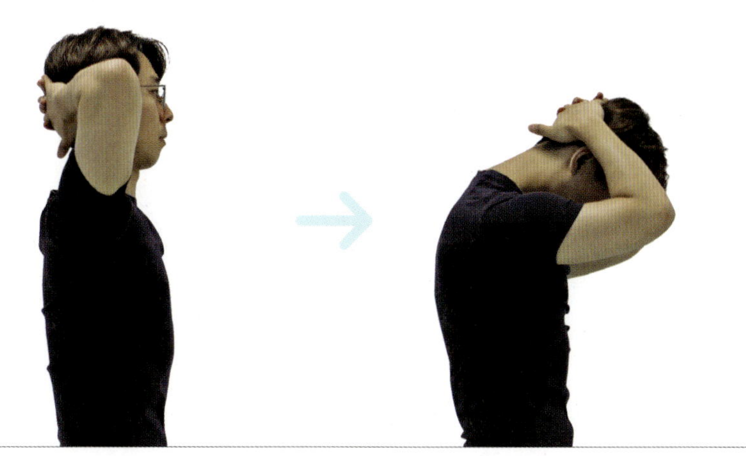

4 똑바로 서서 깍지 낀 양손을 뒤통수에 대고 천천히 머리를 숙이면서 아래로 눌러
   준다. 10초간 자세를 유지한다.

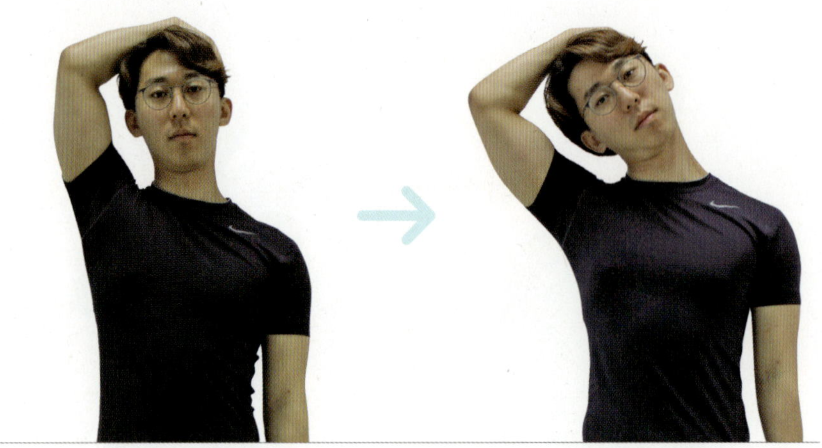

5 똑바로 서서 오른손으로 왼쪽 머리를 잡고 천천히 머리를 오른쪽으로 눌러주며 10초간 자세를 유지한다(반대쪽도 실시한다).

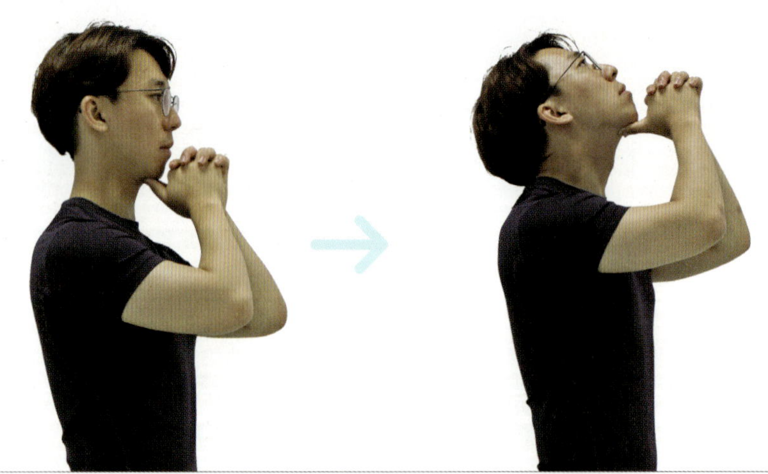

6 똑바로 서서 양 손바닥을 마주하여 턱밑에 엄지손가락이 오게 댄다. 엄지손가락으로 턱을 가볍게 위로 밀어 올린다. 목 앞쪽이 당기는 느낌이 드는 지점에서 멈추어 10초간 자세를 유지한다.

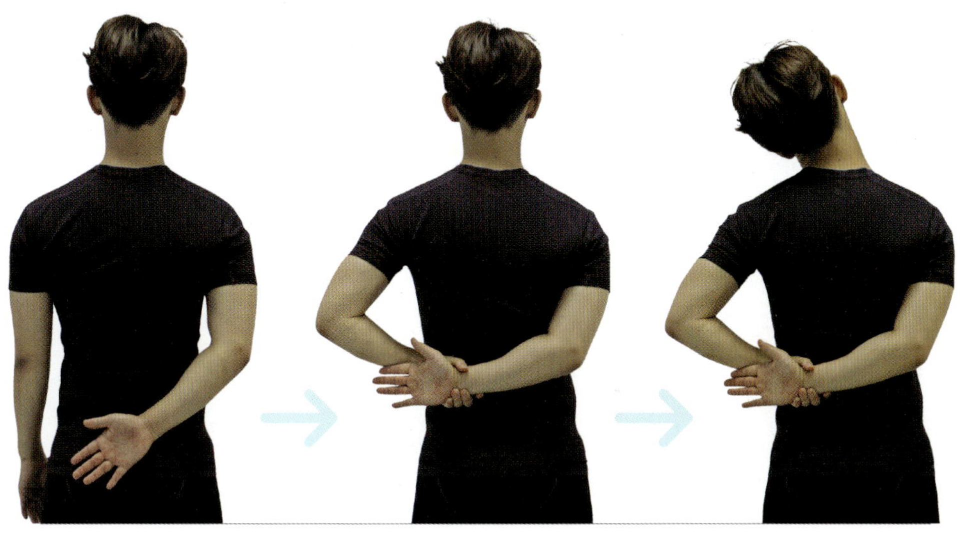

7 똑바로 서서 오른팔을 등 뒤에 두고 왼손으로 잡는다. 오른팔을 안쪽으로 잡아당긴다. 목까지 왼쪽으로 기울이고 10초간 자세를 유지한다(반대쪽도 실시한다).

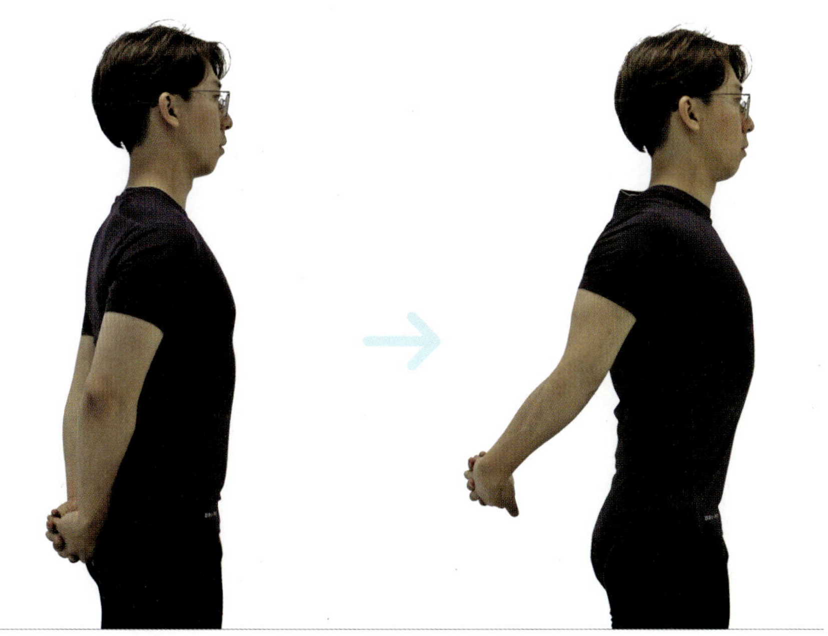

8 똑바로 서서 두 팔을 뒤에서 깍지 낀 후 뒤로 천천히 민다. 10초간 자세를 유지한다.

2부

관절

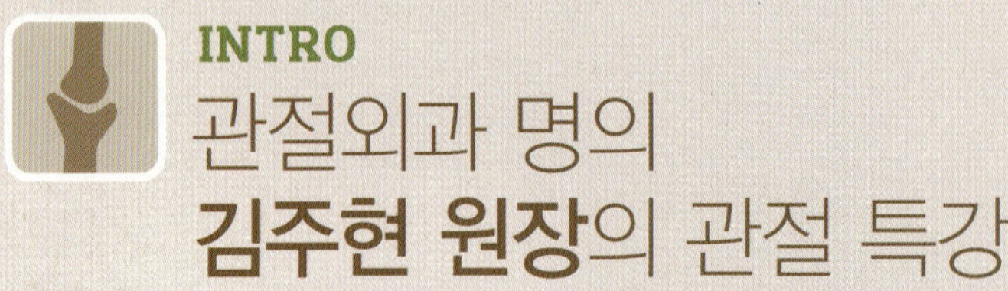

관절외과 명의
김주현 원장의 관절 특강

정형외과 하면 재건의학이 떠오른다. 인체의 닳은 관절을 걷어내고 인공관절을 끼워 넣는 수술이 재건의학의 대표주자이다. 하지만 의사로 첫발을 뗄 때부터 수술의 꽃인 '재건의학'보다 시술의 꽃인 '재생의학'에 더 관심이 많았다.

정형외과 의사가 수술 치료인 재건의학 치료보다 비수술 치료인 재생의학 치료에 왜 더 관심이 있을까 의문이 생길지도 모르겠다. 하지만 늘어난 수명만큼 관절을 오래 쓰려면 관절질환을 재건의학으로 치료하기 전 재생의학으로 먼저 치료해야 한다는 데에 저절로 생각이 미치게 된다.

재건보다 재생 치료 많이 하는 정형외과 의사

　관절(연골)은 혈관이 없는 무혈성 조직이어서 한 번 손상되면 잘 아물지 않는 특이한 조직이다. 혈관이 뻗어 있는 조직은 보통 손상을 입으면 인체에 경계 신호가 활발히 발동한다. 그 뒤 혈액 속의 혈소판이 손상 부위에 몰려와 성장인자를 공급하고, 줄기세포처럼 어떤 세포로든 분화하는 섬유아세포가 따라와 새살이 돋아나게 한다. 크고 작은 상처는 '염증→ 증식→재배열'의 3단계를 거쳐 2~3주 이내에 스스로 치유된다. 하지만 혈관이 뻗어 있지 않은 관절은 인체에 경계 신호가 발동해도 그 강도가 약해서 3단계 치유 단계 중 염증 단계에서 더 나아가지 못한다.

　관절의 미세한 손상은 점차 퇴행성 변화를 재촉하며 쉽게 악화된다. 염증이 지속되어 차츰 관절 구조물이 망가지면 운동 범위가 줄어든다. 과거에는 재건의학에서 '최대한 자신의 관절을 쓰고 더 이상 안 될 때 인공관절수술을 한다'는 원칙으로 답을 찾곤 했다. 그때는 망가진 관절 구조물을 되돌릴 만한 효과적 치료가 별로 없었기 때문이다.

　하지만 요즘은 재생의학의 발달로 그 원칙이 바뀌고 있다. 무혈성 조직인 관절의 상처를 염증 단계에서 증식, 재배열 단계로 진행되게 하는 치료가 가능해진 까닭이다. 재생의학은 우리 몸의 치유력을 높여서 세포가 다시 살아나게 하는 줄기세포치료 같은 첨단 과학 치료이다. 현재 관절질환에서 하나의 정식 치료로 쓰이고 있고 재생의학에 대한 연구도 전 세계에서 활발히 이루어져 하루가 다르게 진일보하고 있다.

　재생의학 치료 중 하나인 프롤로테라피는 과거 관절 구조물의 상처 부위에 손상을 주어 상처 조직을 만들어내는 수준에 머물렀다. 지금은 적정 수준의 자극을 줌으로써 몸에 경계 신호를 발동시키고 성장인자와 섬유아세포를 불러 건강한 세포 조직을 만들게 한다. 직접 성장인자를 넣어서 염증 단계를 뛰어넘은 뒤 바로 증식 단계가 되도록 하는 프롤로테라피 방법까지 나와 있다. 프롤로테라피로 큰 효과가 없을 때는 인체에 만능 세포인 줄기세포를 직접 넣어서 조직이 바로 재배열 단계를 거쳐 치료되게 시도해볼 수 있다.

과거에는 관절의 상처를 속수무책으로 지켜볼 수밖에 없었다. 이제는 재생의학 치료로 퇴행성 변화를 원천적으로 차단할 수 있게 된 것이다. 더구나 심한 관절질환으로 수술이 필요하지만 수술을 꺼리는 사람에게도 재생의학 치료가 하나의 대안이 되고 있다. 재건수술 전후 재생의학 치료를 하면 수술 뒤 빨리 회복할 수도 있고 원래의 관절 기능을 되찾는 데도 도움이 된다.

재생의학의 이러한 장점과 가능성을 인지하고부터 남다른 관심을 가지게 되었다. 그 관심은 관절 구조물에 바늘을 찔러 넣어 자극을 가하는 IMS 치료(Intramuscular Stimulation : 근육 내 자극치료)의 플런저를 발명해 특허를 받는 것으로 이어졌다. 플런저는 IMS 치료 시 정확한 병변 위치에 바늘을 넣도록 도와주는 가이드이다. 기존 플런저와 달리 직접 개발한 플런저는 영상기기에 투과되는 플라스틱 재질이기 때문에, 시술자의 눈을 가리지 않는다. 또한 쐐기를 박은 듯 단단히 고정되어 돌처럼 단단해진 근육의 경결도 치료자가 손쉽게 파괴할 수 있게 해준다.

전 세계에서 이루어지는 재생의학 치료에 관심을 두고 모니터링하는 것은 물론이다. 덕분에 이탈리아에서 관절질환 치료에 쓰는 새로운 프롤로테라피를 국내 최초로 도입할 수 있었다. 이 프롤로테라피는 상처치유 단계 중 염증 단계를 뛰어넘어 바로 증식 단계로 진입할 수 있어 효과가 뛰어나다.

무릎 · 어깨 질환의 새로운 대안, 프롤로테라피

프롤로테라피는 뚜렷한 대책이 없었던 관절질환에 하나의 대안이 되고 있다. 다양한 관절질환을 앓고 있는 환자들을 프롤로테라피로 치료해보니 효과가 무척 뛰어났다. 오른쪽 무릎의 퇴행성 관절염 때문에 진료실 문을 두드린 67세 가정주부 이명자 씨는 프롤로테라피만으로 퇴행성 관절염의 통증에서 벗어날 수 있었다.

그녀는 다른 병원에서 약물치료, 운동치료, 연골주사치료 등 다양한 치료를 받았지만, 통증은 치료할 때만 잠시 좋아질 뿐 며칠 뒤 다시 찾아오고 점

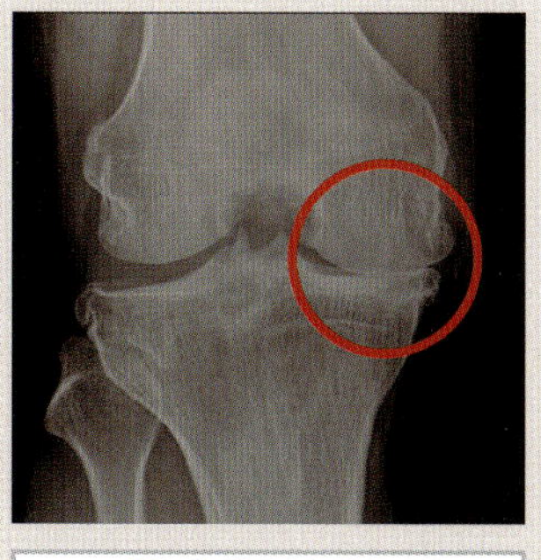
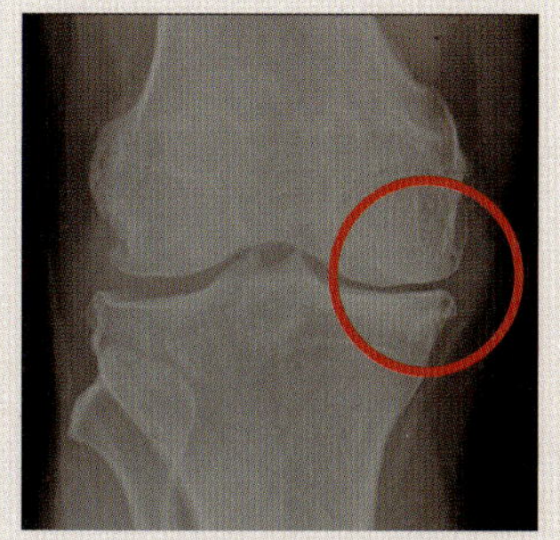

퇴행성 관절염 치료 전	퇴행성 관절염 치료 후

(좌) 연골이 닳아 관절의 간격이 좁아져 있다.
(우) 프롤로테라피 후 연골 간격이 넓어졌다.

차 심해졌다. 특히 걸을 때, 쪼그리고 앉을 때, 계단을 오르내릴 때 통증을 더 강하게 느꼈다고 한다. 병원에 왔을 때 이 씨는 통증 때문에 거동을 제대로 하기도 어려워했다. X-ray 검사를 해보니 오른쪽 무릎 내측 관절의 간격이 확연히 좁아져 있었다. 무릎 안쪽의 인대(측부인대)도 단단히 잡아주지 못하고 헐렁해져 있었다. 관절낭에는 염증도 있었다. 다행히 무릎 관절의 운동 범위는 제한이 없었다.

다년간의 경험 덕분에 프롤로테라피로 충분히 증상 호전을 기대할 수 있다고 판단했다. 이 씨의 무릎 안쪽의 관절 연골 부위와 헐렁해진 인대, 염증이 있는 관절낭을 초음파로 정확히 찾아서 프롤로주사를 놓았다. 이 치료를 하면서 이 씨는 점차 통증이 사라져서 걷기도 수월해지고, 계단 오르내리기도 한결 편해졌다. 이 씨에게 프롤로테라피와 함께 꾸준히 근력 강화운동과 걷기를 하게 했는데, 그 결과 지금 그녀는 일상생활에 전혀 지장이 없을 만큼 통증에서 벗어났다. 3달 뒤 찍은 X-ray 검사에서도 좁아져 있던 관절 간격이 확연히 넓어졌다. 인대와 관절낭도 튼튼하게 재생된 것은 물론이다.

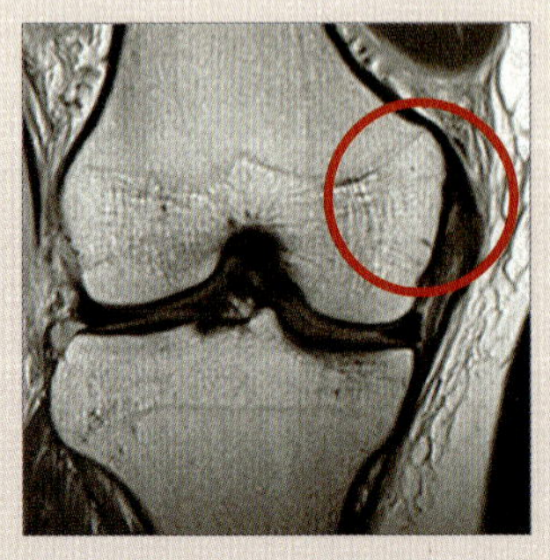
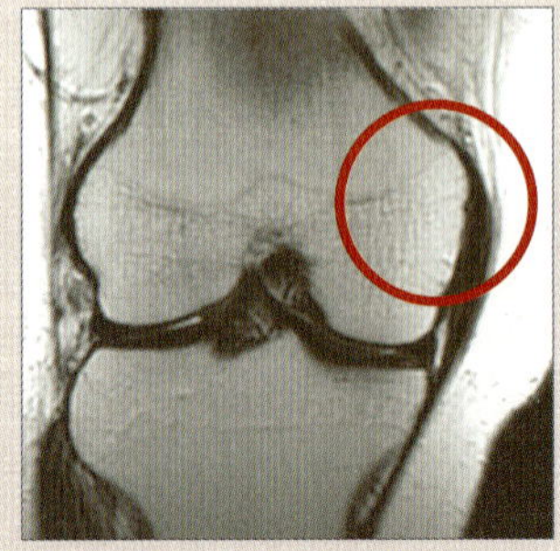

무릎인대손상 치료 전	무릎인대손상 치료 후

(좌) 관찰되어야 할 내측 측부인대가 손상되어 잘 보이지 않는다.
(우) 프롤로테라피 후 내측 측부인대가 정상적으로 회복되었다.

퇴행성 관절염처럼 서서히 진행되는 관절질환만이 아니라 갑작스러운 부상으로 생긴 인대 파열 같은 질환도 프롤로테라피의 효과가 높다. 5개월 전 스키를 타다가 넘어져서 오른쪽 무릎의 인대가 파열된 28세 박성훈 씨. 그는 깁스를 푼 뒤에도 계속 통증을 느껴 병원에서 물리치료를 받았다고 했다. 물리치료 후 통증이 조금 나아지긴 했지만 완전히 사라지지 않고, 걸을 때마다 무릎에 불안한 느낌이 지속되어 진료실을 찾아왔다.

MRI 검사를 해보니 무릎 내측의 인대가 찢어져 있어 초음파를 하면서 찢어진 인대 부위에 프롤로테라피를 했다. 치료가 진행되면서 박 씨는 점차 통증이 줄었고, 무릎에 힘이 안정적으로 실렸다. 치료 3달 뒤 MRI 검사에서 박 씨의 손상된 인대는 완전히 회복되어 정상이 되어 있었다.

프롤로테라피의 효과는 이것만이 아니다. 관절이 쪼그라드는 퇴행성 어깨 관절질환인 오십견(유착성 관절낭염)에도 프롤로테라피는 뛰어난 효과를 발휘한다. 당뇨병을 앓는 55세 김은숙 씨. 그녀는 프롤로테라피로 오십견을 치료해서 쪼그라진 어깨 관절낭이 원래대로 복원됐다. 어깨 통증이 사라지고 어깨를 다시 자유롭게 움직이게 된 것은 물론이다. 그녀는 특별히 다친 일이 없는데 언제부터인가 어깨를 움직이는 것이 부자연스러워졌다고 했다.

병원을 찾아왔을 때에는 팔을 제대로 들어 올리지도 못했다. 처음에는 어깨를 움직일 때만 통증이 생기더니, 나중에는 잠잘 때도 심해서 옆으로 누워 자기도 힘들었다고 했다. MRI 검사를 해보니 어깨의 관절낭이 쪼그라들어 팔의 움직임을 제한하는 오십견이었다. 어깨의 인대마저 굳어 있었다. 즉시 좁아진 관절낭과 굳은 어깨 인대를 회복시키기 위해 프롤로테라피를 시도했다. 그리고 스트레칭을 포함한 어깨 근육 강화운동으로 환자 스스로 어깨 관절의 운동 범위를 넓히도록 했다.

치료를 끝낸 뒤 김 씨는 어깨 관절 조영 검사를 했는데, 좁아졌던 어깨 관절의 공간이 넓어졌다. 당연히 통증도 사라졌고 어깨와 팔도 예전처럼 마음껏 움직일 수 있게 되었다. 프롤로테라피 같은 재생의학 치료에 관심을 가질 수밖에 없는 이유가 모두 여기 있다.

무릎 관절과 어깨 관절은 오래 쓸수록 탈이 잘 난다. 한국인의 평균 수명이 올라가면서 무릎과 어깨 관절의 통증으로 병원을 찾는 사람들이 늘고 있다는 것만 보아도 명확히 알 수 있다. 건강보험심사평가원에 따르면 무릎 관절질환으로 병원을 찾은 사람이 2009년 235만 명에서 2013년 267만 명으로 약 14% 늘었다. 국민건강보험공단이 오십견 같은 어깨 통증 질환으로 병원 진료를 본 사람을 조사했더니 2006년 137만 명에서 2011년 210만 명으로 약 53% 증가했다.

관절은 나이 들수록 탈이 잘 나게 마련이지만 관리만 잘하면 관절 건강 상태는 얼마든지 달라질 수 있다. 무릎과 어깨 관절 구조물이 이미 망가져

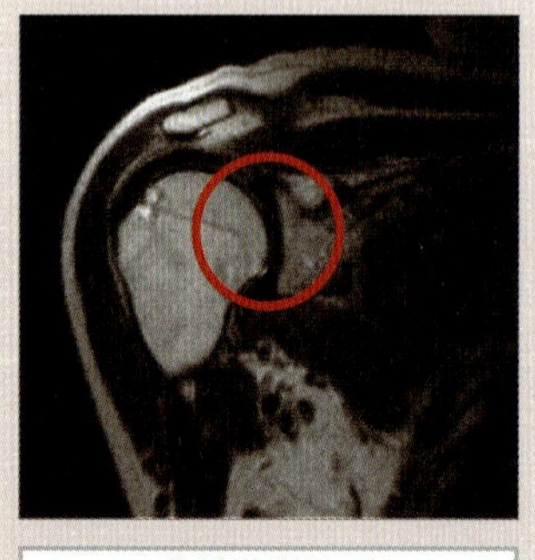
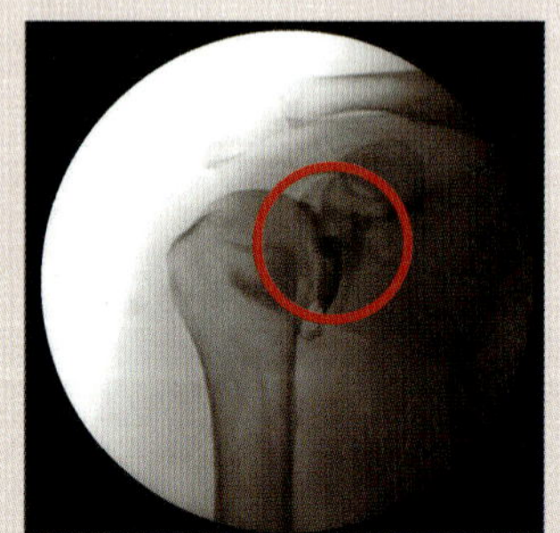

| 오십견 치료 전 | 오십견 치료 후 |

(좌) 어깨의 관절낭이 좁아져 있다.
(우) 좁아졌던 어깨 관절 사이 공간이 넓어졌다.

있어도 초기에 재생치료를 잘하면 충분히 정상적으로 기능을 회복할 수 있다. 관절은 혈관이 없어서 재생이 어려운 조직이라고 여겼지만, 재생의학 치료로 그 고정 관념이 완전히 깨지고 있다.

이제부터 100세까지 건강하게 무릎과 어깨 관절을 관리하는 방법에 대해 구체적으로 알아볼 생각이다. 그전에 현대인의 무릎과 어깨 관절이 잘 망가지는 이유부터 짚고 넘어가자. 원인을 알면 관리를 어떻게 해야 하는지 그 답에 쉽게 도달할 수 있으니 말이다.

관절은 쓸수록 잘 닳을 수밖에 없기에 현대인의 평균 수명이 늘어난 만큼 관절질환자도 증가했다. 또한 과도한 운동은 관절 구조물에 손상을 초래하기 쉽다. 자연치유가 어렵고 통증을 잘 느낄 수 없는 관절, 지금 당장 이상이 없다고 관절을 함부로 써서는 안 된다.

1

현대인의 관절이 위험하다

현대인의 무릎과 어깨가 **위험하다**

우리 몸이 자유자재로 움직이는 것은 관절 덕분이다. 턱관절이 있기 때문에 우리는 음식을 씹을 수 있다. 어깨 관절 덕분에 우리는 팔을 자유자재로 움직인다. 무릎 관절 덕분에 우리는 자유롭게 걷고 뛴다. 반면 턱관절이 빠지면 씹기는커녕 입을 다물 수조차 없다. 어깨 관절에 문제가 생기면 팔을 제대로 들지도 못하며, 무릎 관절이 다 닳아버리면 뛰는 것은 물론이고 제대로 걷지도 못한다.

관절의 구조

관절은 뼈 사이에 끼어 있는 유연한 구조물로 우리 몸을 자유자재로 움직이게 하는 기능을 맡는다. 단단한 두 개의 뼈가 관절 없이 직접 맞닿아 있다고 생각해보자. 몸이 움직이지도 않을 테지만 움직인다고 해도 쉽게 닳거나 변형되고 부서지는 일이 몸 안에서 끊이지 않을 것이다. 뼈 사이에 젤리 같은 구조물인 연골이 끼어 있는 덕분에 우리가 몸을 유연하게 움직이고, 걷는 일만으로 뼈가 망가지지 않는 것이다.

관절 하면 연골을 떠올리지만 관절은 연골 외에 관절낭, 윤활액, 윤활막 같은 다양한 구조물로 이루어진다. 딱딱한 뼈끝에 자리한 관절은 젤리 같은 재질의 연골(초자연골)이며 두 뼈가 만날 때 연골끼리 바로 맞닿는 것도 아니다. 연골 사이에는 커다란 주머니인 관절낭이 자리한다.

관절낭은 텅 비어 있는 것이 아니라 물 95%로 이루어진 윤활액(관절액)이 들어차 있어 뼈 사이에서 완충작용을 한다. 관절낭은 더구나 질긴 섬유 재질로 되어 있는데다 그 겉을 윤활막이 1~3mm 두께로 두 겹 더 싸고 있다. 윤활막은 융털 같은 부드러운 구조물

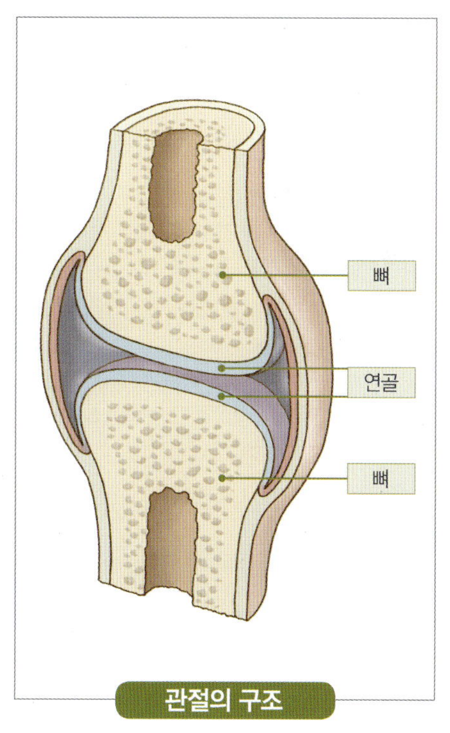

관절의 구조

이지만 재질만큼은 쇠줄처럼 튼튼하다. 조물주는 관절이 쉬이 망가지지 않도록 견고하게 관절 구조물을 만들어낸 것이다.

하지만 이런 관절에도 취약점이 있다. 바로 혈관과 신경이 없다는 것이다. 혈관과 신경은 우리 몸 전신에 뻗어 있지만, 관절만은 예외인 것이다. 그래서 두 가지 문제가 초래된다.

첫째, 혈관이 없기 때문에 관절에 상처가 나면 잘 치유되지 않는다. 관절은 관절낭에서 나오는 윤활액을 통해 아주 소량의 영양분을 공급받을 뿐이다. 즉 피부나 다른 장기처럼 혈관을 통해서 직접 영양분과 성장인자를 충분히 공급받지 못하는 것이다. 따라서 다른 신체 부위와 달리 관절은 상처가 나면 잘 아물지 않고 오히려 상처가 더 커지기 쉽다.

둘째, 신경이 없는 관절은 우리 몸에 이상 신호인 '통증'을 잘 내보내지 않아서 초기에 병을 발견할 가능성이 상당히 낮다. 관절은 일찍 문제를 발견해서 치유할 수 있는 인체 구조물이 아닌 것이다. 관절에 확연히 통증이 생길 때쯤에는 이미 관절 연골이 50% 이상 닳아 있다. 이쯤 되면 관절 연골에만 문제가 있는 것이 아니다. 관절낭 안의 윤활액 자체도 상당히 줄어 있고 염증 물질로 오염되어 있기 쉽다.

다행히 이런 약점은 관절 주변의 다른 구조물이 보강해준다. 관절 주변은 뼈와 근육을 잇는 단단한 '건'과 뼈와 뼈를 잇는 튼튼한 '인대'들이 촘촘히 들어차 있다. 뼈 주위에 붙어 있는 수많은 근육도 관절의 지지대가 되어 준다. 건, 인대, 근육 같은 억센 관절 구조물이 뼈와 관절을 단단히 잡아주면 관절에 상처가 날 일은 거의 없다고 할 수 있다.

탈이 잦은 무릎 관절

그럼에도 우리 몸의 관절 중 이상이 잘 생기는 부위가 있는데, 바로 무릎 관절과 어깨 관절이다. 평균적으로 65세가 지난 90% 이상이 무릎 관절 연골이 닳아있다고 할 만큼 무릎 관절은 탈이 많다. 무릎 관절이 다른 관절보다 탈이 많은 이유는 세 가지로 요약된다.

첫 번째는 선 자세에서 무릎 관절은 몸 전체를 떠받들기 때문이다. 내리누르는 힘이 작용하는 상태에서 관절 연골끼리 부딪치면 상처가 잘 나게 마련이다. 점차 비만해지는 사람과 고령 인구는 늘어나니 현대인의 무릎 관절에 탈이 잘 날 수밖에 없다.

두 번째는 3개의 무릎 관절 가운데 안쪽 관절(무릎이 서로 맞닿는 부위)에 하중이 집중적으로 쏠리기 때문이다. 무릎 관절은 허벅지 뼈와 정강이뼈를

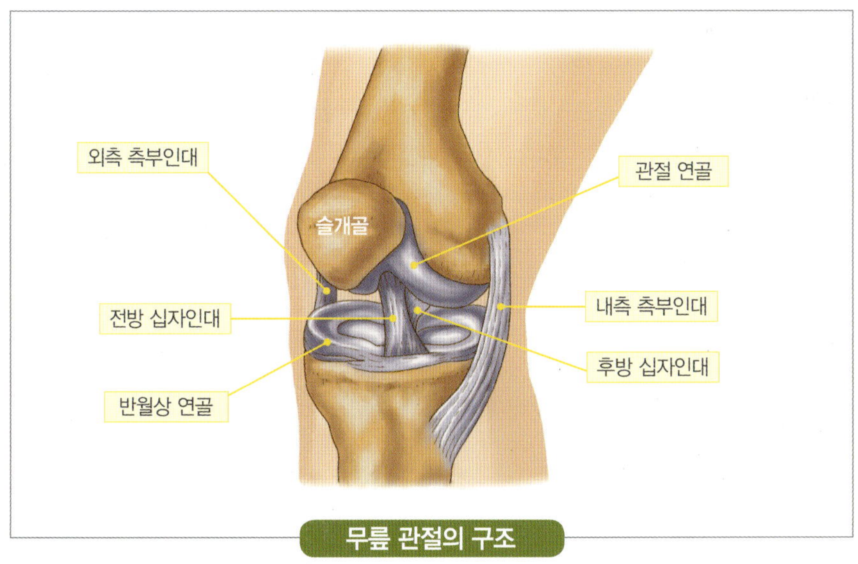

무릎 관절의 구조

잇는 안쪽 무릎 관절과 허벅지 뼈와 종아리뼈를 잇는 바깥쪽 무릎 관절, 무릎 속의 뼈와 허벅지 뼈가 맞닿는 중간 무릎 관절 3개가 있다. 무릎에 세 개의 관절이 있는 만큼 각각에 체중이 3분의 1씩 균등하게 실리면 좋겠지만, 인체의 다리가 안쪽으로 9도가량 기울어진 구조라서 당연히 안쪽 무릎에 하중이 더 많이 실리게 된다. 서 있을 경우 체중의 50% 이상이 무릎 안쪽에 실리며, 걸을 경우에는 그보다 많은 체중이 무릎 안쪽에 쏠린다.

세 번째는 우리가 무릎 관절을 지나치게 많이 사용하기 때문이다. 관절은 흔히 자동차 타이어에 비유된다. 차를 많이 탈수록 타이어의 고무가 더 많이 닳듯이 관절의 연골도 마찬가지이다. 서 있는 자세에서만 무릎 관절 연골이 닳는 것이 아니다. 앉아 있을 때나 누워 있을 때조차 허벅지 뼈와 정강이뼈가 이루는 각도가 90도 이내가 되면 무릎 관절 연골이 맞닿아서 닳게 된다. 세월이 흐름에 따라서 어떤 인체 부위보다 안쪽 무릎 관절이 심하게 닳는 데는 나름의 이유가 있는 것이다.

더욱이 우리나라는 좌식 문화 때문에 다른 문화권의 국가보다 안쪽 무릎 관절이 더 많이 손상되기 쉽다. 우리나라 사람들은 의자에 앉기보다 바닥에 앉는 것을 더 좋아한다. 의자에 앉을 때는 보통 허벅지 뼈와 종아리뼈가 이루는 각도가 90도를 넘어선다. 그러니 무릎 관절 연골이 맞닿지 않아 크게 손상되지 않는다. 하지만 바닥에 앉을 때는 양반다리, 쪼그려 앉기같이 다리를 접고 앉기 때문에 허벅지 뼈와 종아리뼈가 이루는 각도가 90도 미만이어서 무릎 관절 연골이 잘 닳게 된다.

탈이 잦은 어깨 관절

어깨 관절도 나이 들수록 탈이 잦은데 그 이유는 무릎 관절과 사뭇 다르다. 날개뼈와 위팔뼈를 이어주는 어깨 관절은 인체에서 뼈와 붙어 있는 면적이 가장 넓다. 어깨의 회전 각도가 가장 큰 것은 어깨 관절이 넓게 분포한 덕분이다. 그래서 우리는 팔을 360도 돌릴 수 있는 것이다. 하지만 움직임이 크다는 것은 그만큼 어깨 관절이 불안정하다는 것을 뜻한다. 관절 구조물이 서로 단단하게 당기면 운동 범위가 클 수 없다. 관절 구조물이 서로 느슨하게 당겨야 운동 범위가 커지는 것이다.

실제 어깨에 있는 인대는 무릎에 있는 인대만큼 뼈 사이를 튼튼하게 잡고 있지 않다. 또한 어깨 관절은 고관절과 마찬가지로 볼—소켓처럼 안정된 구조를 이루나, 어깨 관절과 고관절의 볼—소켓 구조는 조금 다르다. 고관절의 소켓이 대접이라면 어깨 관절의 소켓은 접시와 같다. 고관절은 '대접에 담긴 공' 같기 때문에 안정적이면서 움직임이 크지 않다. 어깨 관절은 '접시에 담긴 공' 같기 때문에 불안하면서 움직임은 크다. 이처럼 어깨 관절은 확실히 안정감이 떨어진다.

어깨 관절은 또한 팔을 위로 올리거나 앞뒤로 뻗을 때 주위 뼈와 잘 부딪히는 구조여서 다치기 쉽다. 팔을 자신의 얼굴보다 높이 들어 올리면 어깨 관절은 어깨 관절을 덮고 있는 견봉과 필연적으로 부딪힌다. 누군가 어깨를 꽉 누르면 팔을 들어 올리지도 못할 만큼 어깨 관절은 견봉과 가깝다. 그 탓에 견봉에 어깨 힘줄이 잘 끼여서 어깨 관절질환을 일으키기도 한다.

어깨 관절은 4개의 탄탄한 힘줄(회전근개) 뭉치에 싸여 있다. 어깨의 불안

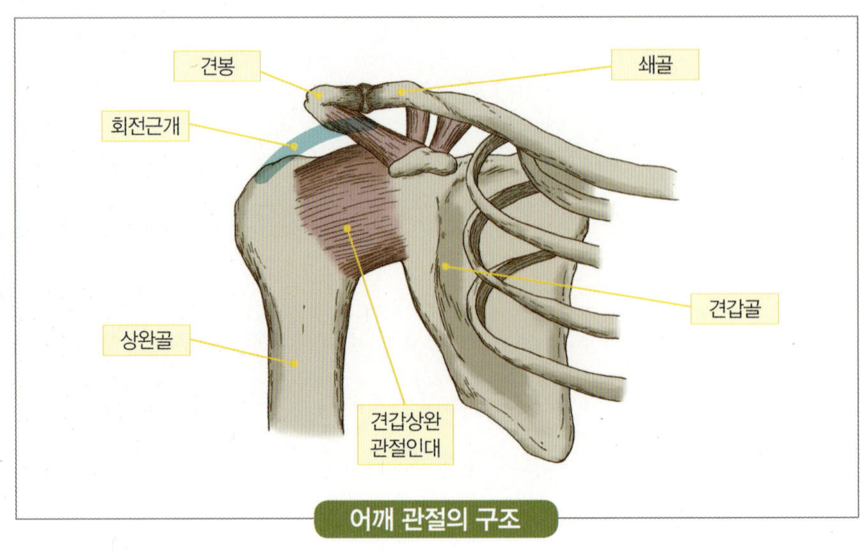

정한 구조를 그나마 튼튼하게 하려는 것처럼 말이다. 그런데 회전근개에도 약점이 있다. 이 4개의 힘줄은 모두 딱딱한 섬유성 조직이다. 그래서 평상시에는 분명 안정감을 준다. 하지만 딱딱한 재질의 힘줄은 신축성이 떨어지기 때문에 잘 뜯어진다. 어깨 관절은 관절을 감싼 힘줄의 손상으로 퇴행성 질환이 생긴다고 말할 만큼 힘줄이 문제가 되는 경우가 비일비재하다.

요즘은 컴퓨터와 모바일 기기를 오랜 시간 사용해서 어깨 관절질환이 늘고 있다. 이때는 어깨 관절과 힘줄, 근육에 힘이 들어가면서 어깨 구조물의 혈액순환이 원활하지 않다. 그래서 오십견, 회전근개질환 같은 퇴행성 어깨 질환을 부추긴다. 현대인의 무릎과 어깨 관절에 탈이 잦은 이유는 이뿐만이 아니다. 또 다른 위협 요인을 알아보자.

나이 들수록
잘 망가지는 관절

"아이고 무릎이야."

"아이고 어깨야."

50대가 넘어서면 일어설 때나 어깨를 펼 때 저절로 이런 말이 튀어나온다. 왜 그럴까? 나이가 들면 피부의 탄력이 떨어지고 위장기관의 소화력도 약해진다. 노화의 결과이다. 관절 구조물인 관절과 뼈, 근육, 인대, 힘줄도 다른 신체 부위와 같이 노화를 겪는다. 나이가 들수록 뼈마디에 붙어 있는 관절 연골이 닳고 관절 속 윤활액이 줄어든다. 관절을 지지하는 근육의 탄력도 떨어지고 인대와 힘줄도 약해진다. 혈관이 낡아서 관절 구조물에 혈액도 덜 간다.

이뿐만이 아니다. 몸을 움직일 때마다 관절에 마찰이 생겨서 닳기 때문에, 신발 뒤축처럼 관절도 세월의 흐름만큼 닳는다. 수족을 움직이며 삶을 영위하는 인간은 무릎 관절과 어깨 관절에 퇴행성 질환이 잦을 수밖에 없다. 다리를 움직일 때는 필연적으로 무릎 관절을 쓰고, 손과 팔을 쓸 때는 필연적으로 어깨를 움직이기 때문이다. 무릎 관절 연골은 40대에 이미 20대의 절반 수준에 불과할 만큼 닳는다고 하니, 나이가 관절에 미치는 영향을 짐작할 것이다.

관절 구조물을 망가뜨리는 노화 요인은 더 있다. '나잇살'이 그 하나이다. 무릎 관절은 하중을 지탱하기 때문에 다른 관절보다 노화가 빨리 온다. 무릎 관절의 노화는 특징적으로 연골이 닳는 것으로 나타난다. 그런데 나잇살이라 일컬을 만큼 나이가 들수록 살이 잘 찌기 때문에, 무릎 관절의 연골이 닳는 속도가 더 빨라진다. 체중이 1kg 늘면 무릎 관절에는 3kg가량의 체중이 더 실린다.

또한 나이가 들수록 골밀도는 떨어진다. 하중을 지탱하는 다리뼈의 밀도가 떨어지면 관절이 상대적으로 더 심하게 압박을 받는다. 특히 여성은 폐경 후 에스트로겐 분비가 급격히 줄기 때문에 골밀도가 갑자기 떨어진다. 남성보다 여성에게 무릎 관절질환이 잦은 이유 중의 하나가 바로 폐경 후 골밀도 감소이다. 늘어난 체중과 떨어진 골밀도로 인해서 무릎 관절에 '과부하'가 걸리면 무릎 관절 노화에 가속도가 붙는다.

그렇다면 어깨 관절의 노화를 부추기는 것은 무엇이 있을까? 무릎 관절도 예외가 아니지만 흔히 '과사용'은 어깨 관절의 노화를 앞당긴다. 도구를 사용하는 인간은 손과 팔을 쓰므로 쉴 틈 없이 어깨를 사용한다. 어깨 관절은 360도 회전이 가능할 만큼 행동반경이 커서 쓸 데도 많다. 그런데 어깨 관절은 많이 쓸수록 손상되기 쉬운 구조로 만들어져 있다.

어깨 관절을 둘러싼 힘줄은 딱딱한 조직이어서 어깨 관절에 그나마 안정성을 부여하지만 잘 뜯어지는 특성이 있다. 말랑말랑한 껌은 길게 늘여도 잘 끊어지지 않지만 딱딱한 껌은 길게 늘이면 뚝 하고 끊어져 버리는 것과 같은 이치이다. 어깨 힘줄에는 혈관도 잘 발달해 있지 않다. 자연치유가 잘 안 되는 관절 구조물인 것이다. 불이 잘 날 수밖에 없는 지역에 소방관과 소방차가 충분히 배치되어 있지 않은 셈이다.

어깨 관절 구조물은 팔을 조금만 높이 들어 올려도 견봉에 부딪혀서 손상되기 쉽다. 도배나 전기, 설비 점검을 하며 팔을 위로 많이 들고 작업하는 사람에게 어깨 관절질환이 잦은 이유이다.

가는 세월을 붙잡을 수 없듯이 관절 구조물이 낡는 것은 막을 수 없다. 하지만 관절의 노화를 재촉하는 요인은 우리가 충분히 막을 수 있다. 과부하와 과사용만 줄여도 관절의 노화는 상당 부분 늦출 수 있기 때문이다. 방법은 3장에서 자세히 다룰 예정이다. 관절 노화를 부추기는 요인은 또 있다. 그것부터 먼저 알아보자.

관절 노화

운동은 관절 건강을 위해서 꼭 필요하다. 하지만 과도한 운동은 관절 구조물에 손상을 초래하기 쉽다. 운동 중 크고 작은 부상은 피부에 생채기를 만드는 것처럼 관절 구조물에 상처를 낸다. 게다가 관절(연골)은 무혈성·무신경 조직이므로 자연치유가 어렵고, 통증을 잘 느낄 수 없다. 지금 당장 이상이 없다고 관절을 함부로 써서는 안 된다.

무릎 관절

마라톤, 등산같이 과한 하중 부하가 무릎 관절에 걸리거나 테니스, 축구같이 뛰다가 갑자기 방향을 휙휙 바꾸는 동작이 많으면 무릎 관절이 잘 망가진다.

달리기는 무릎에 하중 부하가 크다. 걸을 때도 체중의 2배가량의 하중이 무릎 관절에 가해지지만, 뛸 때는 5배 이상의 하중 부담이 생긴다. 그래서 장시간 달리기는 관절뿐만 아니라 관절을 지지하는 근육, 인대, 힘줄에 미세 손상을 잘 유발한다.

등산도 무릎 관절 구조물에 과한 하중 부담을 안긴다. 특히 산을 내려갈 때는 무릎 관절에 체중의 3~5배 하중이 실린다. 코스가 길고 험할수록 무릎 구조물의 부담이 더 가중된다.

마라톤이나 등산을 할 때 무릎 관절의 하중 부담을 줄이려면 다리 근력을 키워야 한다. 특히 과체중일 땐 걷기와 근력운동으로 먼저 체중을 뺀 뒤 마라톤과 등산을 하는 것이 좋다.

테니스나 스쿼시, 축구, 스키, 농구같이 달려가다가 갑작스럽게 방향을 바꾸는 스포츠도 무릎 관절에 많은 부상을 초래한다. 이때는 무릎의 연골판이나 인대에 손상이 잘 생긴다. 관성의 법칙 때문에 무릎 구조물에 커다란 힘이 가해지기 때문이다. 여기에 회전력까지 더해지면 상당한 충격이 무릎 구조물을 강타한다.

따라서 테니스, 스쿼시, 축구, 스키, 농구같이 방향 전환이 많은 운동을 할 때는 무릎 관절을 유연하게 하도록 운동 전 스트레칭을 반드시 해야 한다. 스트레칭은 관절 구조물에 기름칠하는 효과를 내므로 연골판과 인대 부상을 줄여준다.

어깨 관절

어깨 관절은 배드민턴, 테니스같이 관절 구조물이 충돌하는 동작이 많은 운동이나 야구처럼 팔을 크게 휘두르는 스포츠를 할 때 잘 다친다.

배드민턴이나 테니스를 할 때는 오버헤드 동작이 문제가 된다. 오버헤드 동작을 할 때마다 견봉과 어깨의 힘줄이 부딪히기 때문이다. 야구에서는 공을 세게 던지는 동작이 어깨 관절에 부담을 준다. 투수가 팔을 뒤로 최대한 젖혀서 어깨의 회전력을 이용해야 하기 때문이다. 팔을 뒤로 심하게 젖히면 어깨에 무리가 와서 어깨 구조물을 지탱하는 힘줄이 찢어지거나 어깨의 힘줄이 어깨뼈 사이에 잘 말려 들어간다. 안전하게 스포츠를 즐기려면 운동 전 스트레칭은 필수이다. 어깨의 힘줄을 최대한 부드럽게 해두어야 한다. 강철과 돌이 부딪힐 때와 강철과 고무가 부딪칠 때의 결과는 엄연히 다른 까닭이다.

근력운동 중 팔을 어깨 위로 들어 올리는 동작도 견봉과 어깨의 힘줄을 충돌하게 해서 회전근개 손상을 잘 유발한다. 무거운 역기를 머리 위로 들어 올리다가 어깨에서 뚝 하는 소리가 들리고 이후 어깨 통증이 생긴다면 회전근개 파열일 가능성이 크다. 견봉과 회전근개가 부딪히면서 상대적으로 약한 회전근개가 찢어진 것이다. 이를 막으려면 견봉과 회전근개가 부딪히는 동작을 피해서 운동하는 것이 상책이다. 역기를 똑바로 서서 위로 들어 올리는 대신 바로 누워서 역기를 들어 올리는 것이 좋다.

관절의 건강 수명을 단축하는 요인은 과한 운동 외에도 더 남아 있다. 어떤 것들이 있는지 알아보자.

관절을 닳게 하는
나쁜 습관

우리 몸의 관절은 자동차 타이어 혹은 신발 굽과 비슷하다. 자동차를 운전하거나 신발을 신고 걸을 때, 포장도로를 가느냐 비포장도로를 가느냐에 따라 어느 쪽의 타이어와 신발 뒤축이 빨리 닳을지는 자명하다. 관절에 좋은 습관은 포장도로이고, 관절에 나쁜 습관은 비포장도로인 것과 마찬가지이다. 자신을 스스로 돌아보면서 어떤 길을 달려왔는지 점검해보라.

자세

쪼그려 앉거나 양반다리를 하거나 무릎을 꿇는 자세는 무릎 관절에 독이다. 이런 자세는 무릎 관절의 압력을 상당히 올리기 때문이다. 쪼그려 앉을 때는 무릎뼈와 정강이뼈의 접촉면이 좁아지고 무릎뼈 사이에 근육이 끼여

관절에 부담이 가중된다. 이때 체중의 8배 무게가 무릎 관절에 가해진다. 쪼그려 앉는 것보다는 덜 하지만 양반다리도 무릎 관절에 좋지 않기는 마찬가지이다. 3개의 무릎 관절 중 한쪽 관절에만 부담을 집중시켜서 잘 닳게 하기 때문이다.

쪼그려 앉기와 양반다리, 무릎 꿇기만 나쁜 것이 아니다. 생활 속에서 허벅지 뼈와 정강이뼈가 이루는 각도가 90도 이내가 되면 무릎 속의 뼈와 뼈가 맞닿아서 무릎 관절이 잘 닳게 된다. 따라서 무릎 관절의 건강을 위해서는 항상 허벅지 뼈와 정강이뼈 사이가 90도 이상 벌어지는 자세를 취해야 한다. 대표적으로 바닥에 앉을 때는 다리를 쭉 뻗고 앉는 것이 관절 건강에 좋다.

어깨 관절에 좋은 자세는 한마디로 정의할 수 있다. '정면을 바라보았을 때 자신의 손이 시야에 보이는 모든 자세'이다. 자신의 손이 정시한 자세에서 눈에 보일 때는 어깨 관절에 무리가 가지 않는다. 반면 팔을 머리 위로 들어 올리거나 뒤로 과하게 꺾어서 자신의 시야에서 손이 사라지면 어깨 관절에 무리가 가기 시작한다.

어깨를 잔뜩 움츠린 자세나 오랫동안 한 자세를 고수하는 것도 어깨 관절에 나쁘다. 어깨 구조물이 경직되어 혈액순환이 잘 안 되기 때문이다. 어깨 구조물에 경직이 심하면 손을 뻗어 전화를 받다가도 어깨 근육과 힘줄이 찢어질 수 있다. 어깨 관절의 건강을 위해서는 항상 '내가 제일 잘 나가'라는 자신감으로 어깨를 활짝 펴야 한다. 또한 컴퓨터 작업처럼 한 자세를 오래 취하는 일을 할 때는 틈틈이 스트레칭으로 관절과 근육, 힘줄을 풀어주는 것이 좋다.

보온

관절 건강을 위해서는 보온도 중요하다. 기온 변화에 따라서 관절 구조물에 공급되는 혈액량이 크게 달라지기 때문이다. 기온이 떨어져서 인체 구석구석에 혈액이 잘 공급되지 않으면 무릎과 어깨의 관절 구조물에 쉽게 손상이 생긴다. 추위에 근육과 인대가 지나치게 경직되면 관절을 제대로 받쳐주지 못한다.

관절과 근육, 인대가 추위에 단단히 굳어 있을 때는 관절 구조물이 작은 충격에도 크게 망가진다. 혈액공급 악화로 인터루킨 같은 항염증 물질과 성장인자 같은 치유 성분이 제대로 관절 구조물에 공급되지 않는 데다, 관절 구조물 속 염증 물질도 빨리 씻겨나가지 못해 상처가 커지는 까닭이다. 그래서 추운 겨울에 유독 관절 건강이 위협을 받는다.

평소 달고 살던 관절질환도 다른 계절보다 겨울에 더 심해진다. 통증이 심해지고 염증 물질이 쌓여서 관절이 잘 붓는 것이다. 요즘은 여름에도 마찬가지이다. 에어컨 찬바람 탓이다.

관절 건강을 위해서는 실내 온도를 25~27도로 유지하는 것이 좋다. 겨울과 환절기에 야외로 나갈 때는 무릎담요나 목도리, 숄, 스카프와 같이 무릎과 어깨를 보온할 것들을 챙긴다. 몸이 잔뜩 얼었을 때는 따뜻한 찜질이나 목욕, 마사지로 단단히 굳은 관절 구조물을 녹여준다. 여름이라도 사무실 냉방이 과하면 숄과 무릎담요를 준비해 보온한다.

신발

신발은 무릎 관절 건강을 좌우한다. 하이힐은 각선미는 살려주지만 무릎 관절에는 전혀 도움이 되지 않는다. 체중이 발바닥 전체에 고르게 실리지 않기 때문에, 무릎 관절에 하중 부담이 더 커지는 탓이다. 하이힐은 부상 위험도 높이므로 무릎 관절의 건강을 위해서는 굽 높이를 4~5cm로 조정하는 것이 좋다.

운동화는 관절 건강을 위해 꼭 필요하다. 하지만 쿠션기능이 있느냐 없느냐에 따라 큰 차이가 있다. 쿠션기능이 있으면 무릎 관절의 하중 부담이 덜어지지만 쿠션기능이 없으면 무릎 관절의 하중 부담이 크게 덜어지지 않는다. 적어도 뛸 때만큼은 쿠션기능을 갖춘 운동화를 신는 것이 좋다.

울퉁불퉁한 산길을 걸을 때는 쿠션기능과 미끄럼 방지기능이 충분하고 발목 관절을 단단하게 잡아주는 등산화를 신자. 또한 이때 운동화의 뒤꿈치부터 발끝이 차례로 땅에 닿게 걷는 것이 좋다.

관절질환의 신호를 **기억하라**

관절질환은 피부에 생채기가 생겼을 때처럼 작은 상처에는 아무 신호가 없다. 하지만 병이 깊어지면 분명한 신호를 보낸다. 그 신호를 알아두면 최대한 빨리 발견해서 관절질환을 조기 진화할 수 있다.

초기에 관절질환을 제대로 다스리면 100세까지 건강하게 관절을 사용할 수 있다. 하지만 이 기회를 놓치면 50대가 되기도 전에 인공관절수술 같은 재건의학의 힘을 빌려야 하기도 한다. 관절질환의 신호탄을 반드시 기억해 두자.

초기 관절질환의 세 가지 신호

관절질환의 첫 번째 신호는 통증이다. 특히 스포츠 부상으로 인한 급성 관절질환은 눌렀을 때 통증이 더 심해지는 특성이 있다. 부상 부위에 생긴 염증 물질이 관절 구조물 내 압력을 올려서 통증을 유발하는데, 이런 관절 구조물을 누르면 압력이 더욱 올라가는 까닭이다.

퇴행성 관절염 같은 만성 관절질환은 특정 동작에서 통증이 생기기 쉽다. 만성 관절질환은 결국 관절 연골을 닳게 하기 때문에 계단을 오르내리거나 내리막길을 걸어갈 때처럼 관절에 체중 부하가 가중될 때 통증이 심해진다. 다른 때는 괜찮지만 특정 동작에서 통증이 지속되면 초기 퇴행성 관절염을 의심해보아야 한다.

두 번째 관절질환의 신호는 부기이다. 관절이 손상되면 염증 물질이 많이 생긴다. 하지만 관절 구조물에는 혈관이 잘 발달해 있지 않아서 염증 물질이 생기면 잘 빠져나가지 못한다. 그래서 관절질환이 생길 때 잘 붓는 것이다. 염증 물질이 많이 나올 때는 피부에서 열감이 느껴지고 관절 주변의 피부색이 붉게 변하기도 한다.

세 번째 관절질환의 신호는 움직이는 데 확연한 이상이 생기는 것이다. 일어서기 어렵거나 걸어갈 때 통증이 생겨서 똑바로 걷지 못하거나 넘어질 것처럼 불안하게 느껴지기도 한다. 팔에 힘이 안 들어가서 팔을 제대로 들지도 못하고, 어깨를 돌리지도 못할 수 있다.

관절질환의 세 가지 초기 신호를 무시하면 관절 구조물의 변화로 통증의 강도가 세지고, 시도 때도 없이 통증이 나타나기도 한다. 심하면 뼈대가 휘

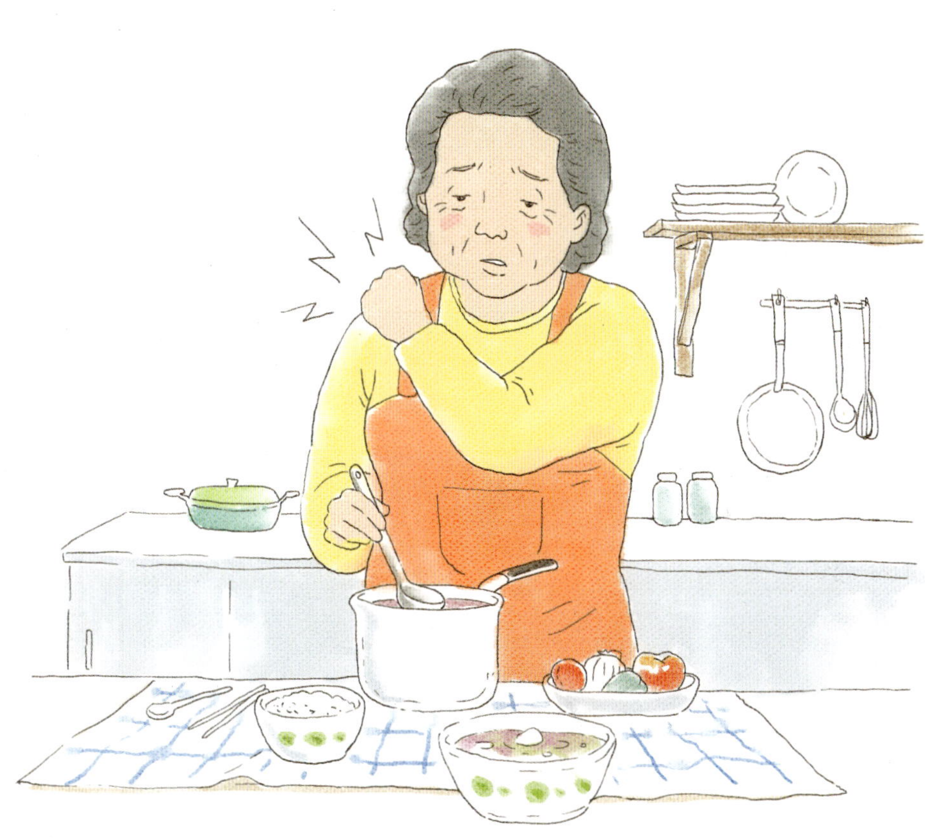

거나 근육이 위축되기도 한다.

초기 신호를 무시한 뒤라면 무릎과 어깨 관절질환의 각 특성에 따라 다른 증상이 나타난다. 각 질환의 증상과 원인, 치료법은 2장에서 자세하게 다루고 있으니 여기서는 대략적으로만 살펴본다.

무릎 관절질환의 신호

대표적으로 꼽히는 무릎 관절질환은 퇴행성 관절염, 연골판 손상, 인대 손상, 연골연화증이다. 앞서 말했듯 초기 관절질환의 세 가지 신호를 놓친 뒤라면 상태는 더욱 악화되어 각 질환의 특성에 따라 다른 신호를 보내올 것이다. 다양한 증상들에서 무릎의 질환을 눈치챘다면 병원을 방문하여 확진을 받아보도록 한다.

퇴행성 관절염

주로 다리가 맞닿는 내측 무릎 아래쪽이 아프다. 처음에는 걷기, 계단 오르내리기, 양반다리 같은 자세에서 통증이 생기지만 병이 진행되면 어느 자세를 해도 아프다. 밤에 통증이 심해져서 잠을 제대로 못 잘 수도 있다. 퇴행성 관절염이 심해지면 통증만이 문제가 아니라 걷는데도 지장이 생긴다. 다리가 내측으로 휘고 안쪽이 벌어지는 오다리로 변한다. 더 악화되면 다리가 완전히 굽혀지지 않고 펴지지도 않는다.

연골판 손상

무릎 오금 부위가 아프다. 걸을 때는 괜찮지만 계단을 내려갈 때와 쪼그려 앉을 때 심한 통증이 생긴다. 무릎을 펴는 자세에서는 통증이 없지만 굽히는 자세에서 통증이 있기 때문에 무릎을 쓰는 데 제약이 생긴다. 심하면 밤에도 통증에 시달리게 되며, 대퇴근육이 위축될 수도 있다.

인대 손상

내측 무릎 위쪽 부위가 특징적으로 아프다. 또한 무릎 안쪽으로 힘을 주는 자세나 무릎을 굽히거나 펴는 자세에서 통증이 잘 생긴다. 무릎 내측도 잘 부어오른다. 움직이는 데 제한은 없다.

연골연화증

슬개골 뒤 무릎 깊은 곳이 아프다. 항상 아픈 것이 아니라 무릎을 굽힌 자세에서 통증이 생긴다. 무릎을 펴면 통증이 나아진다.

무릎 관절질환 별 이상 신호				
	퇴행성 관절염	연골판 손상	인대 손상	연골연화증
아픈 부위	내측 무릎 아래쪽	무릎 오금 부위	내측 무릎 위쪽	슬개골 뒤 무릎 깊은 곳
움직임 제한	심한 경우 완전히 굽히고 펴기 힘듦	굽힐 때 통증 발생으로 인한 제약	없음	없음
통증 발생 자세	걷기 계단 오르내리기 양반다리	쪼그려 앉을 때 계단 내려갈 때 심한 통증 발생	무릎 안쪽으로 힘주는 자세 굽히거나 펴는 자세	무릎을 굽힌 자세에 서 주로 통증 발생 (펴면 나아짐)
야간통	심한 경우 발생	심한 경우 발생	없음	없음
모양 변화	내측으로 휘고 안쪽이 벌어지는 오다리	심한 경우 대퇴근육 위축이 생길 수 있음	무릎 내측이 부어오름	없음

█ 어깨 관절질환의 신호

어깨 관절질환은 오십견, 회전근개 파열, 어깨충돌증후군, 석회화건염이 가장 대표적으로 꼽힌다. 이 질환들은 흔히 목디스크와 헷갈리기 쉽고, 무릎 관절질환과 비교하여 이상 신호를 더욱 민감하게 알아채야 한다. 따라서 아래의 내용이 질환의 이해에 충분하지 않다고 생각되면 2장의 상세한 설명을 참고하도록 하자.

오십견

어깨 전체가 아프다. 팔을 전후좌우나 위로 들어 올릴 때 통증이 생기며 야간통도 있다. 하지만 통증이 아주 심하지는 않다. 특징적으로 점차 어깨가 뻣뻣하게 굳어서 잘 안 움직여진다. 팔을 위로 올리거나 뒤로 돌리는 것이 안 된다. 나중에는 어깨 근육 전체가 위축되어 팔을 제대로 쓰지 못한다.

회전근개 파열

어깨의 외측 바깥 부위가 아프다. 팔을 위로 들거나 뒤로 돌릴 때 특징적으로 아프다. 회전근개가 조금 찢어졌을 때는 팔을 쓰는 데 제약이 없지만 완전히 끊어졌을 때는 스스로 팔을 들어 올리지 못한다. 하지만 이때도 치료자가 팔을 들어 올리면 올라가기는 한다. 어깨의 위쪽 근육이 점차 위축된다.

어깨충돌증후군

어깨의 외측 위쪽 부위가 아프다. 팔을 옆이나 위로 들어 올릴 때 특징적
으로 아프다.

석회화건염

어깨 전체가 아프다. 가만히 있을 때도 아프며 밤에도 통증이 심해서 잠
을 제대로 못 잔다. 어깨가 잘 붓고 붉어진다.

어깨 관절질환 별 이상 신호				
	오십견	회전근개 파열	어깨충돌증후군	석회화건염
아픈 부위	어깨 전체 또는 앞뒤	외측 바깥쪽	외측 상부	어깨 전체
움직임 제한	주로 팔을 위로 올리거나 뒤로 돌리기 힘듦	없음 (완전 파열일 경우에만 스스로 팔을 들어 올리지 못함)	없음	있음
통증 발생 자세	팔을 앞, 뒤, 옆, 위로 들어 올릴 때 심하지 않은 정도의 통증 발생	팔을 위로 올리거나 뒤로 돌릴 때	옆이나 위로 들어 올릴 때	가만히 있어도 통증 발생
야간통	있음	있을 수도 있고 없을 수도 있음	없음	있음
모양 변화	모든 어깨 근육의 위축	어깨 위쪽 근육의 위축	없음	부기, 발적

과거에는 초기 관절질환에 할 만한 치료가 별로 없었던 것이 사실이다. 하지만 지금은 비수술 치료법이 비약적으로 발달했다. '나중에 인공관절수술하면 되겠지 뭐'라는 생각은 버려라. 비수술 치료법의 효과가 얼마만큼인지 알면 그런 생각은 저절로 없어질 것이다.

2

비수술에서
먼저 답을 찾아라

현대인이 꼭 알아두어야 할
무릎 관절질환

100세까지 건강하게 무릎 관절을 지키려면 무릎 관절 구조물이 노화, 손상되어 질환이 생겼을 때 조기 발견해 빠르게 대처해야 한다. 현대인의 무릎 관절 건강을 위협하는 대표적 질환 4가지를 알아본다.

퇴행성 관절염

퇴행성 관절염은 무릎 관절의 연골이 서서히 닳아서 결국 무릎 속의 뼈가 맞닿게 되는 병이다. 국민건강영양조사의 자료에 따르면, 국내 50세 이상 24%, 65세 이상 38%가 퇴행성 관절염을 앓고 있다.

퇴행성 관절염은 주로 50대 이후에 나타나는데, 그만한 이유가 있다. 무릎 관절은 체중을 받치는 데다 다리를 움직일 때마다 쓰게 되어 나이가 많을수록 무릎 관절 연골이 잘 닳는다.

비만이나 외상으로 무릎 관절 구조물이 더 많이 손상되거나, 운동 부족으로 다리 근력이 떨어져 있거나, 쪼그리고 앉아 일을 많이 했거나, 원래 오다리이면 퇴행성 관절염이 더 빨리 진행된다. 때로는 노화로 인해 무릎

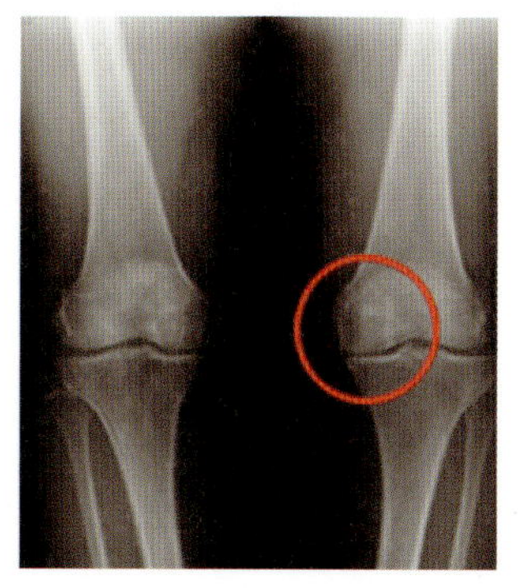

왼쪽 다리와 비교할 때 오른쪽 다리의 무릎 관절 간격이 좁아져 있다. X-ray 사진에서는 관절 연골이 보이지 않으므로 뼈 사이의 간격이 좁아지게 되면 그 사이에 있어야 할 연골이 닳은 퇴행성 관절염이라고 유추한다.

뼈가 괴상하게 자라서 퇴행성 관절염을 재촉하기도 한다.

관절 연골이 많이 닳으면 무릎에 염증 물질이 많이 생기는데, 그 양과 비례해서 통증이 심해진다. 염증으로 주변의 무릎 관절 구조물마저 망가지면 뼈에 변형이 초래되고 거동도 힘들어진다. 그래서 뼈와 뼈가 맞닿을 만큼 가까워지면 인공관절수술이 필요하다.

퇴행성 관절염은 크게 초기, 중기, 말기 3단계로 나뉜다. 각 질환 단계에 따라 증상과 치료법이 다르다.

퇴행성 관절염 초기

무릎 관절의 연골이 아직 많이 남아 있는 상태이다. 그래서 걸을 때나 계단을 오르내릴 때 가끔 무릎이 시큰거리며 아픈 정도에 그친다. 무릎이 뻣뻣하고 열감이 느껴질 수 있다. 날씨가 흐리면 통증이 조금 더 심해진다.

퇴행성 관절염 중기

무릎 관절의 연골이 원래의 50% 수준에 불과할 만큼 파괴된 상태이다. 이때는 무릎 관절에 심한 압박을 초래하는 양반다리나 계단을 오르내리는 특정 자세에서 매번 통증이 생긴다. 하지만 다리를 펴고 쉬면 통증이 사라진다. 염증이 심해져 가끔 무릎이 붓기도 한다. 통증이 있지만 거동이 불편할 만큼은 아니다. 움직임에도 제한은 없다.

퇴행성 관절염이 중기에 접어들면 관절 연골이 많이 닳아서 보푸라기가 일어나 있다. 보푸라기가 생긴 연골은 더 빨리 닳고 떨어진 연골 부스러기는 염증을 악화시킨다.

퇴행성 관절염 말기

무릎 관절의 연골이 절반 이상 닳아서 뼈 사이 간격이 크게 줄어있다. 이때는 통증이 아주 심하다. 움직일 때뿐만 아니라 가만히 쉴 때도 심한 통증이 느껴진다. 밤에도 잠을 못 이룰 만큼 통증이 악화된다. 무릎이 수시로 부어 있고, 걷기, 계단 오르내리기 같은 일상생활도 어렵다. 다리를 쭉 펴고 앉아도 달걀 하나가 들어갈 정도로 무릎이 뜬다. 다리가 O자 형태로 변형되기 쉽다.

퇴행성 관절염 치료

퇴행성 관절염 초기에는 소염진통제 같은 약을 먹으면서 무릎 근력 강화 운동만 해도 충분히 좋아질 수 있다. 통증의 강도가 심하면 관절액 성분인 히알루론산 주사치료를 하면 도움이 될 수 있다. 연골은 관절액에 의해 영양분을 공급받고 염증을 치유하기 때문에, 히알루론산 주사가 염증을 가라 앉히는 효과를 낸다.

퇴행성 관절염 중기에는 무릎에 관절내시경을 넣어서 연골을 깨끗하게 다듬어주는 치료로 진행을 늦출 수 있다.

관절 연골을 다듬어줄 때 일부러 연골에 구멍을 뚫는 치료를 하기도 한다. 연골에 상처를 냄으로써 인체에 경계 신호를 활성화해 자연치유가 되게 하기 위함이다. 관절은 무혈성 조직이어서 상처가 나도 경계 신호가 미약하다. 그래서 작은 상처가 나면 염증→증식→재배열 3단계로 진행이 되지 않고 염증 단계에 잘 머문다. 일부러 연골에 큰 상처를 내면 경계 신호가 크게 발동해서 증식, 재배열 단계로 나아갈 수도 있다. 하지만 이 치료는 효과가 그리 크지 않다.

요즘은 연골에 상처를 내는 대신에 프롤로테라피, 줄기세포치료 같은 재생의학 치료를 많이 한다. 염증 단계에 머무는 연골을 증식, 재배열 단계로 넘어가게 하여 단단한 연골로 바꾸는 것이다. 연골뿐만 아니라 약해진 연골판과 인대를 강화하는 효과도 있다. 연골, 연골판, 인대 같은 관절 구조물이 튼튼해지면 퇴행성 관절염의 진행을 막아서 오랫동안 내 몸의 관절을 쓸 수 있다.

다리가 휠 만큼 관절의 변형이 심한 퇴행성 관절염 말기라면 인공관절수술 외에 치료 방법이 따로 없다.

연골판 손상은 무릎 관절에 가해지는 충격을 흡수하고 무릎 관절의 운동을 도와주는 관절 구조물인 연골판에 상처가 난 것이다. 연골판은 관절의 연골을 보호하고 영양 공급도 맡는 중요한 관절 구조물이지만, 혈관이 없어 한 번 찢어지면 스스로 회복하지 못한다. 시간이 지날수록 상처가 더 벌어지기 때문에 초기 치료가 아주 중요하다.

특히 허벅지 뼈와 정강이뼈 사이에 위치해 완충 역할을 하는 반달모양의 반월상 연골판이 외부의 충격을 받거나 무리한 사용으로 쉽게 손상된다. 반월상 연골판은 무릎 내측과 외측에 하나씩 있는데, 뼈에 딱 달라붙어 있어서 충격을 잘 흡수하는 내측이 흔히 손상된다.

반월상 연골판은 갑자기 정지하거나 방향을 바꾸는 동작을 할 때 잘 찢어진다. 무릎에 한순간 과도한 힘이 가해질 때 충격으로 찢어지는 것이다. 주로 축구, 스키 같은 방향 전환이 많은 스포츠 부상이 원인이다.

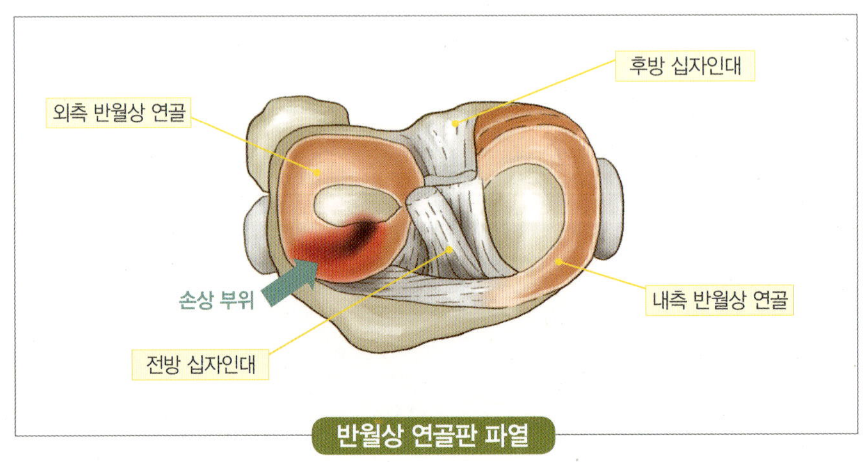

반월상 연골판 파열

무릎을 많이 구부리며 일하는 가정주부에게는 특별한 외상 없이 생기기도 한다. 연골판도 다른 관절 구조물처럼 나이가 듦에 따라 점차 약해진다. 이때 잘못된 자세로 무릎에 과부하가 걸리면 약해진 부위가 찢어지거나 해지면서 반월상 연골판이 파열될 수 있다.

연골판 손상을 내버려두면 퇴행성 관절염이 급속도로 진행한다. 초기 증상이 나타날 때 빨리 치료해야 자신의 무릎 관절을 오랫동안 쓸 수 있다.

연골판 파열 초기 증상은 통증이다. 뜯어진 연골판이 관절면 사이에 끼면서 통증이 생기고 염증 물질이 나와 무릎이 심하게 붓기도 한다. 또 무릎이 힘없이 꺾이거나 무릎 관절을 움직일 때마다 통증과 함께 뚜두둑 하는 소리가 난다.

연골판 손상이 오래되면 평소에는 통증이 심하지 않다가 양반다리를 하거나 무릎을 구부릴 때, 계단을 오르내릴 때 아픈 특징이 있다. 특히 쪼그려 앉았다 일어날 때 또는 몸을 돌릴 때 통증이 심하고 무릎이 잘 펴지지 않는다. 병이 악화되면 무릎을 접거나 펴지 못하게 된다.

연골판 손상 치료

연골판 손상이 심하지 않을 때는 소염진통제 같은 약을 먹으면서 물리치료로 통증과 염증을 다스린다. 또한 무릎 근력 강화운동을 해서 반월상 연골판의 충격 흡수량을 줄여준다. 그러면 연골판이 더 파열되는 것을 막을 수 있다. 초기 치료에도 불구하고 통증이 심하면 프롤로테라피가 대안이다. 손상된 연골판이 재생되는 효과를 기대할 수 있고 주변의 인대와 근육을 강화해서 무릎 관절을 튼튼하게 하는 효과도 있다.

연골판 손상이 심하면 무릎에 관절내시경을 넣어서 찢어진 부위를 꿰매거나 손상된 연골판만 제거한 뒤 프롤로테라피를 병행하기도 한다.

인대 손상

인대는 무릎 내 뼈 사이를 이어 무릎 관절에 안정성을 부여하는 역할을 한다. 인대 손상은 말 그대로 인대가 찢어진 것이다. 무릎에는 전방 십자인대, 후방 십자인대, 내측 측부인대, 외측 측부인대 모두 4개가 있는데 하나라도 손상되면 다리가 휘청거리는 느낌이 든다.

인대 손상의 주요 원인은 스포츠 외상이다. 축구나 스키 같은 스포츠를 즐기다가 갑자기 멈추거나 방향을 바꿀 때, 다른 사람과 충돌할 때, 점프 후 착지할 때 흔히 다친다. 교통사고로 인해 생기기도 한다.

인대는 신축성이 없는 조직이다. 갑작스러운 충격이 가해지면 쉽게 찢어지고 완전히 끊어지기도 한다. 인대 4개 중 전방 십자인대와 내측 측부인대가 잘 파열된다.

인대가 손상될 때의 주요 증상은 '불안정성'이다. 계단을 내려갈 때 무릎이 불안하거나 걷다가 방향을 바꿀 때 무릎이 어긋나는 느낌이 든다. 인대가 완전히 끊어지면 걸을 때 무릎 관절이 굉장히 불안정해지고 통증과 부기가 심하다. 그러니 병원에 안 갈 수 없다. 하지만 부분 파열일 때는 초기에만 조금 아프고 이후 통증이 사라진다.

파열된 인대 주위에 염증이 생겨서 붓기도 하지만 점차 가라앉는다. 2~3

주간 쉬면 통증과 부기가 사라져서 인대 부분 파열을 방치하기 쉽다. 하지만 한 번 찢어진 인대는 점점 느슨해지고 마른다. 그래서 점차 더 벌어져 완전히 뜯어지기 쉽다. 부분 파열이라고 얕보고 방치하면 안 되는 이유가 바로 여기에 있는 것이다.

인대 손상 치료

인대가 아주 조금 찢어졌을 때는 소염진통제 같은 약을 먹고, 물리치료와 함께 근육 강화운동을 하는 것만으로 충분히 좋아질 수 있다. 보조기를 착용하거나 석고로 고정할 수도 있다. 더불어 무릎에 불안정을 초래하는 자세를 피한다. 움직일 때 불안정한 자세를 기억해 두었다가 피하는 것이다. 이때는 무릎 근육 강화운동이 가장 중요하다. 대퇴사두근이 인대 역할을 대신할 수 있기 때문이다. 인대가 찢어져도 운동을 통해 대퇴사두근을 강화하면 굳이 수술하지 않아도 된다.

십자인대가 완전히 파열된 사람은 찢어진 인대를 꿰매거나 새 인대를 넣는 수술이 필요하다. 십자인대가 다 찢어지지 않았더라도 나이가 젊고 활동이 많은 사람은 초기에 빨리 수술을 해야 한다. 다리를 많이 쓰는데 십자인대가 망가져서 무릎 관절이 고정되지 않으면, 퇴행성 관절염이 더욱 빠르게 진행되기 때문이다.

나이가 많고 많이 움직이지 않는 사람은 비수술 치료로도 충분하다. 앞서 말한 대로 보조기를 착용하고 6주간 체계적으로 무릎 근육 강화운동을 하는 것이다. 프롤로테라피를 해서 남아 있는 인대를 강화하는 치료도 해볼 수 있다. 그러면 십자인대가 말라서 더 찢어지는 일을 방지할 수 있다.

측부인대는 굳이 수술하지 않는 편이다. 관절 안에 있어서 혈액 공급을 거의 받지 못하는 십자인대와 달리 측부인대는 관절 밖에 있어서 혈액 공급이 충분하므로 회복하기 쉽다. 측부인대 파열은 6~8주 동안 보조기나 깁스를 착용하는 방식으로 치료한다. 이때 프롤로테라피를 병행하면 회복 속도를 앞당길 수 있다.

연골연화증

물렁물렁한 무릎 관절의 연골이 더 약해지는 병이 연골연화증이다. 특이하게 무릎 관절 세 개 가운데 무릎뼈(슬개골)와 허벅지 뼈를 잇는 가운데 관절에 연골연화증이 잘 생긴다.

연골연화증은 젤리 같은 재질의 연골이 필요 이상으로 연해지기 때문에 더 빨리 닳게 되는 병이다. 두부와 순두부에 똑같은 자극을 가할 때 두부보다 순두부가 더 잘 망가지는 것으로 이 병을 쉽게 설명할 수 있다. 연골이 망가지는 만큼 염증 반응이 생기기 때문에 연골연화증으로 관절 주변이 붓기도 하고 통증이 생기기도 한다. 증세가 악화되어 연골이 떨어져 나가면 퇴행성 관절염으로 빠르게 진행한다.

연골연화증이 왜 생기는지는 정확히 알려지지 않았다. 다만 관절 크기가 작은 여성이 남성보다 흔하게 앓으며, 주로 앉아서 생활하고 자주 계단 혹은 오르막을 오르내리거나 근육이 약한 사람에게 자주 발병한다. 관절 구조물의 퇴행성 변화로도 생길 수 있다.

특징적 증상은 '시네마 사인(Cinema Sign)'이다. 좁은 극장에서 한 시간 넘게 영화를 보면 다리가 아팠다가도 다리를 폈을 때 통증이 사라지는 증상이 나타난다. 앉아 있을 때는 무릎 관절이 서로 맞닿으면서 연골이 눌리므로 무릎뼈 뒤에서 통증이 생긴다. 하지만 서면 무릎 관절 연골이 더 이상 눌리지 않아서 아팠던 증상이 사라진다. 장시간 걸어도 통증이 생기고 무릎이 잘 붓는다. 오래 앉아 있었을 때는 다리를 바로 펴기 힘들 정도이다. 무릎에서 무언가 걸리는 소리가 나기도 한다.

연골연화증 치료

연골연화증 초기에는 소염진통제 같은 약으로 염증과 통증을 다스린다. 무릎 관절에 부담이 많은 자세는 피하고 반드시 무릎 근력 강화운동을 해야 한다.

연골연화증은 부드러워진 연골을 단단하게 만드는 데 치료 포커스가 맞추어져야 하지만 과거에는 효과적인 방법이 없었다. 무릎에 관절내시경을 넣어서 연골 보푸라기를 다듬고 일부러 연골에 상처를 내어 인체에 경계 신호를 강화하는 데 그쳤다. 요즘은 프롤로테라피와 줄기세포치료를 통해 연골 재생을 유도해서 단단한 연골이 만들어지는 치료를 한다.

연골연화증이 진행되어 연골판이 떨어져 나온 박리성 연골염일 때는 관절내시경을 넣어 연골판을 제거해야 한다. 50원짜리 동전보다 큰 연골이 떨어져 나오면 연골을 이식하는 시술도 필요하다. 그 외에 프롤로테라피, 줄기세포치료를 해도 유사한 효과가 있다. 연골이 다 닳았을 때는 인공관절을 넣는 수술이 필요하다.

현대인이 꼭 알아두어야 할
어깨 관절질환

어깨가 아프면 흔히 오십견이라고 생각한다. 하지만 어깨질환에는 오십견만 있는 것이 아니다. 오히려 회전근개 파열, 어깨충돌증후군이 오십견보다 더 흔하다. 어깨에는 돌도 잘 생기지만 많은 사람이 그 사실조차 모른다.

어깨 관절질환은 방치할수록 더 큰 병이 된다. 당연히 오십견도 절대 방치해서는 안 되는 병 가운데 하나지만 많은 사람이 이를 모른다. 나이가 들수록 흔하게 생기는 어깨질환도 초장에 막아야 한다. 현대인이 꼭 알아두고 대처해야 할 대표적 어깨 관절질환 4가지를 알아보자.

오십견

  몸에 꽉 끼는 셔츠를 입어본 적이 있는가? 팔도 제대로 들어 올리지 못할 만큼 몸이 조이는 옷 말이다. 오십견은 아주 꽉 끼는 셔츠를 입은 것과 같은 병이다. 어깨 관절이 특별한 원인 없이 굳어지면서 제대로 움직이지 못하는 병이 오십견이다. 정식 병명은 '유착성 관절낭염'이다. 오십견이라 불리는 이유는 특히 50대에 잘 생겨서이다.

  오십견은 어깨 관절 주위의 뼈, 인대, 근육에는 이상이 없다. 다만 어깨의 관절낭에 염증이 생겨서 섬유화되고 위축되어 굳어진다. 어깨 구조물이 언 것처럼 단단히 굳어 있어서 '동결견'이라 부르기도 한다. 오십견으로 통증이 생기면 흔히 움직이지 않으려고 하는데, 그래서는 안 된다. 아픈 어깨를 일부러 더 많이 움직여야 고칠 수 있는 병이다.

  오십견은 어깨 구조물의 노화 탓에 생기는 대표적 퇴행성 어깨 관절질환이다. 정확한 원인은 밝혀지지 않았다. 다만 어깨 구조물에 혈액순환이 잘 안 될 때 쉽게 생긴다는 특징이 있다.

  잘못된 자세로 장시간 컴퓨터 작업을 하는 사람에게 흔해서 요즘은 30대에서도 오십견 환자를 쉽게 만날 수 있다. 또한 대표적 만성 혈관질환인 당뇨병을 앓는

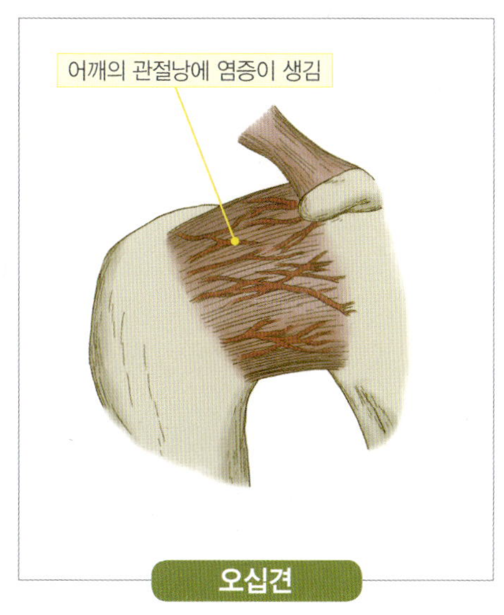

사람에게 더 잘 생긴다. 어깨 인대 같은 어깨 구조물의 부상도 오십견을 부를 수 있다.

오십견의 대표적 증상은 어깨 통증과 경직이다. 팔을 앞이나 옆으로 펴거나 들어 올릴 때 특히 통증이 심하다. 초기에는 통증이 비교적 덜하지만 나중에는 아픈 어깨 방향으로 돌아누워 자는 것도 힘들 만큼 심해진다. 목뒤가 같이 아프기 때문에 목디스크로 오해하기도 한다. 손까지 통증이 뻗치기도 해서 목디스크로 오해할 소지가 다분하다.

통증은 몇 달 후 사라질 수 있지만 경직은 더 심해져서 일상생활을 제대로 하기 어려워진다. 오십견은 세 가지 시기로 나뉘며 시기마다 증상과 치료법이 다르다.

동통기

온종일 통증이 지속된다. 점차 심해져서 팔을 몸통에 붙이고 생활하게 된다. 통증 양상은 활동과는 무관해서 휴식 시 더욱 악화된다. '옷깃만 스쳐도 아플 만큼' 통증이 심해서 아픈 어깨 쪽으로 누워 잠자는 것도 힘들어한다. 밤에 잠을 자다가 깰 정도로 야간 통증이 심하다.

동결기

모든 방향으로 어깨가 굳어져서 어깨 운동 범위가 크게 준다. 그래서 일상생활에 심한 제약을 받는다. 강직 정도가 더 악화되지도 않고, 호전되지도 않은 채 일정한 수준으로 유지된다. 통증은 동통기보다 확실히 줄지만 야간 통증은 계속된다.

자연치유가 되어 어깨의 운동 범위가 늘어나고 통증도 줄어든다. 하지만 당뇨병 같은 유발인자가 동반된 이차성 오십견은 자연치유가 어려워서 해리기가 나타나지 않을 수도 있다. 동결기에서 해리기로 넘어오는 기간은 수주에서 수개월 또는 수년이 걸리기도 하며 그 사이 재발과 호전이 반복된다.

오십견 치료

오십견 초기에는 약물치료, 물리치료, 운동치료로 충분히 나을 수 있다. 어깨 관절낭에 생긴 염증 정도에 따라 어깨의 통증 양상과 운동 범위가 다르다. 어깨 관절낭의 염증을 잘 잡아주는 것이 치료의 중요한 포인트이다. 소염진통제나 소염제 주사 등을 써서 염증과 함께 통증을 다스린다. 어깨 관절을 늘려주는 스트레칭으로 어깨 관절낭의 위축을 막는 것도 중요하다. 이때 온열치료 같은 물리치료도 도움이 된다.

이미 어깨 관절낭이 좁아졌다면, 프롤로테라피나 줄기세포치료로 관절낭을 늘려주는 치료를 한다. 이 시술들은 관절낭의 퇴행성 진행을 막고 튼튼한 관절낭으로 유도해 통증이 사라지게 하는 효과를 내는 최첨단 재생의학 치료이다.

어깨 관절낭의 유착이 심해서 팔을 도저히 펼 수 없을 때는 수면마취를 한 다음 어깨를 펴주는 도수치료를 하기도 한다. 통증을 느끼지 못하게 환자를 재운 뒤 의사가 땅땅 얼은 어깨 관절낭을 힘으로 억지로 펴는 것이다.

이런 치료에도 효과가 없으면 어깨 관절낭에 칼집을 내는 치료를 한다. 과거에는 어깨의 피부를 절개하고 유착된 관절낭에 칼집을 내는 수술을 했다. 요즘은 의학기술의 발달로 어깨에 관절내시경을 넣는 시술로 관절낭에 칼집을 낼 수 있다. 위축된 관절낭에 칼집을 내면 어깨 관절을 움직이기 쉬워진다. 작은 옷의 어깨 부위 실밥 일부를 뜯어주는 것과 같은 원리의 치료가 관절낭 절개 치료인 것이다. 이 치료는 어깨의 운동 범위가 정상으로 돌아올 만큼 효과가 좋다.

관절내시경시술로 치료하면 즉시 재활운동이 가능하고 흉터도 거의 없다. 수술집도 의사가 환자의 운동 범위를 보아 가장 수축하여 있는 곳을 절개하여 상처를 줄일 수 있기 때문에 숙련된 의사에게 치료를 받는 것이 중요하다. 관절낭에 칼집을 내는 치료는 효과가 좋지만 오십견 초기에는 이 치료를 거의 하지 않는다. 초기일 때는 관절내시경시술이 오히려 증상을 악화시킬 수 있기 때문이다.

다행히 오십견은 회전근개 파열이나 어깨충돌증후군보다 예후가 좋다. 치료 후 통증이 가시더라도 어깨 근력 강화운동으로 재발을 막는 것이 필요하다. 어깨 주변을 항상 따뜻하게 해서 어깨 관절이 위축되지 않게 하는 것도 도움이 된다.

회전근개 파열

몸 어딘가가 찢어지면 보통 교통사고나 스포츠 손상 같은 외상 때문인 경우가 많다. 하지만 어깨 관절 구조물인 회전근개는 외상보다 '퇴행성 변화'로 흔히 찢어진다. 회전근개 파열은 오십견과 더불어 대표적 퇴행성 어깨 관절질환으로 꼽히지만 많은 사람이 이런 사실을 잘 모른다.

회전근개는 어깨를 움직이게 하는 4가지 중요한 근육(극상근, 극하근, 견갑하근, 소원근)의 끝에 달려서 뼈와 이어주는 힘줄을 일컫는다. 뼈와 근육을 잇는 힘줄은 원래 혈관 분포가 매우 적어서 한 번 다치면 회복이 잘 안 된

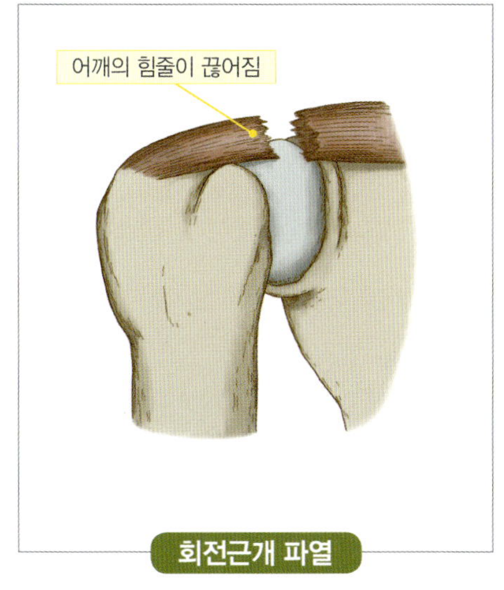

다. 특히 어깨 관절 구조물의 힘줄인 회전근개는 팔을 움직일 때 견봉에 잘 부딪힐 수밖에 없는 구조라 쉽게 다치는 까닭에 퇴행성 어깨 관절질환이 잘 생긴다. 보통 미세 상처에서 시작하며 시간이 갈수록 상처가 점차 벌어져서 특별한 외상 없이도 회전근개가 완전히 끊어지기도 한다.

회전근개 파열은 어깨 구조물의 퇴행성 변화로 저절로 파열되는 경우가 압도적으로 많지만 스포츠 부상이나 외상에 의해 찢어지기도 한다. 하지만 특별한 부상 없이 더 흔히 찢어진다는 것을 반드시 기억해두자. 회전근개 파열은 보통 40~50대 전후에 많이 생긴다. 운동선수들에게는 10~20대에 발병하는 경우도 있다.

회전근개 파열이 생기면 염증과 함께 통증이 나타난다. 그래서 어깨를 아래위, 앞뒤로 움직이기 힘들어한다. 통증은 주로 어깨보다 위팔에서 나타난다. 손끝이나 목에도 통증이 일어나 목디스크와 헷갈릴 수 있다.

회전근개 파열이 오십견과 다른 점은 다친 근육의 힘줄에 따라서 특정 동

작에만 장애가 온다는 것이다. 오십견은 팔 전체를 쓰지 못한다. 하지만 회전근개 파열은 팔을 들어 올리지 못하거나 등 뒤로 돌리지 못할 뿐이다. 오십견보다 어깨와 팔의 운동 능력이 심각하게 떨어지지 않는 것이 뚜렷한 차이이다. 물론 회전근개가 완전히 끊어질 경우 스스로 팔을 움직이지 못한다. 단 다른 사람이 팔을 움직이면 움직여진다. 그것이 오십견과 명확한 차이점이다.

회전근개 파열 초기에는 어깨 통증 때문에 환자 스스로 어깨를 쓰지 않으려고 한다. 하지만 안 쓸수록 어깨가 굳는 이차성 강직이 나타나므로 나중에는 환자의 의지와 상관없이 어깨 관절을 쓰기 어려워진다. 어깨가 굳은 뒤에 어깨 관절을 움직이려고 하면 강직되기 전보다 어깨 통증이 더 심할 수밖에 없다. 회전근개 파열은 치료가 늦으면 악순환의 고리가 이어져 더 악화되는 어깨 관절질환인 셈이다.

회전근개 파열 치료

회전근개 파열은 조기 치료가 아주 중요하다. 회전근개가 조금 찢어졌을 때는 찢어진 부위를 꿰매는 치료까지 굳이 하지 않아도 된다. 염증과 통증을 다스리는 약물치료와 물리치료, 운동치료를 6주 이상 먼저 해보는 것이 원칙이다. 통증을 다스리면서 운동치료로 어깨가 굳는 것도 막고, 다른 어깨 구조물을 강화하는 치료를 하면 충분히 회복되기 때문이다. 이때 회전근개에 충격파를 쏘아서 힘줄을 구성하는 콜라겐 섬유를 자극하는 체외충격파치료를 하기도 한다. 그러면 어깨 통증을 줄이는 효과도 있다.

프롤로테파리와 줄기세포치료 같은 재생의학 치료를 써볼 수도 있다. 재생의학 치료는 얇고 끊어진 힘줄이 재생하도록 유도하며 어깨뼈와 인대를 강화해 어깨 관절을 튼튼히 하는 효과가 있다. 어깨 구조물의 퇴행성 진행을 막고 통증과 염증도 크게 줄여주는 역할도 기대해 볼 수 있다.

회전근개가 부분 파열되었을 때는 프롤로테라피가 더 효과적이다. 일단 회전근개가 파열되면 그 부위의 세포뿐만 아니라 세포 전반이 고사된다는 연구 결과가 있다. 따라서 부분 파열일 때는 뜯어진 부위 주변 전체를 강화하는 프롤로테라피가 좋다. 남아있는 회전근개만 더 튼튼하게 해주어도 어깨 관절을 사용하는 데는 전혀 지장이 없다.

하지만 6주 이상 치료를 해도 증상이 호전되지 않으면 빨리 수술을 해야 한다. 그냥 두면 힘줄이 점점 더 크게 찢어지고 얇아지기 때문이다.

완전 파열로 인해 팔을 제대로 쓰지 못할 때는 3주 이내에 수술이 필요하다. 힘줄 근육이 점차 지방으로 대체되어 꿰맬 수 없게 되는 탓이다. 그때는 인공관절을 넣어주는 수술을 할 수밖에 없다. 따라서 회전근개 파열일 때는 곧장 치료해야 '호미로 막을 상처를 가래로 막는 일'을 원천 봉쇄할 수 있다. 수술하면 전신마취 후 관절내시경을 어깨에 넣어서 회전근개를 봉합하는 것으로 치료를 끝낼 수 있다. 어깨의 견봉이 날카로워서 회전근개 파열이 재발할 위험이 클 때는 수술 시 견봉을 부드럽게 깎는 치료를 같이 하기도 한다.

▍어깨충돌증후군

어깨충돌증후군은 어깨 관절을 둘러싼 구조물인 인대, 힘줄, 견봉 등이 서로 부딪히면서 염증과 통증이 생기는 질환이다. 회전근개 파열 전의 상태를 말하기도 한다.

위팔 뼈와 견봉 사이에는 건과 힘줄, 관절낭 등으로 채워져 있다. 팔을 내리고 있을 때는 건과 힘줄, 관절낭에 압박이 없지만 팔을 들어 올리면 압박이 가해진다. 그래서 시간이 지날수록 어깨 구조물에 염증을 일으켜서 어깨충돌증후군을 유발하게 된다.

반복적으로 어깨를 많이 사용하거나 팔을 들고 일하는 자세가 누적되면 어깨충돌증후군이 잘 생긴다. 팔을 들고 일하는 창고업이나 해운업 종사자, 페인트공이나 목수에게 흔하다. 어깨를 많이 쓰는 수영, 테니스 같은 운동을 자주 하는 사람도 빈번히 어깨충돌증후군을 앓는다. 어깨충돌증후군은 주로 30대부터 나타나기 시작하고 연령대가 올라갈수록 앓는 이가 더 많아진다.

어깨충돌증후군이 생기면 어깨를 제대로 움직이지 못한다. 회전근개 파열의 증상처럼 팔을 들어 올리거나 팔을 돌리는 특정 자세에서 통증이 심하다. 다른 사람이 약간 힘을 주어서 어깨를 누를 때 팔을 들어 올리면 통증이 더 심해진다. 치료하지 않고 방치하면 회전근개 파열로 진행될 수 있다.

어깨충돌증후군 치료

어깨충돌증후군은 회전근개 파열보다 쉽게 치료된다. 파열은 없고 염증만 있기 때문이다. 초기 회전근개 파열 치료와 유사하다. 염증과 통증을 없애주는 약물치료와 물리치료, 그리고 어깨가 굳는 것을 막고 다른 어깨 관절 구조물을 강화하는 운동치료가 기본이다. 회전근개에 충격파를 쏘아서 콜라겐 섬유를 자극하고 통증을 줄이는 체외충격파치료도 도움이 된다.

프롤로테라피와 줄기세포치료를 하기도 한다. 팔을 쓸 때 자극이 되는 어깨 관절 구조물의 염증을 가라앉히고 재생을 도와 정상 관절운동 범위를 되찾아 주는 효과가 있다. 재생의학 치료는 어깨 관절의 퇴행성 진행을 막는 역할도 한다.

이런 치료를 해도 통증이 계속되면 수술에 준하는 시술을 고려하기도 한다. 어깨에 관절내시경을 넣어서 충돌이 생기는 어깨 구조물 사이의 공간을 넓혀주는 것이다. 부풀어 오른 활액낭을 제거하는 것 같은 치료가 대표적이다. 때에 따라 회전근개에 일어난 보풀을 매끄럽게 다듬거나 날카로운 견봉을 깎는 치료도 한다.

석회화건염

대부분의 사람이 쓸개나 요로에 돌이 생기는 것은 많이 안다. 하지만 어깨 관절에도 돌이 생기는 것은 많은 사람이 모른다. 석회화건염은 어깨 힘줄 내에 3mm~3cm 크기의 칼슘 성분의 돌(석회)이 생겨서 염증과 극심한 통증이 나타나는 어깨 관절질환이다. 20대부터 70대까지 다양한 연령대에 생긴다. 어깨 통증 환자 10명 중 1명이 석회화건염일만큼 요즘 흔하다.

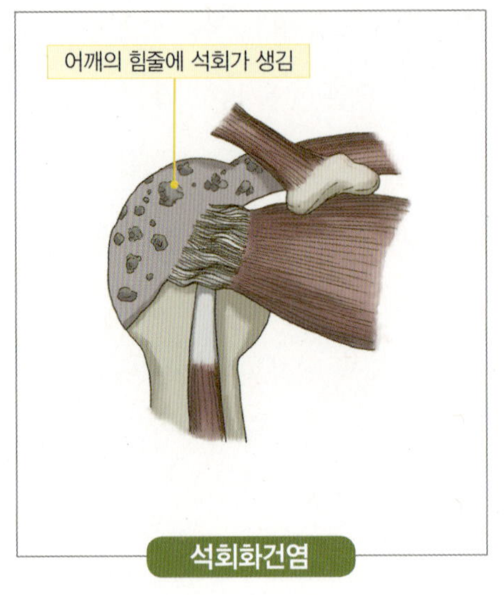

석회화건염이 생기는 원인은 아직 밝혀지지 않았다. 하지만 두 가지 가설이 있다. 어깨 힘줄이 퇴행성 변화로 괴사되면서 석회질이 침착하는 것이 그 하나이다. 어깨를 과도하게 사용해서 어깨 힘줄에 압박이 가해지고 염증 반응이 생기는 것이 또 다른 원인으로 추정된다. 둘 다 어깨 힘줄의 혈액순환이 악화된다는 공통점이 있다.

석회화건염일 때 통증은 다양한 양상으로 나타난다. 약하게 시작된 통증이 점차 커지거나 처음부터 아주 심한 통증이 생기기도 한다. 팔을 올리면 어깨와 팔 사이가 찌르는 듯이 아프다. 밤에 잠을 못 이룰 만큼 강한 통증이 나타날 수도 있다. 그래서 석회화건염으로 응급실을 찾는 사람도 가끔 있다. 많은 석회화건염 환자가 심한 통증 때문에 팔과 어깨를 쓰지 않으려고 한다. 관절은 2~3주만 쓰지 않아도 굳어서 석회화건염 환자 상당수가 어깨 근육이 약해지고 위축되어 운동 능력이 떨어진다.

석회 침착물이 만들어지는 단계에서는 통증이 경미하다. 어깨 관절 구조물 내의 압력이 크게 오르지 않기 때문이다. 아무 증상 없이 수년간 석회 침착물이 생성되기도 한다.

우리 몸이 스스로 돌을 없애려고 할 때 통증이 심해진다. 이때 우리 몸에 염증 반응이 활발해지는 탓이다. 석회 주위로 혈관이 자라나면서 세포들이 모여들어 석회를 제거할 때면 염증 반응이 아주 활발하다. 그러면 힘줄 내로 염증 물질이 많이 만들어지는 까닭에 어깨 관절 구조물 내에 압력이 증가하여 어깨 통증이 심해진다. 보통 밤에 통증이 심하며 찌르는 듯한 증상이 나타난다.

석회화건염 치료

다행히 석회화건염은 치료가 아주 쉬운 어깨 관절질환이다. 석회의 크기가 작으면 약물과 물리치료로 통증과 염증을 다스리면서, 체외충격파치료로 돌을 잘게 쪼개거나 주사기로 돌을 빼낸다. 이런 치료가 별로 효과적이지 않거나 돌의 크기가 클 경우 관절내시경을 어깨에 넣어서 돌을 제거하는 시술을 하면 바로 해결된다.

이런 치료들이 싫다면 프롤로테라피를 해도 된다. 프롤로테라피는 어깨 힘줄 주변의 혈액순환을 촉진해서 석회를 빨리 제거하고 염증을 완화하여

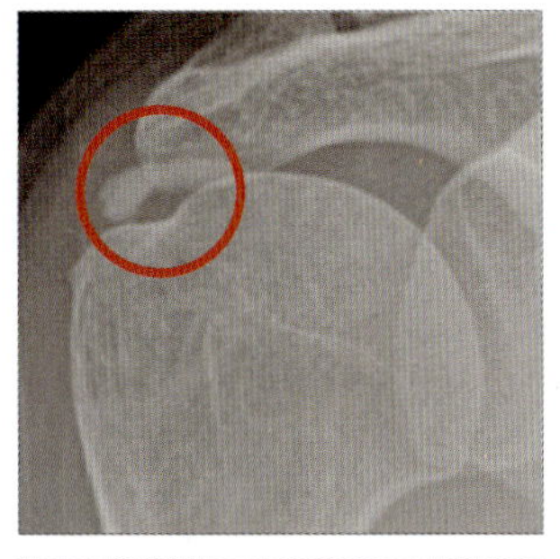
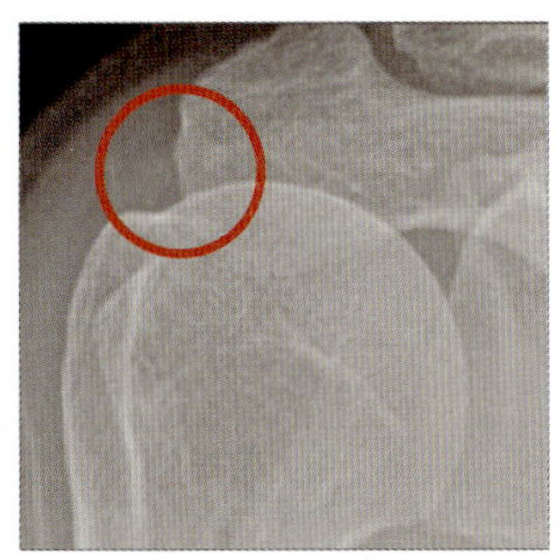

석회화건염 치료 전	석회화건염 치료 후

(좌) 퇴행성 석회가 관찰된다.
(우) 프롤로테라피 후 석회가 사라진 것을 확인할 수 있다.

통증을 줄여준다. 약해진 근육과 인대, 힘줄을 강화해서 어깨 관절의 운동 범위도 넓혀준다.

어깨 관절질환은 흔히 목디스크와 헷갈린다. 하지만 두 가지 점에서 명확히 구분된다.

	어깨 관절질환	목디스크
어깨의 움직임	어깨 운동 범위에 제한 있음	제한 없음
팔을 들어 올리는 동작의 통증 여부	어깨 관절 구조물이 끼여 통증 발생	목에서 어깨를 통해 팔로 내려가는 신경이 느슨해져 오히려 통증이 사라짐

관절질환, 비수술에서 먼저 답을 찾아라

나이 들면 무릎과 어깨 관절에 탈이 잘 난다는 사실은 누구나 안다. 그래서인지 어느 시점에 병원에 가야 할지 모르고 관절질환을 방치하는 사람이 부지기수이다. '쓰지 못할 만큼 망가지면 그때 수술하면 되지'라는 잘못된 생각을 하고 있는 것이다.

관절질환은 초기에 대처만 잘하면 수술까지 가지 않아도 된다. 수술이 필요할 경우에도 그 시기를 상당히 늦출 수 있다. 관절질환의 최후 치료인 '인공관절'의 수명은 10~15년이다. 그래서 보통은 60세 이후에 인공관절수술을 하는 것이 원칙이다.

하지만 수명이 100세 이상으로 늘면 어떻게 될까? 이대로라면 수많은 사람이 인공관절 '재수술'로 굉장히 고통받을 것이다. 관절질환의 해법을 처음부터 수술에서 찾아서는 안 되는 것이다.

그렇다면 대체 관절질환은 언제 병원에 가야 할까? 그 시점은 정확히 말해줄 수 있다.

통증과 부기가 처음 생긴 시점부터 2주간 스트레칭, 가벼운 근력 강화운동, 찜질을 해보고 파스, 소염진통제 등을 써도 가라앉지 않을 때이다. 이때 전문의를 찾아가 원인을 정확히 밝혀야 한다. 제대로 염증과 통증을 다스리며 관절 주변 근육을 강화하는 운동을 하면 초기에 관절질환을 확실히 잡을 수 있다.

이런 초기 치료만으로 통증과 염증이 다스려지지 않아도 프롤로테라피, 줄기세포치료, 체외충격파치료, 관절내시경시술 같은 비수술 치료로 관절질환을 간단하게 해결할 수 있다.

과거에는 초기 관절질환에 할 만한 치료가 별로 없었던 것이 사실이다. 하지만 지금은 의학기술의 발달로 관절질환의 비수술 치료법이 비약적으로 발달했다. '나중에 인공관절수술하면 되겠지 뭐'라는 생각은 버려라. 관절질환에 효과적인 비수술 치료법에는 어떤 것들이 있고 그 효과가 얼마만큼인지 알면 그런 생각은 저절로 없어질 것이다. 지금 바로 그 치료법에 대해 알아보자.

프롤로테라피

피부에 상처가 나도 시간이 지나면 자연히 아문다. 혈액 속 치유인자가

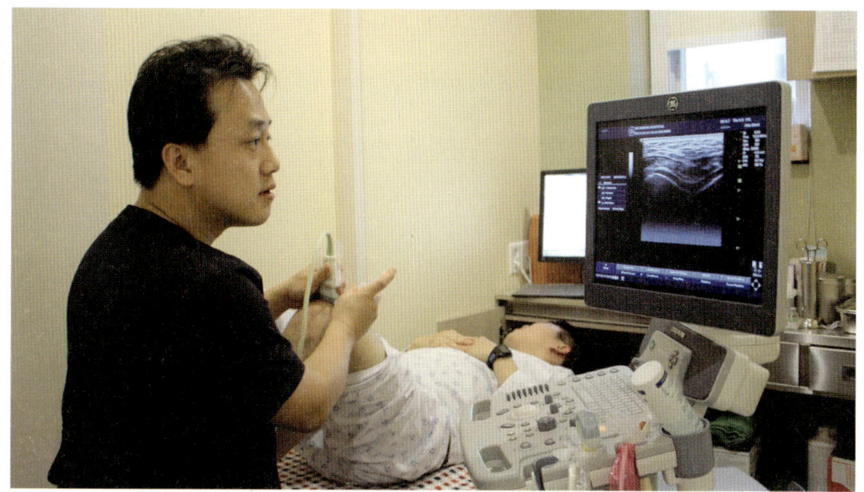

김주현 원장이 무릎관절 환자를 치료하기 위해 프롤로테라피를 시행하고 있다.

인체의 자가 치유기전을 발동시켜 염증→증식→재배열 과정을 밟아 새살이 솔솔 돋게 하는 것이다. 하지만 피부와 달리 관절의 상처는 잘 아물지 않는다. 관절 구조물에는 혈관이 적어서 자가 치유기전이 피부처럼 활성화되지 않기 때문이다. 대체로 염증 단계에 머무르고 만다.

프롤로테라피는 자가 치유기전을 활성화해서 염증→증식→재배열 과정을 빠르게 거치게 하는 최신 재생의학 치료이다. 증식을 뜻하는 'Prolo'와 치료를 뜻하는 'Therapy'의 합성어로, 말 그대로 우리 몸속 회복능력을 자극해 관절 구조물의 기능을 되살리고 통증을 사라지게 하는 치료인 것이다.

관절질환은 대체로 조그만 상처가 점차 커져서 병이 된다. 대표적 무릎 관절질환인 퇴행성 관절염과 대표적 어깨 관절질환인 회전근개 파열만 봐도 알 수 있다. 무릎과 어깨 관절을 안 쓰고는 삶을 영위하기 어렵기 때문에 관절에 상처가 나면 염증 단계에 머물면서 서서히 커진다.

프롤로테라피는 이처럼 염증 단계에 머무는 관절 구조물의 자가 치유기 전을 활성화하여 증식과 재배열이 이루어지게 하는 치료이다. 프롤로테라 피로 관절질환을 충분히 치유할 수 있고 병의 악화 속도도 늦출 수 있는 것이다.

그렇다면 프롤로테라피는 어떻게 하는 것일까? 프롤로테라피는 손상된 관절 구조물에 자극을 주는 '특수 물질'을 주입해서 자가 치유기전을 발동시킨다. 초음파를 보면서 약해진 관절의 연골, 관절낭, 힘줄, 인대 등을 정확히 찾아서 특수 물질을 주사로 주입한다.

이 치료가 나온 초기에는 페놀이나 알코올을 주입해서 손상 부위 세포를 몰살시켰다. 페놀이나 알코올은 세포를 불로 지지는 것과 같은 효과를 낸다. 세포가 죽으면 인체가 새 세포를 만들어 채우는 원리를 이용한 것이다. 하지만 페놀과 알코올은 새살이 아닌 흉터 조직을 만들었다. 정상 조직이 아닌 섬유화 조직을 만든 것이다. 그래서 요즘은 심한 흉터를 만드는 페놀, 알코올을 프롤로테라피에 쓰지 않는다. 흉터는 새살보다 딱딱해서 관절 구조물을 단단히 지지하는 효과가 있다. 하지만 결정적 단점이 있다. 흉터 조직은 뻣뻣한 탓에 정상 세포처럼 제 기능을 하지 못한다.

요즘은 고농도포도당 용액 같은 자극 용액을 쓴다. 이 용액을 약해진 관절 구조물에 주입하면 농도를 동등하게 맞추기 위해 손상된 세포에 있던 물이 세포 바깥으로 빠져나온다. 그러면 약해진 관절 구조물의 세포가 찌그러지면서 망가진다. 이때 염증 반응이 불같이 일어나 갑자기 인체에 경계 신호가 활성화된다. 그래서 혈액 속 성장인자들이 상처 부위로 모이고 몸속을 떠돌아다니는 섬유아세포도 약해진 관절 구조물에 총집합한다.

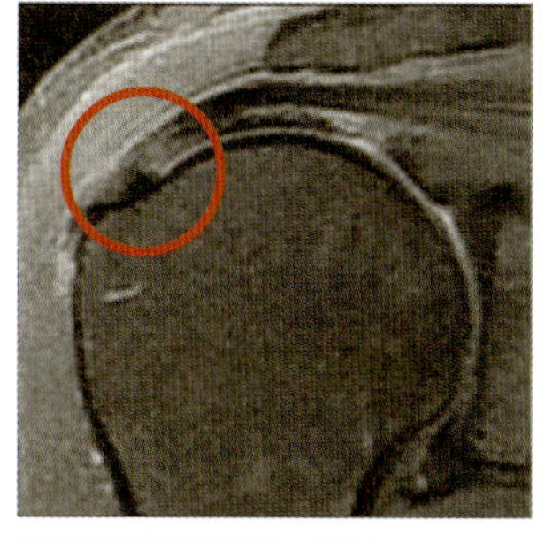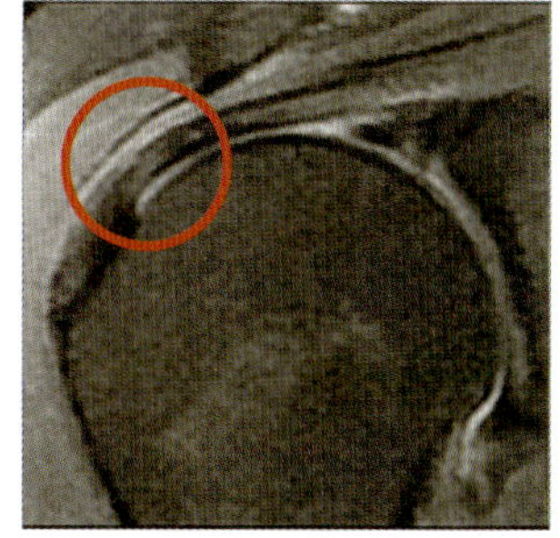

(좌) 회전근개(극상건)가 일부 찢어져 염증이 생겼다.
(우) 프롤로테라피 후 약해졌던 관절 구조물이 회복되면서 염증이 사라지고 튼튼해졌다.

섬유아세포는 줄기세포처럼 우리 몸속에 떠돌아다니는 만능 분화 세포로, 상황에 따라 어떤 세포로든 변한다. 섬유아세포가 피부에 가면 피부세포가 되고, 연골에 가면 연골세포가 되는 것이다. 자극 용액을 주입한 관절 구조물의 조직을 검사하면, 성장인자, 섬유아세포 같은 치유물질이 많이 모여들어 있다. 덕분에 그냥 두었으면 서서히 망가졌을 '약해진 세포'가 염증 단계를 뛰어넘어 증식, 재배열 단계로 가서 '건강한 세포'로 바뀐다.

이때의 포인트는 일부러 세포에 손상을 유발하는 것이지만 섬유화 조직을 만들지 않을 정도의 적당한 자극을 주는 것이다. 프롤로테라피는 이미 없어진 관절 구조물을 다시 자라게 하는 치료가 아니다. 남은 관절 구조물을 튼튼하게 해서 관절 기능을 회복하게 하는 것이다.

프롤로테라피의 적용 범위는 관절질환 치료에서 점점 더 넓어지고 있다. 수술이 꼭 필요하지만 컨디션이 되지 않을 때, 수술이 필요하지는 않지만 통증이 지속할 때도 프롤로테라피에 반응하는 경우가 꽤 있다. 수술 전후로 치료 효과를 높이기 위해 프롤로테라피를 병행하기도 하는데 확실히 더 빨리 회복된다.

회전근개 부분 파열로 약물치료와 물리치료, 운동치료를 받아온 57세 여성 오민주 씨. 그녀는 수술이 필요할 만큼 회전근개 파열이 심하지는 않았지만, 어깨 통증이 지속되어 프롤로테라피를 받았고 확실히 증상이 개선되었다.

오 씨는 회전근개 부분 파열 진단 후 기본적인 치료를 통해 어깨 통증이 다소 나아지는 듯했다. 하지만 이후에도 물건을 들 때마다 통증이 지속되었고 어깨에 힘이 나날이 빠져서 힘들어했다. 일도 하기 어려울 만큼 일상생활에 심한 불편을 느낀 오 씨는 진료 상담 후 프롤로테라피를 받기로 했다. 그리고 프롤로테라피를 4회 받은 뒤부터 오 씨는 어깨에 힘이 점차 회복되었고 물건을 들 때마다 생겼던 어깨 통증도 줄어드는 효과를 경험했다.

특징

- 조직의 회복을 도와 근본적인 치료가 가능하다.
- 초음파 유도 하에 정확한 손상 부위를 확인 및 치료할 수 있다.
- 시술의 부작용, 후유증, 합병증의 우려가 극히 적은 안전한 치료이다.
- 고령자, 임산부, 당뇨 및 고혈압 등을 앓고 있는 만성질환자에게도 적합하다.
- 입원 없이 외래에서 치료를 받으면 된다.
- 보통 10~15회 시술을 받고 반복 시술해도 무리가 없다.
- 시술 시간은 10분이고 시술 후 바로 일상적인 생활이 가능하다.

줄기세포치료

　줄기세포치료는 프롤로테라피보다 한 단계 더 나아간 최첨단 재생의학 치료이다. 3단계 상처 치유 과정(염증→증식→재배열) 중 염증, 증식 단계를 생략하고 바로 상처 부위에 재배열이 이루어지게 하는 것이 줄기세포치료이다. 익히 잘 알려진 대로 줄기세포는 인체 조직이 손상되면 수선 기능을 맡는 인체 만능 세포이다.

　인체에 줄기세포를 넣어주면 손상된 부위를 스스로 찾아가서 신경세포가 되기도 하고, 혈관세포가 되기도 하며 병을 치료한다. 손상된 관절 구조물에 줄기세포를 넣으면 바로 연골, 힘줄 등 관절 구조물의 상처가 회복되어 통증이 빨리 사라진다. 손상된 관절 연골의 경우 87% 다시 차오른다.

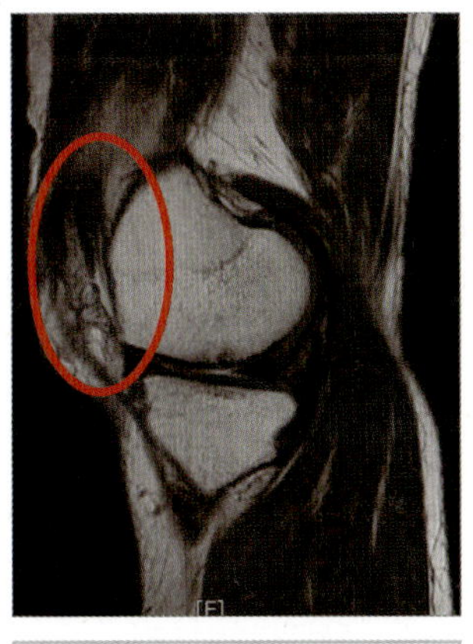
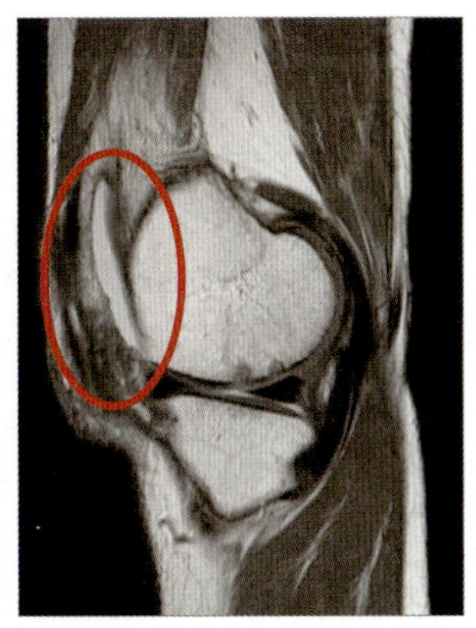

줄기세포치료 전	줄기세포치료 후

(좌) 무릎 연골이 손상되어 있다.
(우) 무릎 연골이 복원된 것을 확인할 수 있다.

우리 병원은 하버드대학교의 기술로 개발한 특수 장비와 시스템을 이용해서 가장 활발한 줄기세포만을 분리·농축·증폭시켜 치료하기 때문에 효과가 뛰어나다. 이 특수 장비와 시스템은 2005년 미국 식품의약청(FDA)의 승인을 받았다. 미국, 독일, 영국, 이탈리아, 캐나다 등 세계 32개국의 유명 대학병원 의료진이 환자 치료에 사용하고 있다. 골프선수 타이거 우즈, NBA 농구선수 크리스 보쉬도 우리 병원에서 쓰는 줄기세포치료 기술로 시술을 받아 치유되었다.

하지만 줄기세포치료에 대한 불안감이 전혀 없는 것은 아니다. 대표적으로 '줄기세포가 내 몸에서 암이 되지는 않을까' 하는 우려를 꼽을 수 있다. 하지만 줄기세포치료를 해서 몸에 암이 생겼다는 보고는 이제까지 나온 적이 없다. 현재는 줄기세포를 배양하거나 조작하지 않기 때문에, 감염이나 유전자 변이의 위험도 전혀 없다.

줄기세포치료는 간단하지 않다. 자신의 몸에서 줄기세포를 뽑은 뒤 농축해서 몸속에 다시 주입하기 때문이다. 우선 엉덩이뼈에서 골수 60mL를 추출하여 원심분리기와 전용키트를 이용해 줄기세포를 농축한다. 주사를 통해 손상된 관절 구조물에 줄기세포를 넣어준다. 줄기세포의 양이 부족할 때는 복부지방에서 줄기세포를 추가로 추출한 뒤 같이 넣어준다.

줄기세포를 관절 연골에 넣는 시술 중, 관절 연골에 보풀이 일어나 있으면 깨끗이 다듬어주어야 해서 관절내시경시술이 필요하기도 하다. 관절내시경시술을 할 때는 하루 이틀 입원이 필요하지만 관절내시경시술이 필요 없을 때는 입원할 필요도 없다.

- 본인의 골수나 혈액 및 지방을 주입하므로 거부반응 없이 안전하다.

- 수술 없이 근본적인 조직재생을 유도한다.

- 통증 완화와 재생속도가 빠르고 효과적이다.

- 시술 시간은 30분~1시간이고 시술 후 바로 일상적인 생활이 가능하다.

- 시술 후 2주간 차가운 찜질이 필요하며 같은 기간 음주, 사우나, 과격한 운동은 삼간다.

체외충격파치료

몸 안에 주삿바늘 하나 들어가지 않아도 효과적으로 관절질환을 치료할 수 있다. 즉, 관절질환의 대표적 비수술 치료법인 체외충격파치료이다.

체외충격파치료는 초음파 기계 같은 장비를 써서 몸 밖에서 1,000~1,500회의 충격파를 손상된 관절 구조물에 쏘는 것이다. 충격파의 자극으로 인해서 치유 물질이 담긴 혈액이 손상된 관절 구조물에 많이 모이고, 주변 조직에 혈관 재생이 이루어져 관절 구조물이 빨리 회복된다.

체외충격파치료는 관절 구조물의 치유 과정을 자극하는 효과도 있다. 힘줄에 쏘면 힘줄을 구성하는 콜라겐 섬유를 자극하는 것처럼 말이다. 또한 요로결석 치료처럼 석회화건염의 돌도 깨트린다.

체외충격파치료는 무릎 관절질환을 비롯해 다양한 관절질환에 쓰인다. 특히 어깨 관절질환에서는 체외충격파치료를 결코 빼놓을 수 없다. 회전근

개 손상, 어깨충돌증후군, 석회화건염 등에 아주 효과적인 치료법이기 때문
이다.

특징

- 임시 통증 완화 시술이 아닌 근본적으로 통증을 회복시키는 치료법이다.
- 마취 없이 침상에 가만히 누워 치료받으며 입원할 필요가 없다.
- 최소 일주일 간격으로 3~4회 실시한다.
- 1회 치료 시 시술 시간은 10분이고 시술 후 바로 일상적인 생활이 가능하다.

심부근육자극치료(IMS 치료)

심부근육자극치료는 관절 주변 근육, 힘줄, 인대, 신경에 단단한 경결이
나 유착이 생겨 통증을 유발할 때 바늘로 찔러 경결이나 유착을 없애는 치
료이다.

한의학의 침 치료와는 전혀 다르다. 침은 기혈이 순환하는 경혈에 놓는
다. 하지만 심부근육자극치료를 할 때의 바늘은 우리 몸속 깊은 곳의 근육
을 찌른다. 바늘이 몸속 10cm까지 들어간다. 이때 바늘이 휘지 않고 정확한
위치에 들어가도록 도와주는 가이드 역할을 하는 '플런저'가 심부근육자극
치료에 꼭 필요하다. 이 시술을 할 때 영상검사를 이용할 만큼 정확한 부위
에 시술하는 것이 중요하다. 단단히 굳은 경결이 있으면 바늘로 찌른 뒤 여
러 번 돌려서 파괴해야 한다. 돌처럼 단단한 경결은 의사가 온 힘을 주어서

바늘을 돌려야 겨우 깨진다.

심부근육자극치료는 관절 통증이 있지만 먹는 약이나 주사치료, 스트레칭, 근력운동에 전혀 반응이 없는 난치성 관절질환에 주로 시술한다.

수면관절수동술

수면관절수동술은 어깨 관절의 관절낭이 쪼그라든 오십견 환자나 통증 때문에 어깨를 쓰지 않아 관절 구조물이 굳어진 어깨충돌증후군, 회전근개 파열 환자의 어깨를 의사가 손을 이용해 억지로 펴주는 치료이다.

수면마취를 해서 환자를 잠재우고 신경을 차단하기 때문에 시술 중 통증을 느끼지는 않는다. 어깨 관절의 정상 운동 범위를 정확히 아는 의사가 유착방지제를 섞은 생리식염수를 관절낭에 주사한 다음 30분간 억지로 어깨 관절을 움직여 풀어준다. 단 한 번의 시술로 어깨 운동 범위를 크게 넓혀주는 효과를 낸다. 약물치료나 주사치료보다 통증도 빨리 사라진다.

하지만 수면관절수동술 직후에는 통증이 심하다. 제대로 못 하면 관절 구조물 내에 출혈이 생길 수 있어 의사의 치료 경험이 중요한 시술이다. 출혈이 생기면 관절 구조물이 또다시 엉겨 붙기 쉽다. 시술 중 뼈가 부러질 위험도 있어 골다공증 환자는 수면관절수동술 대상이 아니다. 수면관절수동술은 뼈가 튼튼한 50세 이하에게 주로 한다.

이 시술 뒤 어깨 관절이 다시 굳기 쉽다. 따라서 수면관절수동술 후 통증을 다스리는 주사를 맞으며 운동치료를 병행한다.

　관절내시경시술은 위내시경처럼 무릎이나 어깨 관절에 내시경을 넣어서 관절질환을 치료하는 최신 치료 기법이다. 위내시경시술로 초기 위암을 제거하듯 관절내시경시술로 관절질환 수술 일부를 대체할 수 있다.

　관절내시경시술은 위내시경과 달리 피부를 1cm 미만으로 절개해야 한다. 4mm가량의 관에 초소형 내시경과 기구 등을 장착한 뒤 관절 내에 넣어야 하기 때문이다. 의사가 두 눈으로 직접 손상 부위를 보면서 치료해서 정확한 진단과 치료가 동시에 이루어지는 장점이 있다.

　관절내시경시술은 피부에 상처를 내야 하는 단점이 있지만 수술할 때와 비교했을 때 확실히 상처 크기가 작다. 또한 출혈도 적고 치료 후 통증 수치도 확연히 낮다. 국소마취를 하므로 마취에 대한 부담도 없다.

　이 같은 이점 덕분에 요즘 관절내시경시술이 수술 대신 관절질환 치료의 대안이 되고 있다. 대표적으로 관절 연골을 다듬는 시술이나 연골 파편을 제거하는 치료를 꼽을 수 있다.

　관절 연골에 보푸라기가 많이 일거나 연골 조각이 떨어져 나오면 관절 구조물의 노화가 더 빨라진다. 관절을 움직일 때마다 연골에 보푸라기가 더 일어나고 연골 조각에 관절 구조물이 찔리면 염증이 잘 생겨서 병이 악화되기 때문이다. 그래서 연골의 보푸라기를 깨끗하게 정리해주고 떨어져 나온 연골 조각을 걷어내는 치료가 필요하다. 이때 수술로 어깨 관절 구조물에 큰 상처를 내기보다 관절내시경시술로 적게 어깨 관절 구조물을 절개해서 치료하는 것이 좋다.

72세 장숙자 할머니는 반월상 연골판 파열로 통증이 심해서 연골판을 절제하는 치료가 필요했다. 움직일 때마다 무릎 관절 사이에 연골판이 끼여서 심한 통증을 유발했기 때문이다. 관절내시경이 없으면 메스로 무릎을 절개한 뒤 연골판을 제거해야 했겠지만, 관절내시경 덕분에 할머니는 찢어진 반월상 연골판을 진단과 동시에 바로 제거할 수 있었다. 이 시술 뒤 할머니는 무릎 관절을 움직여도 더 이상 통증이 생기지 않았다. 할머니는 수술에 준하는 치료를 받았지만 통증이 적고 국소마취만으로 안전하게 치료해서 매우 만족해했다.

관절내시경시술은 요즘 아주 다양한 수술을 대체한다. 연골판이나 인대, 힘줄 같은 관절 구조물이 찢어졌더라도 관절내시경과 수술도구를 넣어서 완벽히 봉합할 수 있다. 오십견 수술도 관절내시경시술이 대체한다. 관절내시경시술만으로 관절낭에 칼집을 내어 어깨 관절의 운동 범위를 넓혀줄 수 있기 때문이다. 날카로운 견봉 탓에 회전근개가 파열되었을 때도 관절내시경시술로 회전근개를 봉합하면서 견봉을 부드럽게 다듬을 수 있다. 어깨 관절 구조물 내에 돌이 생겼을 때도 관절내시경시술로 돌을 깨서 꺼낼 수 있다.

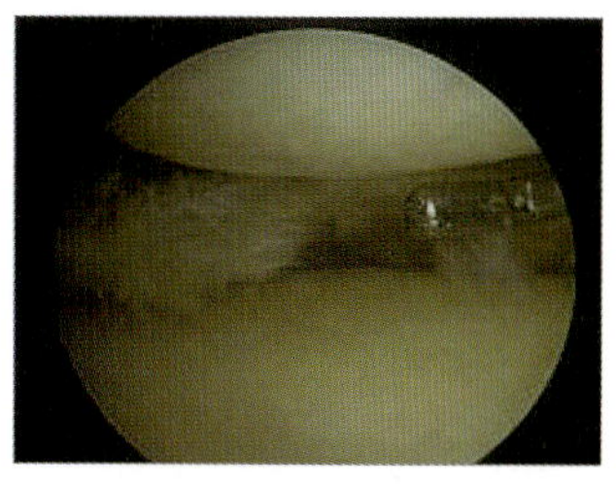
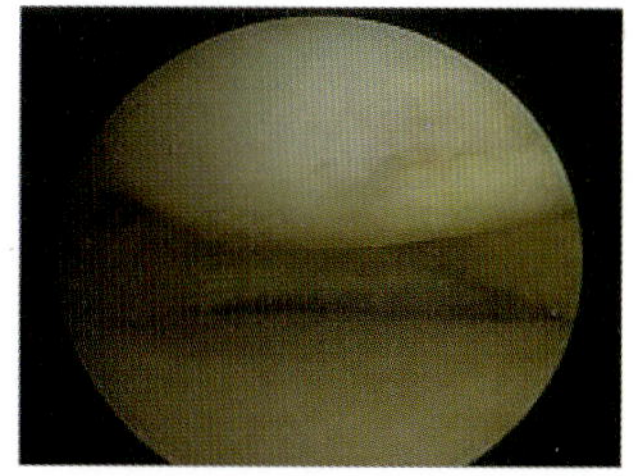

관절내시경시술 전	관절내시경시술 후

(좌) 반월상 연골판이 찢어져 있다(탐색자가 보임).
(우) 관절내시경으로 찢어진 연골판을 다듬는 시술을 한 뒤의 상태이다.

고도의 기술이 필요한 연골판 이식수술도 요즘은 관절내시경을 이용한다. 손상된 관절 연골의 재생을 유도하기 위해서 연골에 일부러 구멍을 뚫는 것도 이 시술로 충분하다. 과거 수술 영역에 있었던 상당수 관절질환 치료가 이제는 관절내시경으로 간단하게 치료할 수 있게 된 것이다.

누구나 정형외과 하면 먼저 수술을 생각하고 두려워한다. 하지만 의학기술의 발달로 더 이상 관절질환 치료를 두려워할 필요가 없어졌다. 주삿바늘처럼 얇은 관으로 대부분의 치료가 이루어지는 까닭이다. 두려움에 치료를 망설이고 있었다면 이제 적극적으로 치료에 임하자.

특징

- 어깨 질환(오십견, 회전근개 파열 등), 무릎 질환(관절염, 반월상 연골판 파열, 후방 십자인대 파열 등)의 다양한 관절질환에 효과적이다.
- 초소형 카메라가 관절을 샅샅이 살피므로 진단이 정확하다.
- 시술 후 상처가 거의 없고 빨리 아문다.
- 입원 기간은 1~2일이고 시술 후 재활·회복 기간이 짧다.
- 국소마취가 가능하므로 고령이거나 만성질환을 앓는 환자도 안심하고 시술할 수 있다.

관절 다 닳으면
수술이 답이다

관절질환 상당수가 시술로 치료가 가능한 시대이지만 피부를 크게 절개하는 수술이 필요할 때도 분명 있다. 관절이 다 닳아서 제대로 팔다리를 움직일 수 없을 때는 전신마취 후 인체 관절을 떼어내고 인공관절을 넣어주는 수술을 해야 한다.

뼈의 방향이 틀어져서 관절 한 축이 많이 닳아 있을 때도 뼈를 잘라서 벌려주거나 오므려서 하중의 축을 옮겨주는 수술이 관절질환의 해법이다.

무릎과 어깨 관절질환의 마지막 치료법인 수술에 대해 살펴보자.

인공관절수술은 메스로 피부를 절개한 뒤 몸 안의 관절 구조물을 떼어내고 인공관절을 넣어주는 수술이다. 인공관절치환술 혹은 인공관절전치환술이 정확한 용어이다.

무릎 관절 연골이 다 닳았을 때나 회전근개 파열이 오래되어 봉합할 수 없을 때, 통증을 다스리고 관절의 운동 범위를 최대한 유지하기 위해 인공관절수술을 한다.

전신마취 후 피부를 12cm가량 절개해서 다 닳은 관절을 제거하고 인공관절을 넣는다. 임플란트 수술처럼 간단한 것 같지만 절대 그렇지 않다. 의사가 수면관절수동술을 할 때처럼 수술 중 계속 환자의 굳은 관절을 정상 운동 범위로 펴주어야 한다. 인공관절수술을 할 정도의 환자는 관절이 상당히 굳어 있기 때문에 관절을 일일이 풀어주는 것이 아주 중요하다.

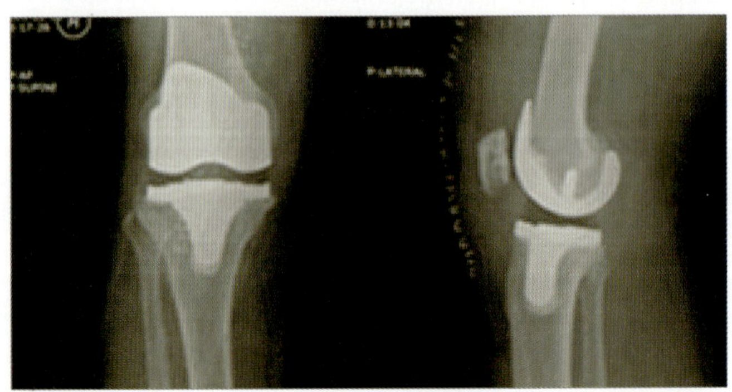

인공관절수술 후

하얗게 보이는 부분이 인공관절이다.

또한 닳은 관절 연골을 1mm 두께로 깎아가면서 관절의 운동 범위를 하나하나 확인해 정확한 인공관절 삽입 위치를 찾아야 성공적으로 수술이 이루어진다. 언뜻 보면 참 쉬워 보이지만 의사의 숙련도가 수술의 성패를 좌우하는 고난도 수술인 것이다.

인공관절도 인체 관절과 마찬가지로 닳는다. 따라서 잘못된 위치에 넣으면 빨리 닳게 되고, 결국 얼마 되지 않아 교체해야 하는 상황에 놓인다. 수술을 잘해도 인공관절의 수명은 10~15년에 불과한데, 수술을 잘못했을 때는 그 수명이 얼마나 짧겠는가?

인공관절 재수술은 최대한 피해야 한다. 첫 번째 수술보다 재수술 시 인체의 관절 구조물을 더 많이 떼어낼 수밖에 없다. 그러면 수술 효과만 떨어지는 것이 아니라 환자 삶의 질도 크게 떨어진다. 재생의학 치료를 최대한 시도해도 효과가 없을 때 인공관절수술을 받는 것이 바람직하다. 인공관절수술을 60대 이후 받도록 하는 이유도 여기에 있다.

다행히 요즘 개발된 세라믹형 인공관절은 기존 인공관절과 비교하여 더디게 닳아지므로 수명이 길다. 신소재 지르코늄을 써서 인공관절의 금속 표면을 매끈하게 만들기 때문에 덜 마모되는 것이다. 이것은 수명을 25~30년까지 예측하고 있다. 인공관절의 수명을 더 늘리기 위해 여러 형태의 인공관절이 개발되어 있다. 좌식 생활에 맞춘 고굴곡 인공관절(135도 이상 구부러짐), 여성의 작은 관절 크기에 맞춘 여성형 인공관절, 환자의 관절 구조물에 맞춘 환자 맞춤형 인공관절 등이 그것이다. 과거에는 인공관절수술이 없어서 평생 뻗정다리로 남은 생을 살아야 했는데 대단한 발전이다.

관절 부위에 따라 다른 수술 효과

인공관절수술은 무릎, 어깨 부위에 따라 기대할 수 있는 효과가 다르다. 확실히 수술 전보다 통증은 줄지만 운동 범위의 회복에는 차이가 있다.

무릎은 인공관절수술 뒤 관절의 정상 운동 범위를 모두 다 회복할 수 있다. 관절 주변의 힘줄과 인대를 다 살릴 수 있기 때문이다. 환자가 열심히 재활만 하면 운동 범위를 회복하지 못할 이유가 없다. 수술 후 통증을 이겨 가며 열심히 운동하면 건강할 때처럼 산책과 골프를 즐길 수도 있고 가벼운 등산도 가능하다.

하지만 어깨는 인공관절수술을 해도 관절의 정상 운동 범위를 모두 회복하지 못한다. 수술 시 힘줄과 인대를 다 못 살리기 때문이다. 인공관절을 넣을 때 극상건을 잘라내 팔을 들어 올릴 수는 있어도 머리 위까지는 올리지 못한다. 자신의 시야 범위에서 손과 팔을 움직일 수는 있지만 시야 범위를 벗어난 데까지 손과 팔을 움직이지는 못하는 것이다. 그래서 어깨는 아주 심한 통증이 있지 않으면 인공관절수술을 잘 하지 않는다.

무릎 인공관절수술은 부분 수술도 가능하다. 무릎 관절 3개를 각각 따로 수술할 수 있다. 그래서 인공관절부분치환술이라고 한다. 휜 다리로 인한 퇴행성 관절염은 허벅지 뼈와 정강이뼈 관절이 잘 닳아 있기 때문에 이 관절만 인공관절로 바꾼다. 연골연화증으로 인한 퇴행성 관절염일 때는 주로 무릎뼈(슬개골)와 허벅지 뼈를 잇는 관절이 닳아있어 이 관절만 인공관절로 바꾼다.

부분치환술은 관절 전체를 갈아 끼우는 전치환술보다 장점이 있다. 무릎 관절 기능을 최대한 환자 자신의 것으로 보존시키기 때문이다. 전치환술보다 뼈도 덜 제거하고 수술에 대한 환자의 부담도 적다. 부분치환술을 할 때는 6cm가량 피부를 절개한다. 절개 부위가 전치환술의 절반인 것이다. 전치환술은 회복 기간을 최대 6개월까지 잡지만 부분치환술은 1개월 이내로 회복도 무척 빠르다.

하지만 부분치환술 대상이 될 때 병원을 찾는 사람은 많지 않다. 대체로 관절 3개가 다 닳아야 병원을 찾는 것이 현실이다. 부분치환술을 대신할 수 있는 수술도 있는데 바로 절골술이다.

▌절골술

절골술은 종아리뼈 2개와 허벅지 뼈 1개가 이루는 다리의 각도를 교정해서 관절이 덜 닳게 하는 수술이다. 이미 닳은 관절이 아닌 건강한 관절에 체중이 실리도록 뼈를 잘라서 벌려주거나 오므려주는 방식으로 수술한다. 휜다리 때문에 허벅지 뼈와 정강이뼈 관절에 퇴행성 관절염이 왔을 때, 연골판 손상으로 퇴행성 관절염이 왔을 때, 3개 관절 중 1개 관절에 손상이 있을 때 수술한다.

무릎 안쪽에 하중이 집중되는 오다리는 뼈를 잘라내는 교정수술만으로도 통증이 줄고 관절 기능이 회복된다. 연골판 손상 부위에 하중이 가지 않도록 다리의 각도만 틀어주어도 퇴행성 관절염의 악화 속도를 늦출 수 있다. 이때는 보통 인공관절부분치환술을 하기도 한다.

하지만 인공관절부분치환술보다 절골술을 추천한다. 절골술은 자신의

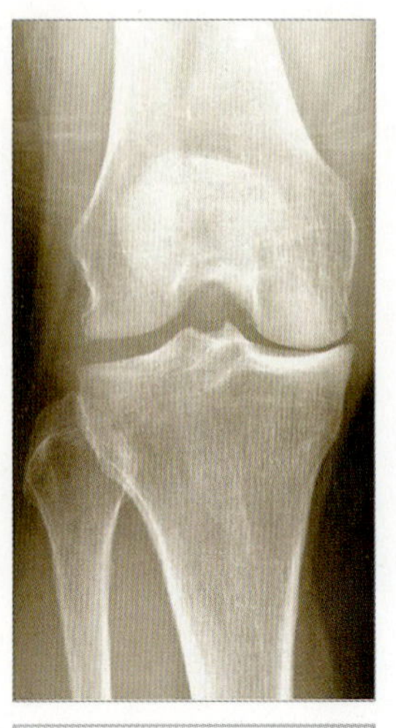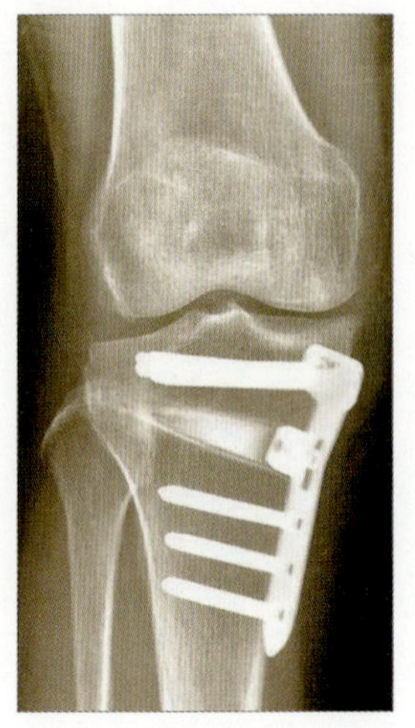

절골술 전 | 절골술 후

관절을 그대로 가지고 가면서 뼈를 잘라내 관절의 체중 부하를 이동시켜주는 치료 테크닉이다. 인공관절부분치환술처럼 인체 관절을 잘라내지는 않는 것이다. 결국 무릎 관절 3개가 모두 닳아서 나중에 인공관절전치환술을 해야 할 때도 절골술의 인체 관절 구조물 손상이 인공관절부분치환술보다 적다.

인공관절부분치환술도 결국에는 인공관절수술이다. 인공관절재수술을 할 때처럼 부분 인공관절을 넣은 부위는 더 많은 뼈를 잘라내야 한다. 그러니 인공관절수술의 성공률은 절골술을 했던 환자가 훨씬 더 높을 수밖에 없다.

수술이 잘 되었다고 하더라도 그것으로 끝이 아니다. 이후의 관리가 철저해야 한다. 관절의 건강 수명을 늘리는 생활습관을 알아보자.

관절 수명은 자세에 지대한 영향을 받는다. 무릎과 어깨 관절을 위한 바른 자세를 알아보고 생활 속에서 피해야 할 행동들을 점검해보자. 관절을 항상 따뜻하게 유지하고 용도에 맞추어 파스와 패치를 구분하여 쓰는 것은 관절 건강을 위하는 가장 기초적인 시작이다.

3

관절의 건강 수명을
올려라

올바른 자세가 관절 수명을 좌우한다

관절 수명은 척추만큼 자세에 지대한 영향을 받는다. 다리를 늘 접고 앉는 사람은 무릎 관절염이 흔하다. 항상 어깨를 움츠리고 다니는 사람은 어깨 관절질환이 더 잘 온다.

그렇다면 관절 수명을 늘리기 위해서 어떤 자세를 취해야 할까?

무릎 관절 수명 늘리는 자세

우리나라의 좌식 문화는 무릎 관절의 수명을 줄인다. 쪼그려 앉기, 양반다리하고 앉기, 무릎 꿇기처럼 무릎 관절을 과도하게 구부린 자세는 위아래 다리뼈가 맞닿아 무릎 관절을 닳게 한다. 특히 무릎 관절 3개 가운데 다리가 서로 맞닿는 내측 무릎 관절이 집중적으로 닳는다.

바닥에 앉을 때도 다리를 쭉 펴고 앉으면 무릎 관절에 부담이 없다. 다리를 조금 세우고 앉아도 괜찮다. 허벅지-무릎-종아리가 이루는 각도가 90도를 넘어설 때에 한해서 말이다. 하지만 다리를 바짝 세우고 앉아 허벅지-무릎-종아리가 이루는 각도가 90도 이내가 되면 위아래 다리가 맞닿아 무릎 관절의 수명이 준다. 집, 식당 등에서 부득이하게 양반다리를 하고 앉아야 할 때는 방석을 여러 개 두고 높여 앉는다. 그래야 무릎 관절이 꺾이는 각도를 줄일 수 있다.

의자나 소파에 앉는 것은 무릎 관절에 좋다. 단 이때도 허벅지-무릎-종아리가 이루는 각이 90도를 넘어서야 한다. 의자가 높아서 발이 닿지 않을 때는 10~15cm 높이의 발 받침을 대고 다리를 편하게 펴고 앉는다. 책상 아래 공간이 확보되면 발 받침 의자를 따로 두고 다리를 펴고 앉는 것도 좋다. 운전할 때도 다리 공간을 충분히 확보하고 되도록 다리를 쭉 편다. 의자에 몸을 깊숙이 기대고 앉아서 다리를 쭉 편, 다소 건방진 자세가 무릎 관절에 부담이 적다.

서 있을 때 무릎 관절을 위해 반드시 피해야 할 자세가 있다. 바로 한쪽 다리에 체중을 싣는 짝다리 자세이다. 체중 대부분이 한쪽 무릎 관절에 실리면 다리를 접지 않아도 관절 연골끼리 맞닿기 쉽다.

어깨 관절 수명 늘리는 자세

높은 곳에서 물건을 꺼내거나 전구를 갈아 끼울 때처럼 팔을 머리 위로 과하게 들어 올리는 자세는 어깨 관절에 안 좋다. 이때 견봉과 어깨힘줄이 맞닿기 때문에 어깨 구조물에 상처가 잘 난다. 팔을 들어 올리는 자세를 해야 할 때는 되도록 사다리 같은 도구를 써서 어깨 관절의 부담을 덜어준다.

어깨를 움츠리는 자세도 어깨 관절에는 절대 좋지 않다. 현대인 대부분이 어깨를 쭉 펴지 않고 움츠리고 있는데 어깨 관절을 망치는 일이다. 무릎을 잔뜩 구부리고 앉아 있는 것과 다르지 않은 것이다. 항상 자신감 넘치게 어깨를 펴고 살자. 이미 어깨가 굽은 사람은 더욱더 어깨를 활짝 펴야 한다. 가슴을 앞으로 내밀어 등과 어깨를 반듯이 펴는 새로운 자세 습관을 들이자.

한쪽 팔만 쓰는 습관도 어깨 관절을 망친다. 아무리 오른손잡이고, 왼손잡이라고 해도 한쪽 팔만 과도하게 쓰면 한쪽 어깨 관절에 염증이 생기기 쉽다. 오른손잡이는 오른쪽 어깨에, 왼손잡이는 왼쪽 어깨에 오십견이 잘 생긴다. 생활 속에서 양팔 모두를 균형 있게 사용해야 어깨 관절의 건강을 지킬 수 있다.

바른 자세라 하더라도 한 자세로 오래 있는 것은 어깨 관절에 좋지 않다. 한 자세로 오래 일해야 할 때는 적어도 1시간마다 스트레칭을 해서 어깨 근육의 경직을 풀어준다. 20분 간격으로 스트레칭을 하는 것이 가장 바람직하다.

TIP 생활 속에서 피해야 할 행동들

- 계단을 오르내릴 때 무릎 관절에 지나친 하중 부담이 가해져서 관절을 잘 닳게 한다. 특히 계단을 내려가야 할 때는 엘리베이터나 에스컬레이터를 이용한다.
- 등산할 때 가파른 길이나 돌길 같은 거친 길은 되도록 피한다. 이미 무릎 관절에 병이 있는 사람은 등산 시 400m 이상 오르지 않는 것이 좋고 반드시 등산 스틱을 챙긴다.
- 걸을 때 팔을 대각선으로 흔들며 터덜터덜 걷는 것은 어깨 관절에 좋지 않다. 정확히 앞뒤로 가볍게 팔을 흔들며 걷는 습관을 기르도록 한다.
- 가방을 멜 때 한쪽 어깨로 드는 것은 척추와 어깨 관절에 나쁘다. 되도록 가방끈은 넓고 푹신한 것을 골라 양쪽 어깨에 멘다.

관절에 좋은 올바른 자세

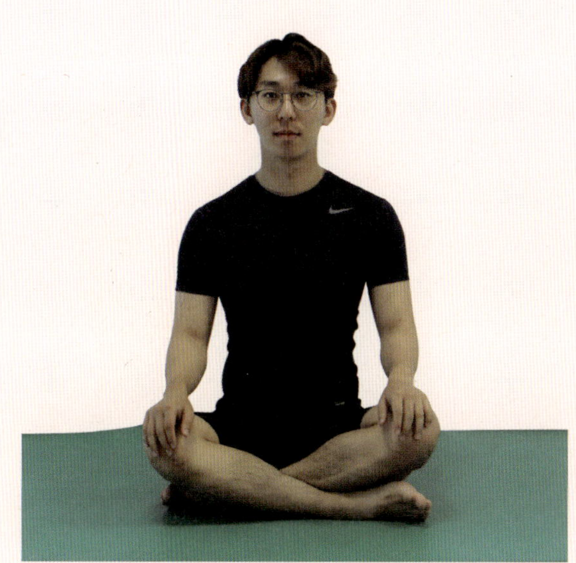

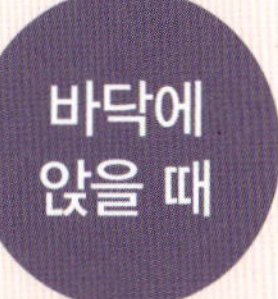

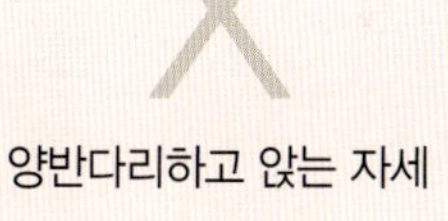

양반다리하고 앉는 자세

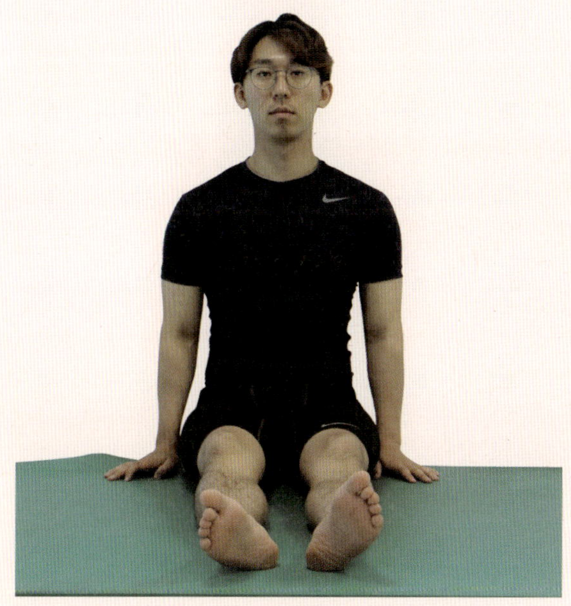

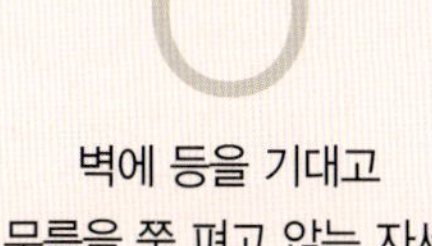

벽에 등을 기대고
무릎을 쭉 펴고 앉는 자세

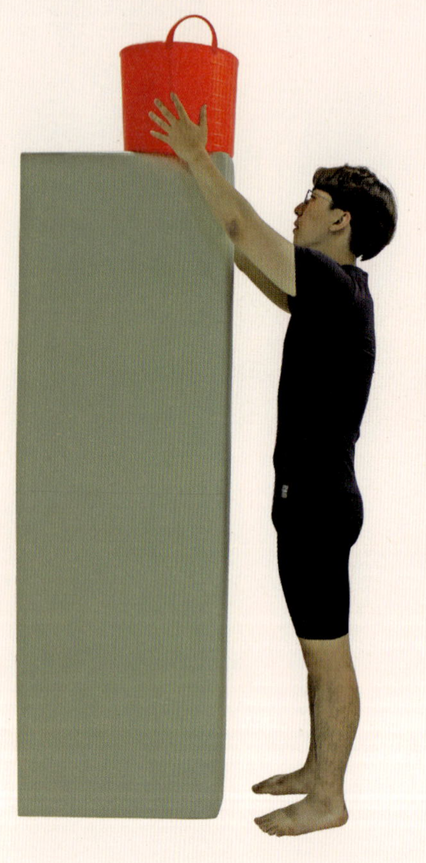

X

머리 위로 팔을 과하게
들어 올리는 자세

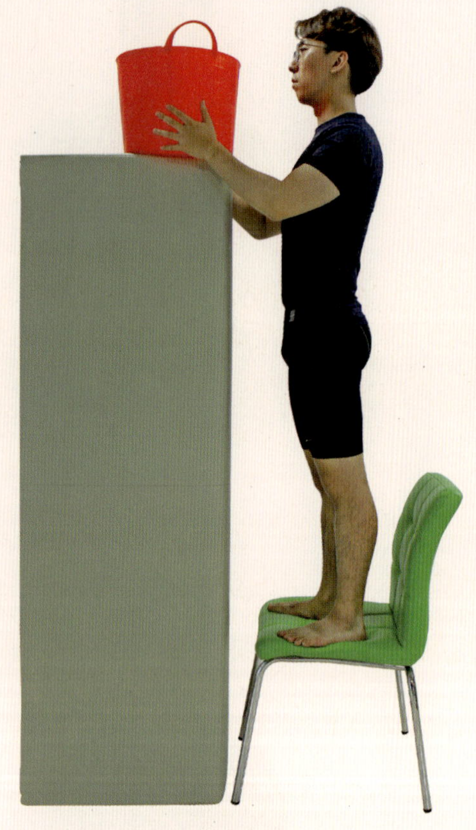

O

도구를 이용해 팔을 살짝 들
어 올리는 자세

단백질, 칼슘, 비타민D 필요량을 채워라

흔히 관절 건강에는 도가니탕, 족발, 돼지껍질 같은 콜라겐이 풍부한 음식이 좋다고 말한다. 인체 관절 연골과 유사한 성분이라는 것이 그 이유이다. 하지만 정말 그럴까?

아직 의학적으로 밝혀진 사실은 없지만, 긍정하기 참 어려운 이야기이다. 우리 몸에 관절 연골 성분이 부족하면 관절 연골이 재생되지 않는다는 논리는 그럴듯하다. 하지만 도가니탕, 족발, 돼지껍질 같은 음식으로 콜라겐을 충분히 섭취한다고 치자. 음식 속 콜라겐이 얼마나 인체 관절 연골의 재료로 쓰일지는 아직 미지수이다.

오히려 도가니탕, 족발, 돼지껍질을 자주 먹는 것은 관절 건강을 해치기 쉽다. 상당한 양의 지방이 들어 있는 까닭이다. 지방은 단백질, 탄수화물보다 칼로리가 2배 이상 많이 나간다. 따라서 관절 건강 때문에 도가니탕, 족발, 돼지껍질을 자주 먹으면 비만해지기 쉽다. 이런 음식 때문에 비만해지면 무릎 관절 같이 하중 부담이 있는 관절은 더 빨리 닳게 된다. 또한 콜레스테롤 수치가 높은 사람은 관절 구조물의 혈액순환마저 더욱 악화될 수 있다.

즉 도가니탕, 족발, 돼지껍질 같이 지방이 많이 함유된 음식이 관절 건강을 악화시킬 이유는 충분하지만 관절에 좋은 이유는 아직까지 입증된 것이 없다.

차라리 부족한 영양소를 보충해라

관절 건강을 보장하는 특별한 음식은 없다. 그래서 특정 음식을 챙겨 먹으라고 절대 권하지 않는다. 오히려 우리 몸에 흔히 부족한 영양소 가운데 관절 건강에 도움을 주는 음식을 하루 필요량만큼 채울 것을 추천한다. 그 대표적인 것이 단백질과 칼슘, 비타민D이다.

하루 단백질 권장 섭취량을 채우는 것은 관절 건강을 지켜준다. 근육은 관절의 부담을 덜어주는 역할을 톡톡히 하기 때문에 관절 건강에는 아주 중요하다. 근육만 탄탄해도 관절질환이 예방되고 그 진행도 늦출 수 있다. 요즘은 고기를 많이 먹기 때문에 단백질이 부족하다는 생각을 못하는데 필요량만큼 채우지 못하는 사람이 적지 않다. 건강을 생각해서 고기를 먹지 않는 사람도 상당수이니 말이다.

평소 근력이 약한 사람이나 체성분 검사에서 근육량이 적게 나오는 사람들은 보통 단백질 섭취가 부족한 편이다. 단백질 섭취가 적으면 운동을 해도 근육이 빨리 탄탄해지지 않는다. 적어도 하루 권장 단백질량은 채우도록 노력하자. 하루에 필요한 단백질 섭취량은 체중 1kg당 0.8g 수준이다. 체중이 50kg인 사람은 매일 적어도 40g의 단백질을 섭취해야 한다. 콜레스테롤이나 중성지방 수치가 높은 사람은 돼지고기, 소고기 같은 육류 단백질과 달걀은 피한다. 대신 콩, 두부 같은 식물성 단백질과 고등어, 연어 같은 생선으로 하루 권장 단백질을 채운다.

체내 칼슘과 비타민D를 부족하지 않게 하는 것도 관절 건강에는 중요하다. 뼈가 약하면 관절에 하중이 더 많이 실리게 되므로 더 빨리 닳는다. 관절 건강을 생각한다면 매일 칼슘과 비타민D를 부족하지 않게 채워 미리 골다공증을 막아야 한다. 하루 칼슘 섭취 권장량은 700mg이다. 우유 한 잔에 든 칼슘이 200mg에 불과하기 때문에, 하루 한 잔의 우유로 칼슘을 모두 채웠다고 생각해서는 안 된다.

우유, 요구르트, 치즈, 두유, 멸치, 마른 새우, 깻잎, 브로콜리, 시금치, 김, 미역, 다시마, 아몬드, 참깨같이 칼슘이 든 음식을 골고루 먹으면 하루 필요한 칼슘양을 충분히 채울 수 있다. 음식을 편식해서 먹고 그것이 칼슘 섭취와 거리가 멀다면, 칼슘보충제로 하루 필요 칼슘양을 채워주는 것이 관절 건강에 이롭다.

비타민D는 한국인 과반수가 부족한 영양소이다. 햇볕을 쬐면 저절로 생성되는 영양소지만, 야외활동이 줄면서 상당수 한국인이 비타민D 부족에 시달리고 있다. 따라서 관절 건강을 위해서는 비타민D도 신경 써서 챙겨 먹을 필요가 있다.

한국영양학회는 비타민D 하루 필요량을 50세 미만은 200IU, 50세 이상은 400IU 이상으로 권한다. 따로 시간을 내서 햇볕을 쬐기 어려우면 비타민

D가 풍부한 연어, 정어리, 고등어, 멸치, 뱅어포, 우유, 치즈, 달걀노른자, 표고버섯, 무말랭이 등을 챙겨 먹는다. 음식을 고르게 섭취하지 못한다면 비타민D 영양제를 먹는 것도 방법이다.

관절 영양제를 맹신하지 마라

요즘은 글루코사민, 상어 연골, 초록입홍합 같은 건강기능식품이 관절 영양제로 나와 인기를 끌고 있다. 물론 어느 정도 관절 건강에 도움이 되는 것은 사실이다. 일부 관절 영양제가 관절염을 예방하고 관절염 치료에 도움이 된다는 연구 결과가 나오고 있다. 하지만 살을 빼고 관절에 좋은 운동을 하는 것에 비하면 효과는 미미한 수준이다.

관절 건강을 위해 운동만큼은 반드시 권하지만 관절 영양제를 굳이 권하지는 않는다. 관절 영양제는 위에 부담되고 당뇨병에도 좋지 않은 영향을 미친다. 값도 꽤 비싸다. 몸의 부담과 비용 대비 효과가 크면 관절 영양제를 분명 권할 것이다. 하지만 관절 영양제가 그만큼의 효과를 낸다고 보기는 아직 어렵다.

특히 운동하기 귀찮아서 관절 영양제를 챙겨 먹는다는 발상이라면 절대 권하고 싶지 않다. 운동과 동시에 관절 건강을 보조할 용도로 관절 영양제를 먹겠다면 굳이 말릴 생각은 없다.

글루코사민은 관절 연골을 구성하는 주요 성분으로 우리 몸에서 저절로 만들어진다. 하지만 우리 몸이 노화되면 글루코사민 생성 능력이 떨어진다. 나이가 들어서 관절 연골이 더 빨리 닳는 것은 글루코사민을 생성하는 인체 능력이 떨어지는 것도 하나의 이유이다. 관절 영양제 '글루코사민'에는 관절

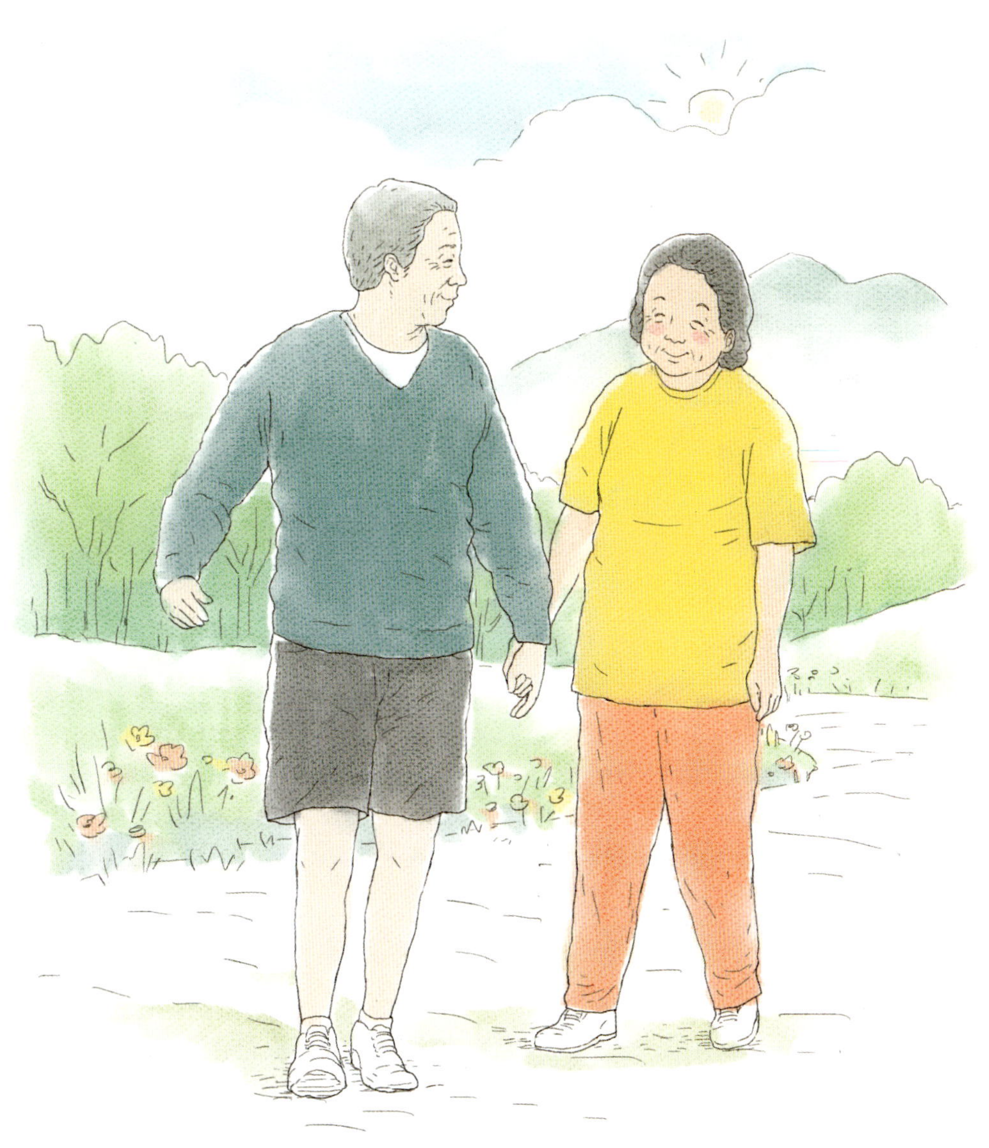

연골의 재료 성분이 고농도로 담겨있어 효능을 낸다.

요즘 글루코사민은 상어 연골 같은 관절 건강에 도움이 되는 성분이 함유된 것도 있다. 상어 연골에는 연골 생성에 큰 영향을 미치는 단백질 콘드로이친이 많이 들어 있다. 게다가 우리 몸에 부족하기 쉬운 칼슘과 인도 담겨 있다.

초록입홍합도 요즘 자주 거론되는 관절 건강기능식품이다. 뉴질랜드 바다에서 잡히는 어패류로 오메가 3와 각종 미네랄, 비타민이 풍부한 것으로 알려졌다. 오메가 3는 염증을 없애는 작용을 하기 때문에 조그만 상처에도 염증이 잘 커지는 관절 건강에 도움이 된다는 것이다.

하지만 관절 영양제는 관절 건강을 보조하는 건강기능식품일 뿐이다. 다시 한 번 말하지만 절대 맹신해서는 안 된다.

담배를 끊어야
관절이 튼튼하다

관절 건강을 생각한다면 금연은 필수이다. 그 이유는 충분히 짐작될 것이다. 바로 혈액순환. 관절 구조물은 안 그래도 혈액이 잘 공급되지 않게 설계되어 있다. 작은 상처도 치유가 잘 안 되고 병의 단초가 되기 쉽다.

여기에 매일매일 담배를 피워서 혈액을 공급하는 전신의 혈관 크기를 줄이고 산다고 생각해보라. 감이 잘 오지 않는다면 빨대로 음료를 마신다고 가정해보자.

요구르트를 마실 때의 얇은 빨대와 콜라를 마실 때의 굵은 빨대를 이용할 때, 우리가 섭취하는 음료의 양은 분명 엄청나게 차이가 날 것이다. 흡연자의 혈관이 요구르트를 마실 때의 빨대 굵기라면, 비흡연자의 혈관은 콜라를 마실 때의 빨대 굵기이다. 혈액 공급에 얼마나 차이가 날지 이제 짐작이 가는가. 그래서 담배를 피워 관절의 혈액 공급을 막으면 혈액 공급이 원체 잘 안 되는 관절 구조물이 망가지는 것은 시간문제가 된다.

담배를 오랫동안 피운 사람에게 회전근개 파열의 빈도가 높고, 그 정도는 더욱 심하다는 외국 연구가 그 사실을 뒷받침한다. 특별히 다치지 않아도 일상에서 팔을 들어 올리는 행동만으로 견봉에 부딪힌 회전근개에는 상처가 잘 생긴다. 회전근개에는 혈관 분포가 적기 때문이다.

똑같은 크기로 회전근개에 상처가 나도 흡연자와 비흡연자는 나중에 병의 중증도에서 확연한 차이를 보인다. 혈액 속에 들어 있는 상처 치유 물질이 관절 구조물의 수명에 얼마나 큰 영향을 주는지 짐작해볼 수 있다.

관절의 건강 수명을 늘리기 위해서 금연은 아주 중요하다. 관절질환이 없을 때부터 담배를 끊는 것이 좋다. '건강한데 무슨 문제냐'라는 생각이라면 적어도 관절질환이 생긴 후부터는 꼭 담배를 끊기 바란다. '치료하면 되는데, 왜?'라고 생각할지 모르겠다. 하지만 담배는 치료 결과에 상당한 악영향을 미치며 실제 연구를 통해 증명된 사실이기도 하다.

파열된 회전근개를 관절내시경시술로 꿰맨 뒤 흡연자와 비흡연자로 나누어 회전근개 재파열 빈도를 조사한 연구가 있었다. 흡연자가 비흡연자보다 재파열 빈도가 높다는 놀라운 결과가 있었다.

흡연은 혈액순환 악화 외에 다른 이유로 관절 건강을 해친다는 연구 결과도 있다. 동물 실험에 불과하지만 관절 연골세포가 제대로 자라는 것을 막는다는 이유이다.

우리 몸의 세포는 끊임없이 생겨나고 사멸하기를 반복한다. 관절의 연골세포도 마찬가지이다. 연골이 마찰에 의해 닳아도 건강할 때는 새로운 연골

세포가 자라나 자연스럽게 결손 부위를 채운다. 그런데 담배를 피우면 연골 세포가 잘 자라지 않아서 결손 부위를 잘 채우지 못하는 것이다.

관절 연골이 손상된 쥐들을 담배 연기에 노출한 그룹과 담배 연기에 노출하지 않은 그룹으로 나누어서 관절 연골의 회복 속도를 비교한 연구가 있었다. 한 달간 1주일에 6일 담배 연기에 노출한 쥐와 담배 연기에 노출하지 않은 쥐의 손상된 연골 회복도를 비교한 것이다. 실험 결과, 담배 연기에 노출된 쥐가 담배 연기에 노출되지 않은 쥐에 비해 확실히 연골 회복 속도가 더뎠다. 니코틴이 연골세포의 성숙을 억제한 까닭이다.

관절을 튼튼히 하고 싶은가? 그럼 당장 담배부터 끊자.

관절을 항상 따뜻하게 하라

햇볕이 따뜻한 날 공원 벤치에 앉아 잠깐이라도 삶의 무게를 모두 내려놓고 쉬자. 따뜻한 햇볕 아래 하루 15~20분 일광욕을 즐기는 이 별것 아닌 일이 당신의 관절을 튼튼하게 해준다. 햇볕을 쬐면 비타민D가 몸 안에서 저절로 만들어지기 때문에 골다공증 위험이 줄어든다. 그러면 골다공증이 초래하는 무릎 관절의 하중 부담에서 벗어날 수 있다. 관절, 인대, 힘줄, 근육 같은 관절 구조물이 따뜻해져서 마치 스트레칭을 한 것처럼 부드럽게 풀린다. 따뜻한 햇살 아래 몸을 맡기면 노곤해진다는 말은 괜한 말이 아닌 것이다.

인대, 힘줄, 근육 같은 관절 구조물이 구석구석에 뻗어 있는 혈관도 몸이 따뜻해지면 열을 발산하느라 확장된다. 그래서 다량의 혈액이 관절 구조물에 치유 물질을 보내주기 때문에 아주 작은 상처는 간단하게 치유된다. 일상에서 관절을 튼튼하게 하는 일은 이렇게 쉬울 수도 있는 것이다.

추울 때 옷, 스카프, 담요로 무릎과 어깨를 보온하는 것도 관절에 도움이 된다. 추위에 잠깐 노출되어도 관절이 굳어지고 혈액순환이 잘되지 않아서 관절 건강에 좋지 않은 탓이다. 퇴행성 관절염, 오십견 같은 만성 관절질환을 앓을 때는 추위에 쉽게 악화된다. 여름보다 겨울에 만성 관절질환자가 통증을 더 많이 호소하는 이유가 날씨에 있는 것이다.

만성 관절질환자는 봄, 가을 같은 환절기에도 숄, 스카프 등을 챙겨서 기온이 떨어지는 밤을 대비해야 한다. 캠핑을 가거나 야외공연을 관람할 때도 무릎담요를 꼭 챙긴다. 요즘은 냉방이 잘 되기 때문에 여름에도 관절 건강을 위해서 긴 소매 옷 하나 정도는 챙길 것을 권한다. 실내 온도도 중요하다. 사계절 실내 온도는 25~27도 정도로 맞추는 것이 관절 건강에 이롭다.

추위에 무릎과 어깨 관절이 경직되었을 때 아무 준비 없이 관절을 따뜻하게 하는 방법이 있다. 바로 마사지이다. 손을 충분히 비벼서 마찰열을 만들어낸 뒤 관절 부위를 마사지하면 된다. 그러면 경직된 근육이 풀리고 혈액순환도 원활해진다. 하지만 관절통이 있을 때는 되도록 마사지를 하지 않는 편이 좋다. 통증이 있더라도 가볍게 터치하는 정도의 마사지는 무난하다. 단 부어 있는 관절 부위는 손으로 절대 만지지 말자.

관절질환을 앓고 있을 때는 온찜질이 도움된다. 온찜질을 하면 혈액순환이 촉진되어 통증이 줄고 단단히 굳은 관절 구조물도 쉽게 풀린다. 수건을 40도가량의 물에 푹 적셔서 비닐로 싼 다음 관절 부위에 밀착시켜 댄다. 하루 20분만 투자하면 된다.

만성 관절통이 있을 때는 일주일에 2~3번 반신욕을 하는 것도 좋다.

38~40도의 물에서 온욕을 즐긴 후에는 확실히 통증이 가라앉는다. 반신욕도 20분이면 충분하다.

관절은 항상 따뜻하게 해주는 것이 이롭지만 예외가 있다. 다쳐서 관절 구조물에 출혈이 의심되거나 급성 염증 반응으로 심하게 부었을 때는 반드시 냉찜질을 해야 한다. 가령 야구를 하다가 다쳤을 때는 온찜질이 아닌 냉찜질을 해야 하는 것이다. 다친 시점부터 48~72시간까지는 냉찜질을 하고, 이후에는 온찜질을 한다.

파스와 패치, 제대로 알고 써라

관절이 쑤시고 아프면 통증을 없애기 위해서 파스나 패치를 곧잘 사서 붙인다. 약국에서 쉽게 살 수 있기 때문에 많은 사람이 구분 없이 쓴다. 하지만 파스와 패치는 분명 용도부터 다르다. 파스 중 핫파스, 쿨파스도 취향이 아니라 용도에 맞추어 써야 하지만 현실은 전혀 그렇지 않다. 파스와 패치도 내 관절 건강을 위해서 제대로 알고 써야 한다.

만성 통증에는 핫파스, 급성 통증에는 쿨파스

많은 사람이 원리를 모르고 파스를 애용한다. 대체로 파스에 소염 효과와 진정 효과를 내는 성분이 담겨 있어 관절통과 부종이 준다고 알고 있다. 하지만 파스의 주요 원리는 그것이 아니다.

파스는 인체 감각에 혼동을 일으키고 혈액순환에 간여해서 관절의 통증과 부종을 조절한다. 통증이 느껴지는 부위 피부에 파스를 붙여서 차갑거나 뜨거운 감각 자극을 주면 통증을 못 느끼고 열과 냉의 원리에 의해 부종이 사라진다.

파스가 통증을 못 느끼게 하는 원리는 간단하다. 우리 몸은 여러 가지 감각을 한꺼번에 주었을 때 모든 감각을 다 느끼지 못한다. 그중 가장 센 감각만 느낀다. 관절통보다 더 강한 감각을 주는 것이 파스의 통증 완화 원리인 것이다. 부종을 없애는 파스의 원리도 간단하다. 파스가 내는 차갑거나 뜨거운 감각으로 통증 부위의 혈관을 수축하거나 이완해서 부종을 조절하는 것이다.

무릎이 쿡쿡 쑤실 때 캡사이신 성분이 든 핫파스를 무릎에 붙이면 파스가 내는 후끈후끈한 감각에 묻혀서 통증이 느껴지지 않는다. 피부가 후끈후끈해지기 때문에 혈액순환이 촉진되어 염증은 빨리 가라앉는다. 반면 쿨파스는 박하 속 멘톨이 피부를 차갑게 만들어서 무릎의 쿡쿡 쑤시는 통증을 느끼지 못하게 한다. 피부가 차가워져서 혈액이 덜 가므로 부종이 줄고 염증도 커지지 않는다.

부상을 당한 뒤 통증은 첫 48~72시간 동안 차가운 것으로 다스려야 한다. 혈관을 수축시켜서 부종이 커지지 않게 하고 염증을 줄이기 위한 것이다. 그런데 단순히 '파스의 찬 느낌이 싫다'는 이유로 핫파스를 쓴다고 생각해보라. 혈관이 넓어져서 미세 출혈이 잡히지 않고 염증이 커지면 부종이 심해진다. 통증이 커질 뿐만 아니라 관절의 병도 더욱 깊어진다. 우리가 관절 건강을 위해서 파스를 제대로 알고 사용해야 하는 이유가 여기에 있다.

붙이는 소염진통제, 패치

패치는 파스와 비슷하게 생겼지만 완전히 다르다. 하지만 많은 사람이 그 차이를 간과한다. 패치는 한마디로 '붙이는 소염진통제'이다. 파스처럼 피부에 붙이는데 효과는 소염진통제를 먹은 것과 같다. 파스에는 관절 치료제라는 이름이 붙지 않지만 패치에는 관절 치료제라는 이름이 붙는 이유이다. 따라서 패치를 파스처럼 생각하고 써서는 안 된다.

패치에 붙은 피록시캄 같은 약효 성분은 피부를 통해 몸 안에 흡수되어 혈관을 타고 온몸을 돌며 효과를 낸다. 무릎이 아플 때, 파스는 무릎에 붙여야 효과를 제대로 볼 수 있다. 그래야 통증 부위의 감각을 파스의 감각 자극으로 효과적으로 대체할 수 있으니 말이다.

하지만 패치는 무릎이 아닌 허벅지 안쪽에 붙여야 제대로 효과를 볼 수 있다. 잘못된 광고 탓인지 다들 패치를 무릎이 아플 때 무릎에 붙이고 어깨가 아플 때 어깨에 붙이는데, 그러면 패치의 통증과 염증 조절 효과는 떨어진다.

우리 몸에서 피부가 두껍고 딱딱한 부위에는 혈관 분포가 적지만 피부가 얇고 말랑말랑한 부위에는 혈관 분포가 많다. 패치는 피부를 통해 소염진통제 성분이 혈액에 최대한 많이 흡수될 때 약효를 극대화할 수 있다. 피부가 얇고 혈관이 많은 피부에 붙여야 약효 성분이 혈액에 많이 흡수되어 패치가 제 역할을 할 수 있다. 이제 패치는 관절통 부위가 아니라 허벅지 안쪽이나 팔뚝 안쪽과 같이 약효 성분이 잘 흡수되는 곳에 붙이자.

운동으로 관절을 안티에이징하라

관절을 안티에이징하는 가장 확실한 방법이 있다. 바로 운동이다. 틈틈이 스트레칭으로 관절 구조물을 풀어주고 근육을 강화해서 관절의 부담을 덜어주면 관절의 노화를 재촉하는 염증에서 벗어날 수 있다. 생활 속에서 스트레칭과 함께 걷기 같은 유산소운동, 탄력밴드 같은 근력운동을 열심히 하자. 한 가지 더 있다. 관절 건강을 해치기 쉬운 운동에 대해서도 철저히 알아두는 것이다. 지피지기면 백전백승이다. 100세까지 관절을 튼튼하게 지키기 위한 운동 노하우를 알아보자.

관절 젊게 하는 운동 vs. 늙게 하는 운동

스트레칭은 관절 건강에 기본이 되는 운동이다. 운동이나 일을 할 때 항상 시작과 끝을 스트레칭과 함께하면 관절 건강은 크게 걱정하지 않아도 된다. 스트레칭을 하면 인체 움직임을 담당하는 관절 구조물이 이완되고 온몸의 혈액순환이 원활해진다. 그래서 운동할 때 부상 위험을 크게 줄여준다. 스트레칭만 제대로 해도 대부분의 운동 부상을 막을 수 있다고 하니 그 중요성을 짐작할 것이다.

관절을 젊게 하는 대표 운동 주자가 있다. 유산소운동은 걷기, 무산소운동(근력운동)은 근력 강화운동이다. 걷기는 절대 어려울 것이 없다. 단 숨 찰만큼 속력을 내서 걸어야 효과를 본다는 것만 명심하자. 이때 운동화 착용은 필수이다. 되도록 울퉁불퉁한 길과 언덕길을 피하고 평탄하고 푹신한 흙길을 걷자.

근력 강화운동도 특별할 게 없다. 누워서 다리를 쭉 펴고 들었다 내렸다 하는 운동이 대표적 근력 강화운동이다. 맨손 운동이 재미없다면 탄력밴드나 짐 볼 등을 이용하는 것도 방법이다. 운동이 시시하게 느껴질 때는 운동 시간을 늘리거나 헬스기구로 점차 중량을 늘려서 강도를 높인다. 두 운동 모두 쉽고 언제 어디서든 할 수 있다. 부상 위험도 낮아서 고령이나 운동 초보자 모두 쉽게 실천할 수 있다.

단 근력 강화운동을 할 때 조심할 것이 있다. 바로 관절 구조물에 부담을 주는 운동 자세를 피하는 것이다. 대표적으로 똑바로 서서 바벨을 위로 들어 올리면 회전근개와 견봉이 충돌해서 관절 구조물에 부담이 간다. 이때는 똑바로 누워서 위로 역기를 들어 올려야 한다.

아쿠아로빅, 수중댄스는 관절 건강에 좋다. 수중에서 하는 운동은 부력 덕분에 관절의 부담은 크게 줄고, 물속 저항 때문에 운동 효과는 크다. 하지만 수영은 별로 추천하지 않는다. 자유형이나 접영으로 수영할 때는 오버헤드 동작을 하기 때문에 어깨힘줄과 견봉이 충돌한다. 평영은 무릎을 과도하게 구부렸다 펴기 때문에 무릎 관절에 부담을 준다.

관절 건강에 굳이 추천하지 않는 운동도 있다. 자전거 타기, 계단 오르내리기, 등산 같은 운동은 무릎 관절에 독이 되기 때문에 권하지 않는다. 자전거는 무릎 관절에 부담이 적다고 알고 있지만 무릎을 계속 굽혔다 폈다 하기 때문에 무릎 관절이 잘 닳는다. 계단 오르내리기와 등산은 내려올 때 무릎 관절에 하중 부하가 크기 때문에 굳이 권하지 않는다. 이런 운동을 좋아한다면 적어도 운동 시작 전 스트레칭을 충분히 해서 무릎 관절의 부담을 줄여주자.

자전거를 탈 때는 안장 높이를 조절해서 무릎 관절이 과도하게 굽혀지지 않게 한다. 등산할 때는 너무 높은 산은 피하고 급경사를 등반 코스, 완경사를 하산 코스로 잡는다. 등산 스틱과 함께 쿠션기능과 미끄럼 방지기능이 잘 되어 있는 등산화 착용이 필수이다.

야구, 테니스, 스쿼시, 클라이밍 같은 운동은 어깨 관절에 독이 되기 때문에 권하지 않는다. 한쪽 어깨만을 집중적으로 사용해서 어깨 관절과 힘줄에 무리를 초래하는 까닭이다. 클라이밍은 팔을 어깨 위로 올려서 반복적으로 양어깨에 부담을 가중하는 운동이다. 어깨 관절의 점액낭이 어깨뼈 사이에 말려들어 가기도 한다. 이러한 운동을 즐길 때는 운동 전 충분히 스트레칭을 해서 어깨 구조물의 부상 위험을 줄여야 한다.

노화를 막는 관절 운동

무릎이나 어깨에 이미 병이 있다면 적극적인 근력 강화운동이 필요하다. 근력을 강화하면 하중 부담만 줄어드는 것이 아니다. 관절을 둘러싼 근육이 관절 구조물에 가해지는 각종 압력과 충격을 줄여준다. 근육이 탄탄하면 관절을 위아래로 당겨 연골이 닳는 것도 막아준다. 걷기와 함께 근력 강화운동을 하루에 30~50분씩 최소 3개월 이상 꾸준히 하면 관절질환의 재발을 막을 수 있고 악화를 늦출 수 있다. 관절의 노화를 막는 무릎과 어깨의 운동법을 통증이 있을 때와 없을 때로 나누어 알아보자.

통증 없을 때 하면 좋은 무릎 운동

Key Point

통증이 없을 때 하면 좋은 무릎 운동은 무릎의 질환이 생길 위험을 크게 줄인다. 매일 10~15분을 투자해서 무릎관절 구조물을 튼튼하게 하자. ★ 모든 동작은 8회 반복하고, 익숙해져서 무리가 없으면 15회까지 한다.

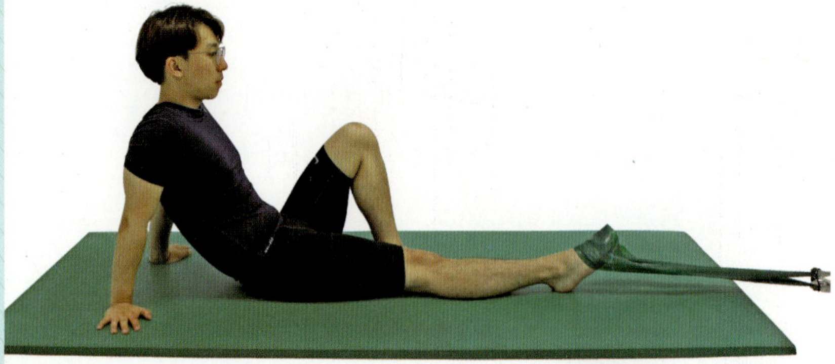

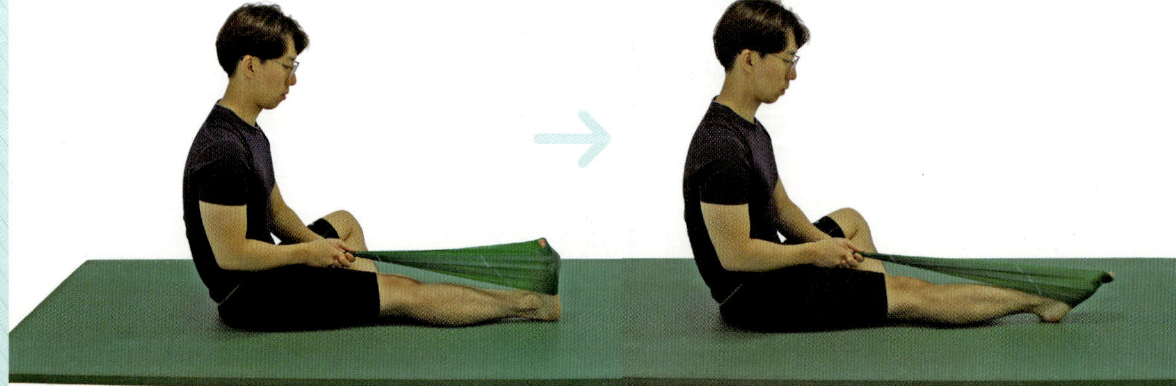

1 앞쪽에 밴드를 고정하고 두 팔을 바닥에 지지하며 앉는다. 발목에 밴드를 걸고 무릎을 곧게 편다. 발목을 몸 쪽으로 당겨 자세를 유지하고 천천히 돌아간다(반대쪽도 실시한다).

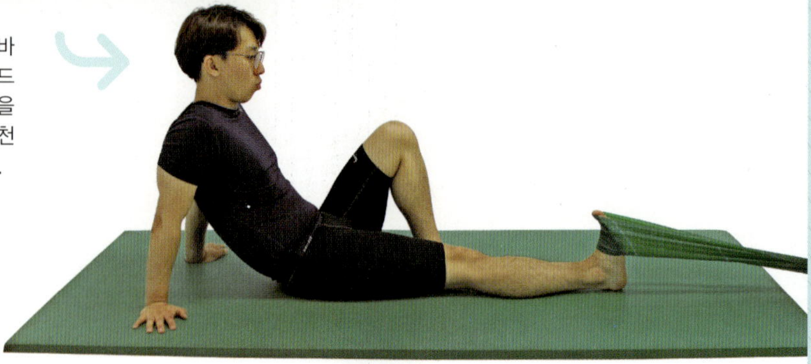

2 양손에 밴드를 잡고 앉는다. 발목에 밴드를 걸고 무릎을 곧게 편다. 발목을 발바닥 쪽으로 밀어 자세를 유지하고 천천히 돌아간다(반대쪽도 실시한다).

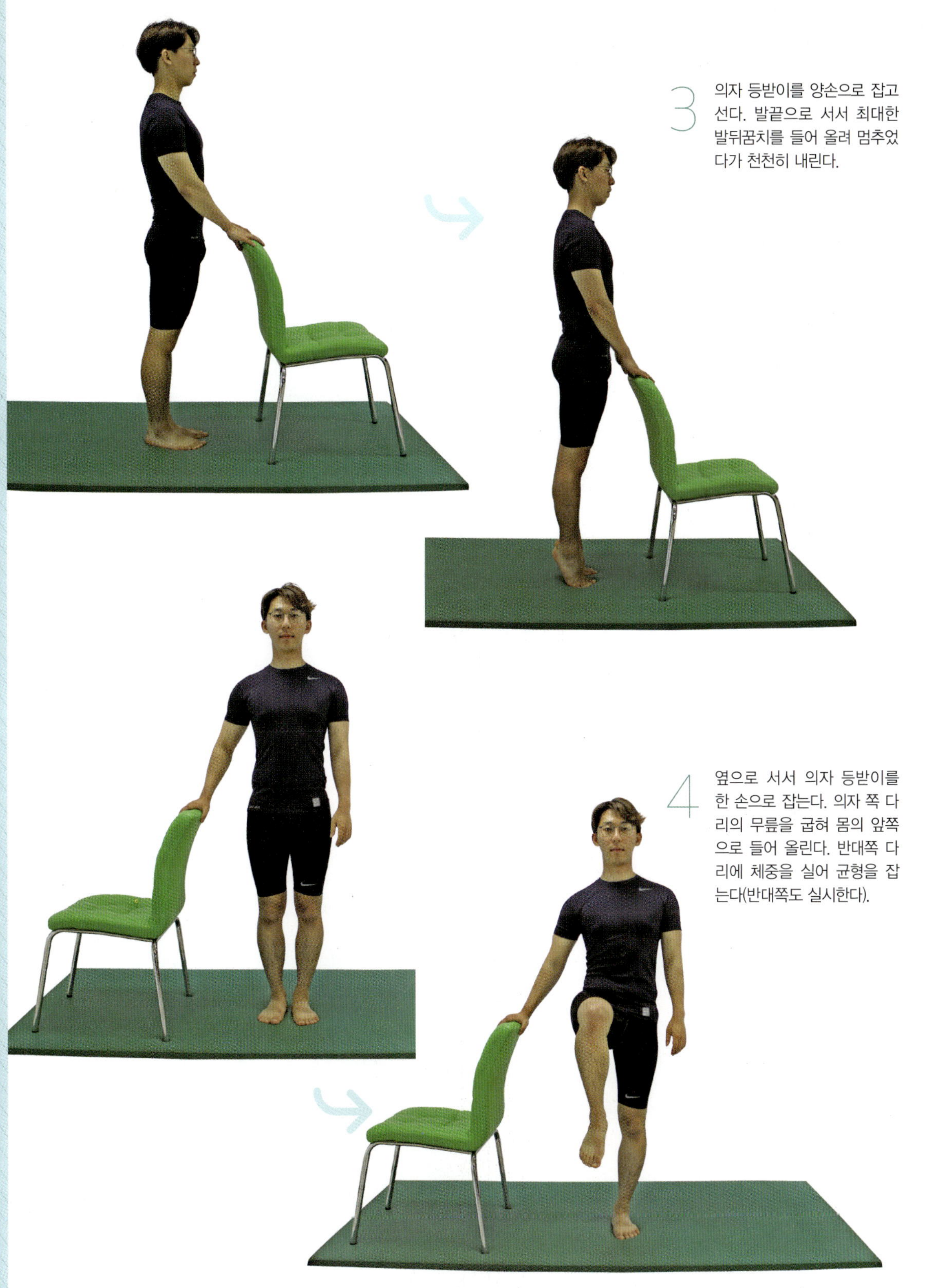

3 의자 등받이를 양손으로 잡고
선다. 발끝으로 서서 최대한
발뒤꿈치를 들어 올려 멈추었
다가 천천히 내린다.

4 옆으로 서서 의자 등받이를
한 손으로 잡는다. 의자 쪽 다
리의 무릎을 굽혀 몸의 앞쪽
으로 들어 올린다. 반대쪽 다
리에 체중을 실어 균형을 잡
는다(반대쪽도 실시한다).

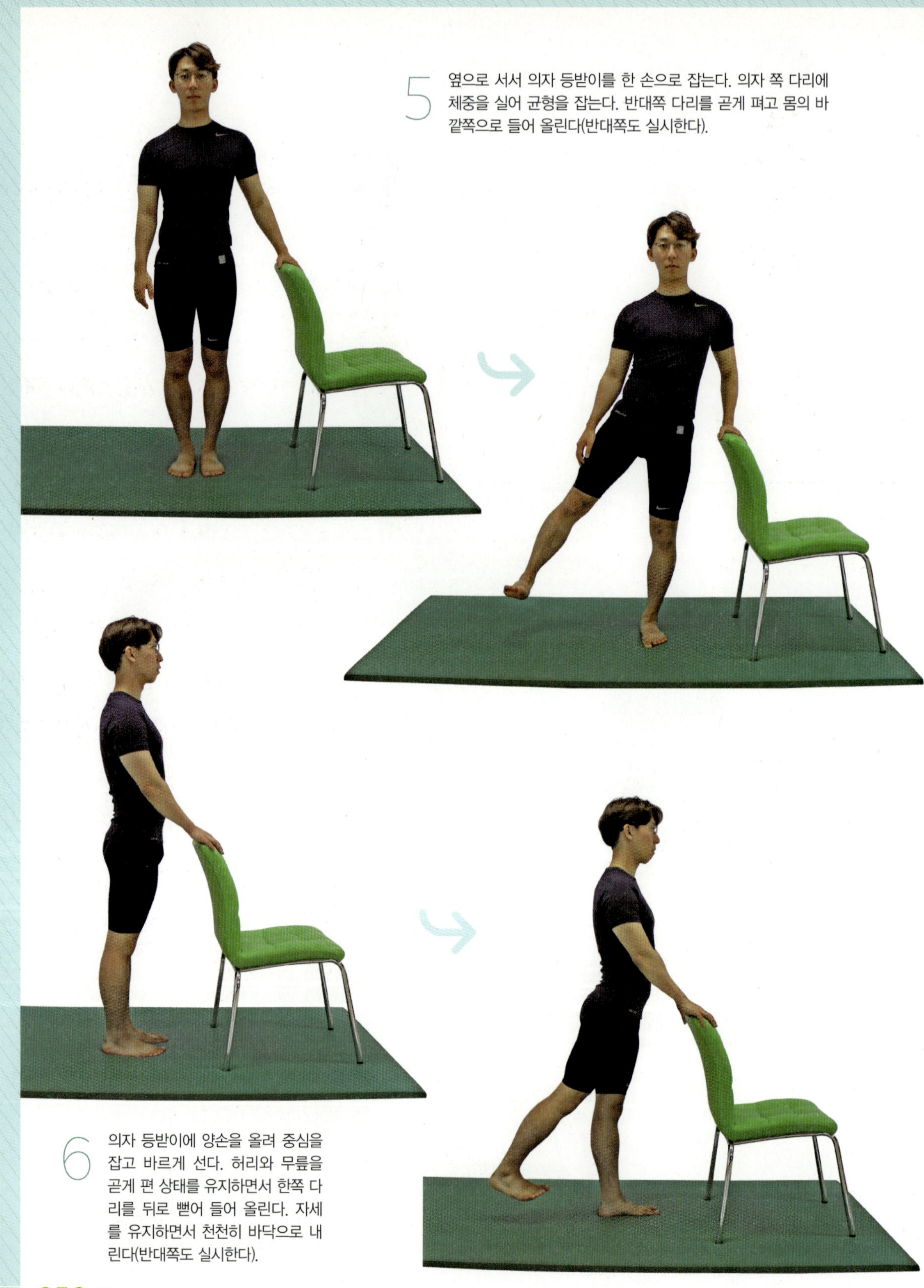

5 옆으로 서서 의자 등받이를 한 손으로 잡는다. 의자 쪽 다리에 체중을 실어 균형을 잡는다. 반대쪽 다리를 곧게 펴고 몸의 바깥쪽으로 들어 올린다(반대쪽도 실시한다).

6 의자 등받이에 양손을 올려 중심을 잡고 바르게 선다. 허리와 무릎을 곧게 편 상태를 유지하면서 한쪽 다리를 뒤로 뻗어 들어 올린다. 자세를 유지하면서 천천히 바닥으로 내린다(반대쪽도 실시한다).

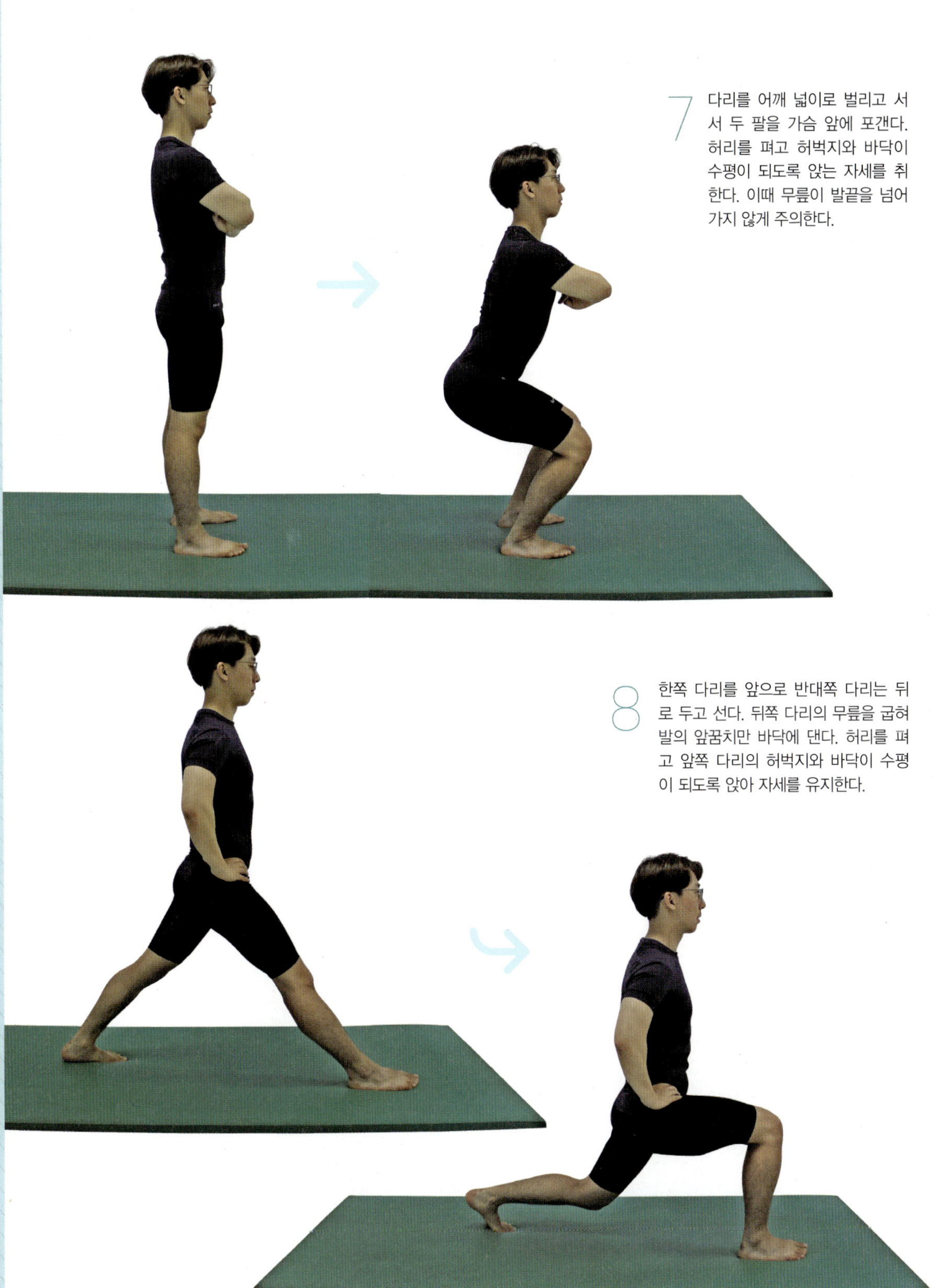

7 다리를 어깨 넓이로 벌리고 서
  서 두 팔을 가슴 앞에 포갠다.
  허리를 펴고 허벅지와 바닥이
  수평이 되도록 앉는 자세를 취
  한다. 이때 무릎이 발끝을 넘어
  가지 않게 주의한다.

8 한쪽 다리를 앞으로 반대쪽 다리는 뒤
  로 두고 선다. 뒤쪽 다리의 무릎을 굽혀
  발의 앞꿈치만 바닥에 댄다. 허리를 펴
  고 앞쪽 다리의 허벅지와 바닥이 수평
  이 되도록 앉아 자세를 유지한다.

통증 없을 때 하면 좋은 어깨 운동

통증이 없을 때 하면 좋은 어깨 운동은 어깨의 질환이 생길 위험을 크게 줄인다. 매일 10~15분을 투자해서 어깨관절 구조물을 튼튼하게 하자. ★ 모든 동작은 틈틈이 1회만 실시해도 효과를 볼 수 있다.

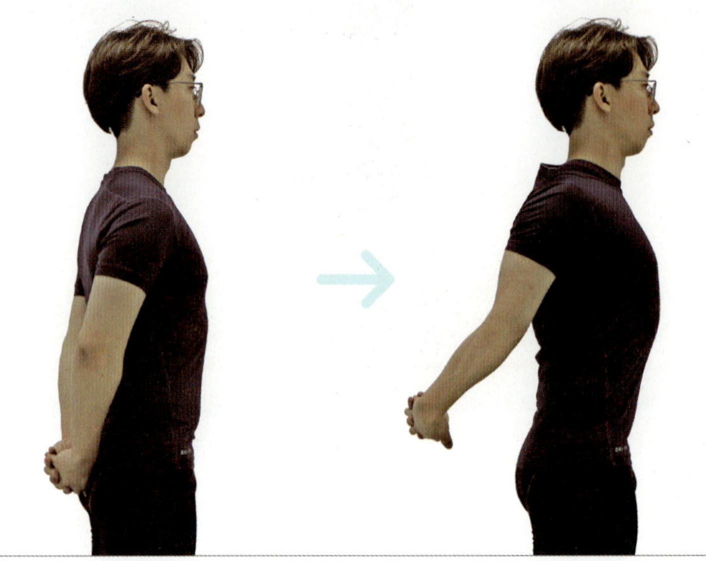

1 똑바로 서서 두 팔을 등 뒤에서 깍지 낀 후 뒤로 민다. 10초간 자세를 유지한다.

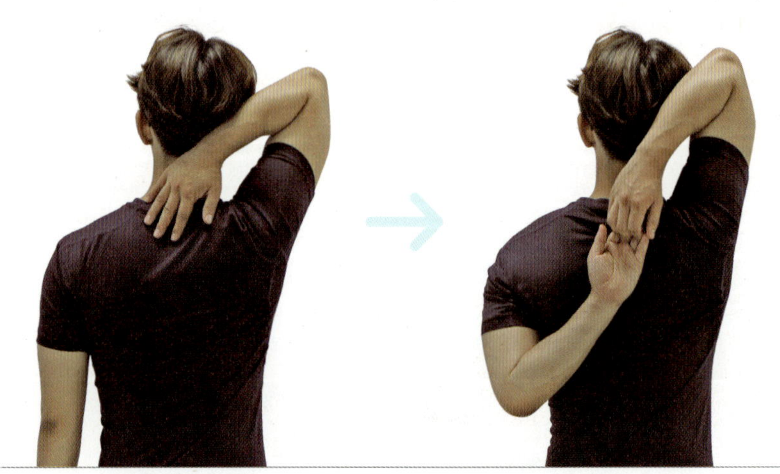

2 한쪽 팔을 머리 뒤로 넘겨 등 아래쪽으로 최대한 내린다. 반대쪽 팔은 등 뒤로 돌려 등 위로 최대한 올린다. 등 뒤에서 양손이 최대한 닿게 한다(반대쪽도 실시한다).

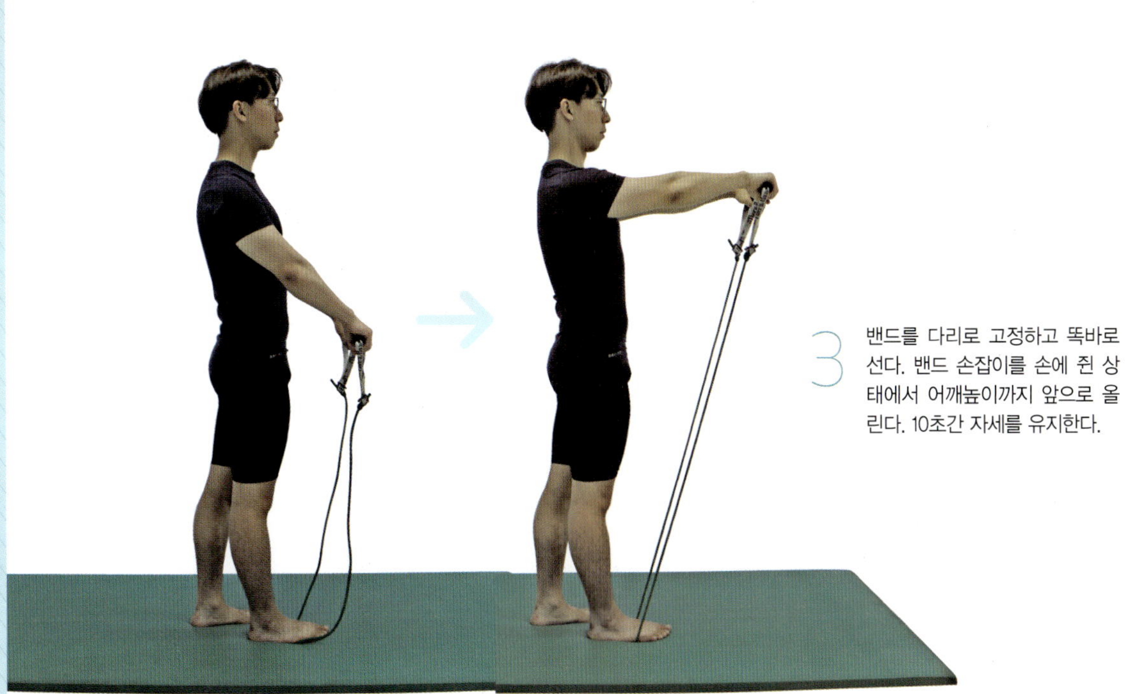

3 밴드를 다리로 고정하고 똑바로
선다. 밴드 손잡이를 손에 쥔 상
태에서 어깨높이까지 앞으로 올
린다. 10초간 자세를 유지한다.

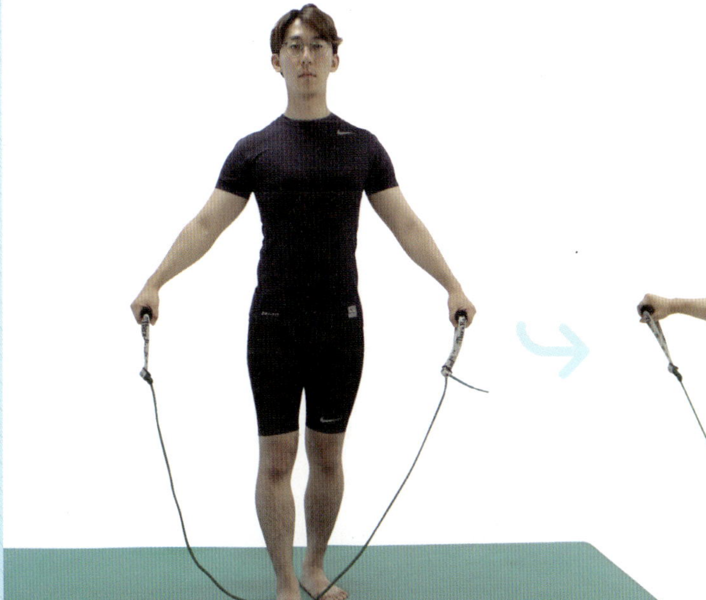

4 밴드를 다리로 고정하고 똑바로 선다.
밴드 손잡이를 손에 쥔 상태에서 어깨
높이까지 옆으로 올리는 동작을 8회
반복한다.

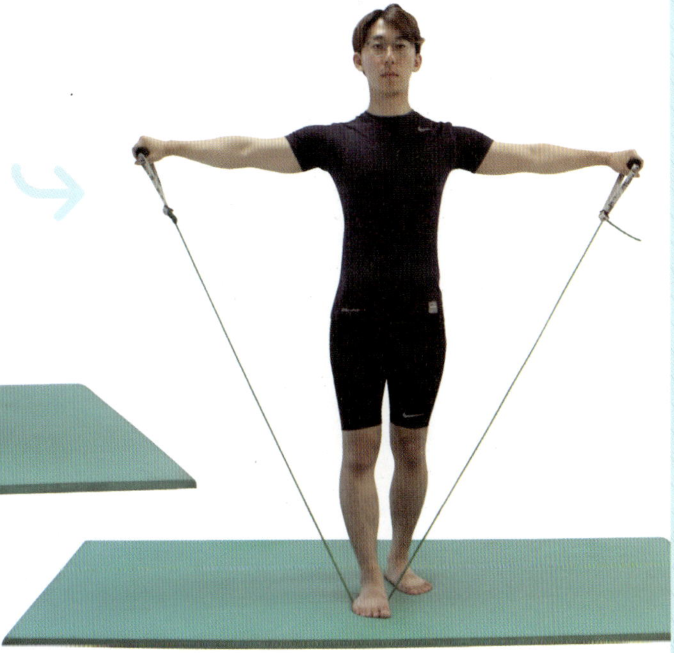

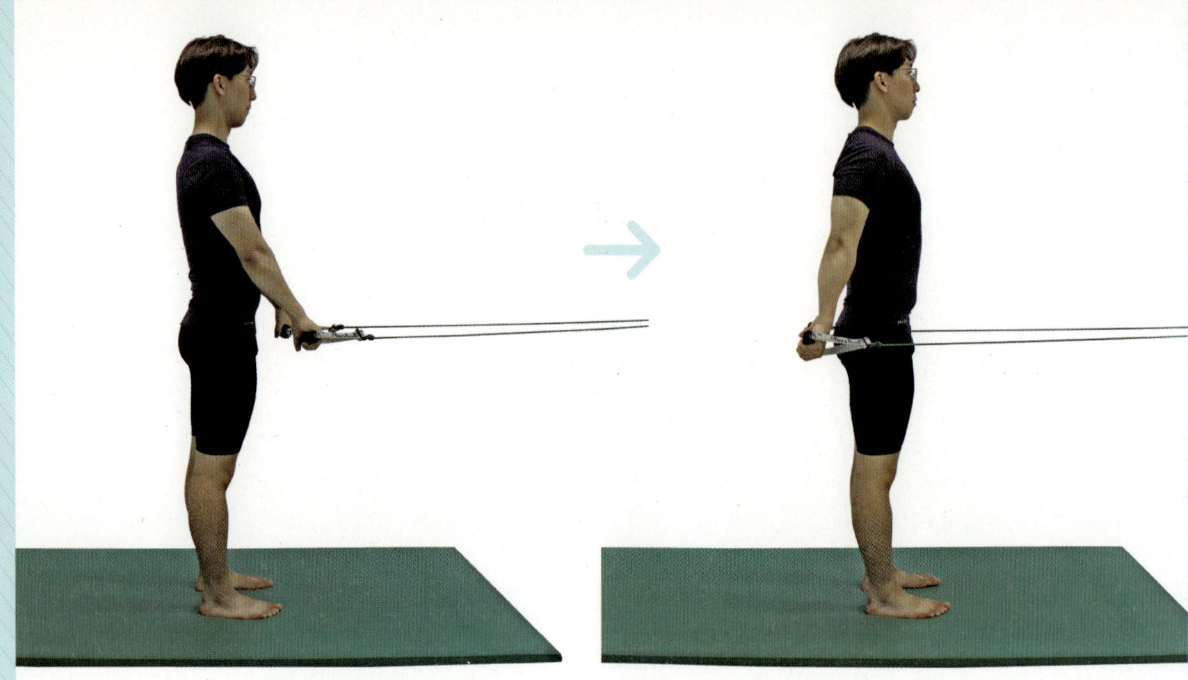

5 밴드 손잡이를 손에 쥔 상태로 팔이 앞으로 가게 해서 선다. 팔이 벌어지지 않는 범위 내에서 뒤로 미는 동작을 8회 반복한다.

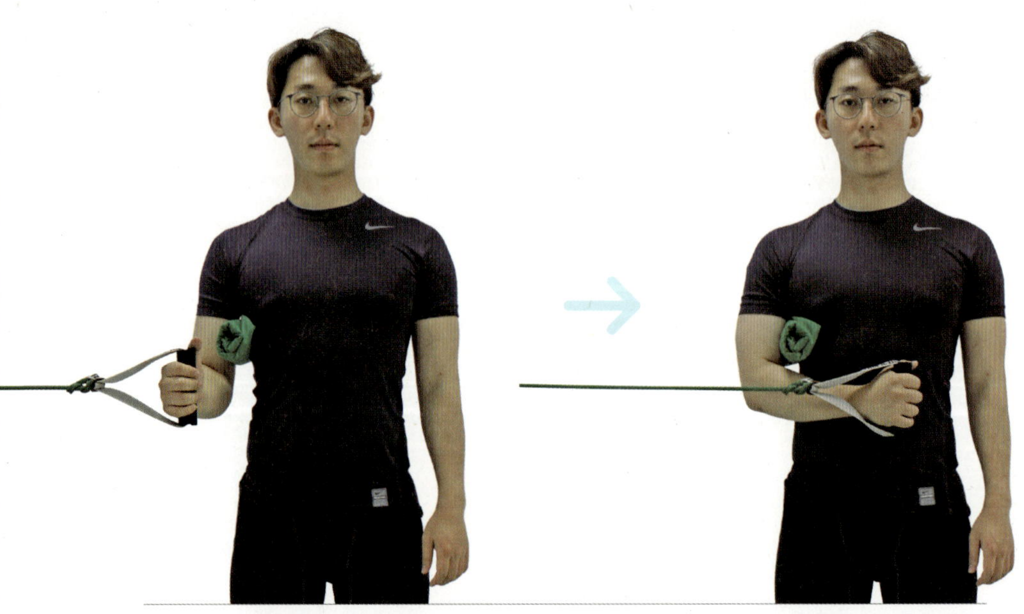

6 겨드랑이 사이에 수건을 말아서 끼우고 팔꿈치를 옆구리에 붙인다. 밴드 손잡이를 손에 쥔 상태에서 몸의 안쪽 방향으로 당기기를 8회 반복한다(반대쪽도 실시한다).

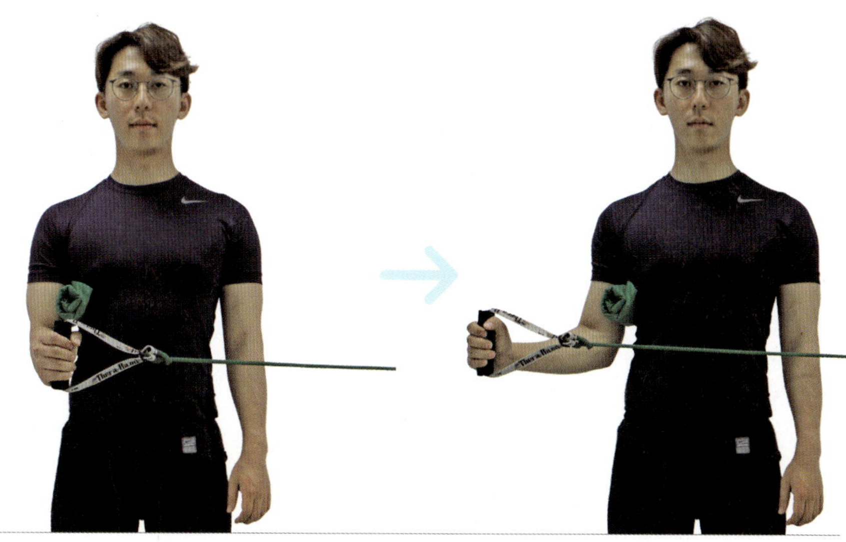

7 겨드랑이 사이에 수건을 말아서 끼우고 팔꿈치를 옆구리에 붙인다. 밴드 손잡이를 손에 쥔 상태에서 몸의 바깥쪽 방향으로 당기기를 8회 반복한다(반대쪽도 실시한다).

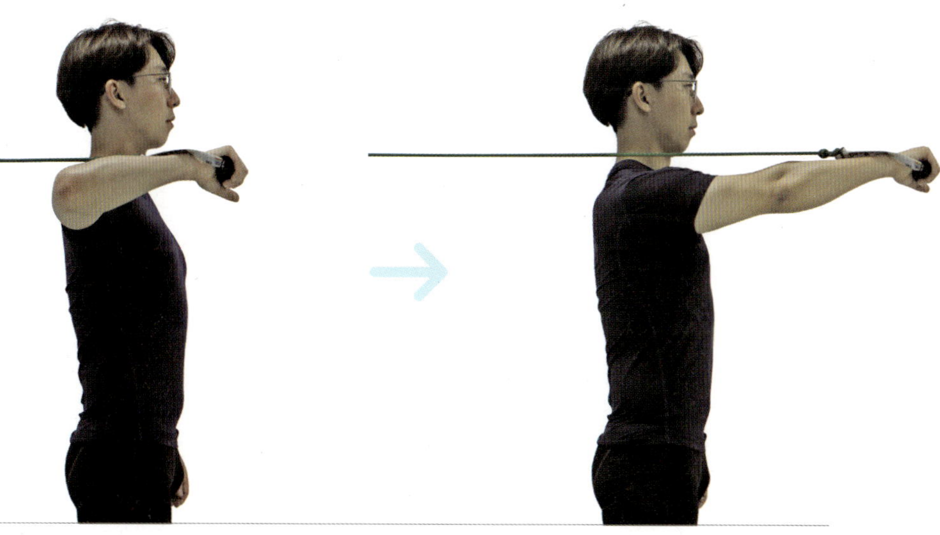

8 한 손에 밴드 손잡이를 쥐고 바르게 선다. 팔꿈치를 90도 구부리고 옆으로 벌려 어깨높이에 맞춘다. 팔에 힘을 주어 밴드를 앞으로 밀어내고 멈추었다가 천천히 놓는 동작을 8회 반복한다(반대쪽도 실시한디).

통증 있을 때도 운동이 필요하다

무릎과 어깨에 통증이 있을 때는 안정을 취하는 것이 좋다. 하지만 무릎과 어깨를 전혀 움직이지 않아서도 안 된다. 오히려 회복에 도움이 안 되는 까닭이다. 근육은 3일만 움직이지 않아도 위축되어 관절 구조물의 노화를 부추긴다. 틈틈이 하는 운동은 회복을 앞당기고 질환의 악화도 막는다. 단 통증이 있을 때의 운동법은 신중해야 한다. 무릎과 어깨에 통증이 있을 때 도움이 되는 운동법에 대해 알아보자.

통증 있을 때 하면 좋은 무릎 운동

무릎이 아플 때 통증에서 벗어날 수 있도록 도움을 주는 운동이다. 매일 10~15분을 투자하여 무릎의 통증에서 벗어나자. ★ 모든 동작은 10초간 자세를 유지하며, 틈틈이 1회만 실시해도 효과를 볼 수 있다.

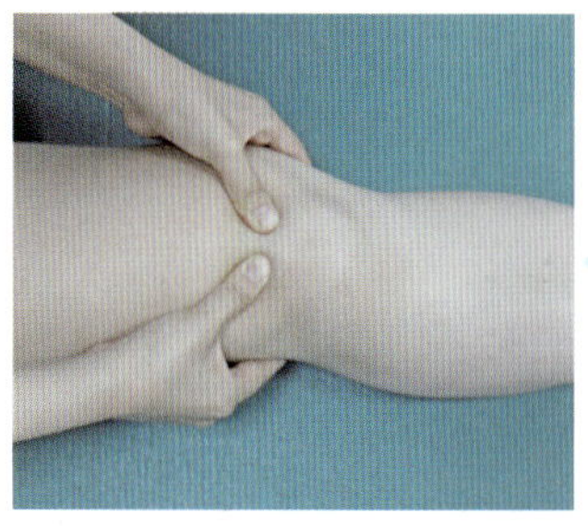 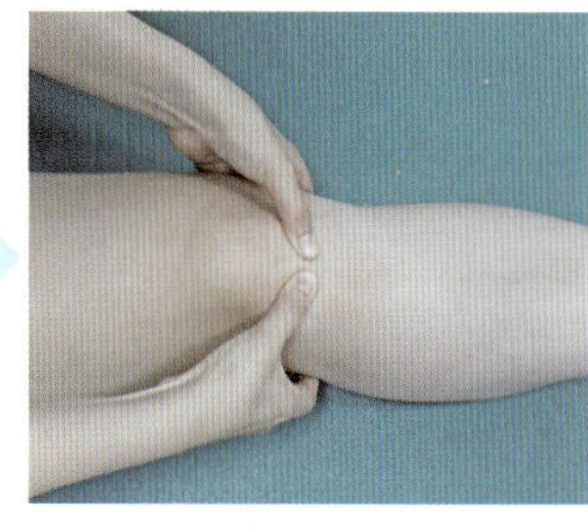 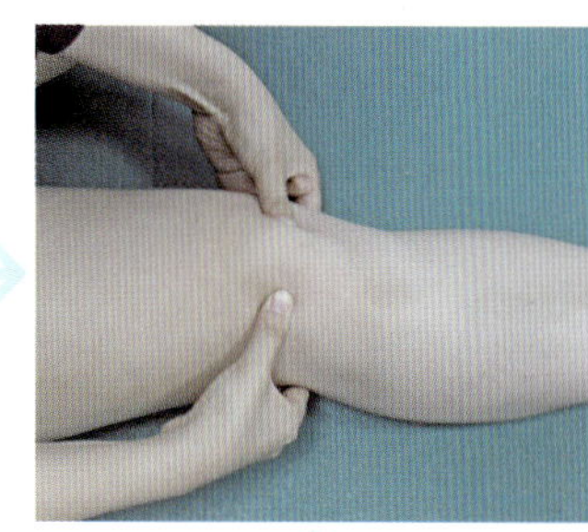

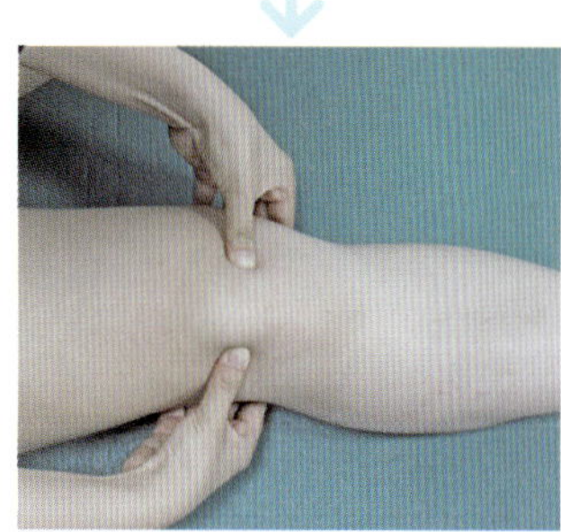

1 아픈 다리의 무릎을 펴고 앉는다. 엄지손가락으로 무릎의 슬개골을 잡는다. 자세를 바르게 잡고 위아래, 양옆으로 뼈를 밀고 당긴다.

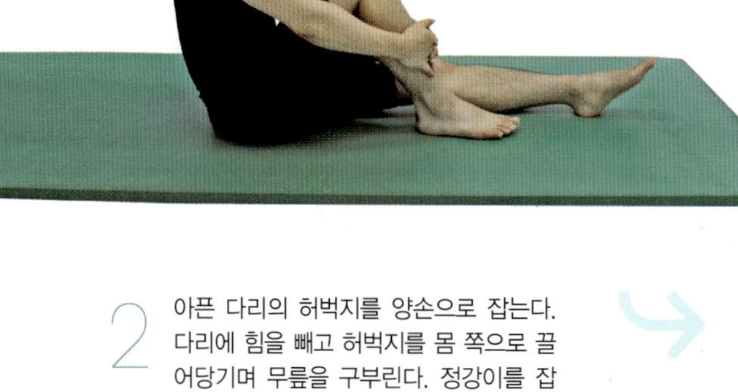

2 아픈 다리의 허벅지를 양손으로 잡는다. 다리에 힘을 빼고 허벅지를 몸 쪽으로 끌어당기며 무릎을 구부린다. 정강이를 잡고 통증이 없는 곳까지 최대한 몸 쪽으로 끌어당긴다.

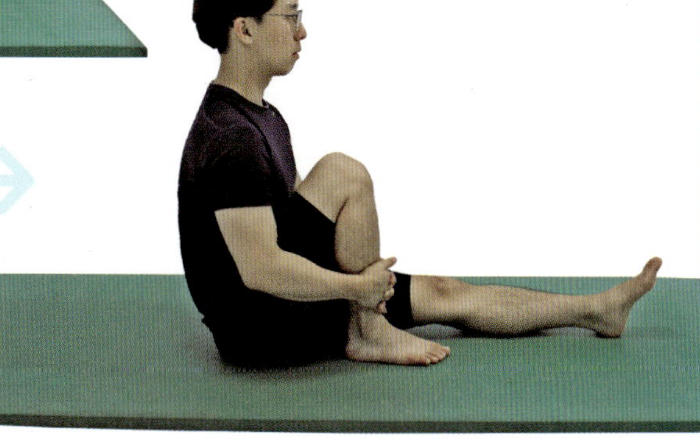

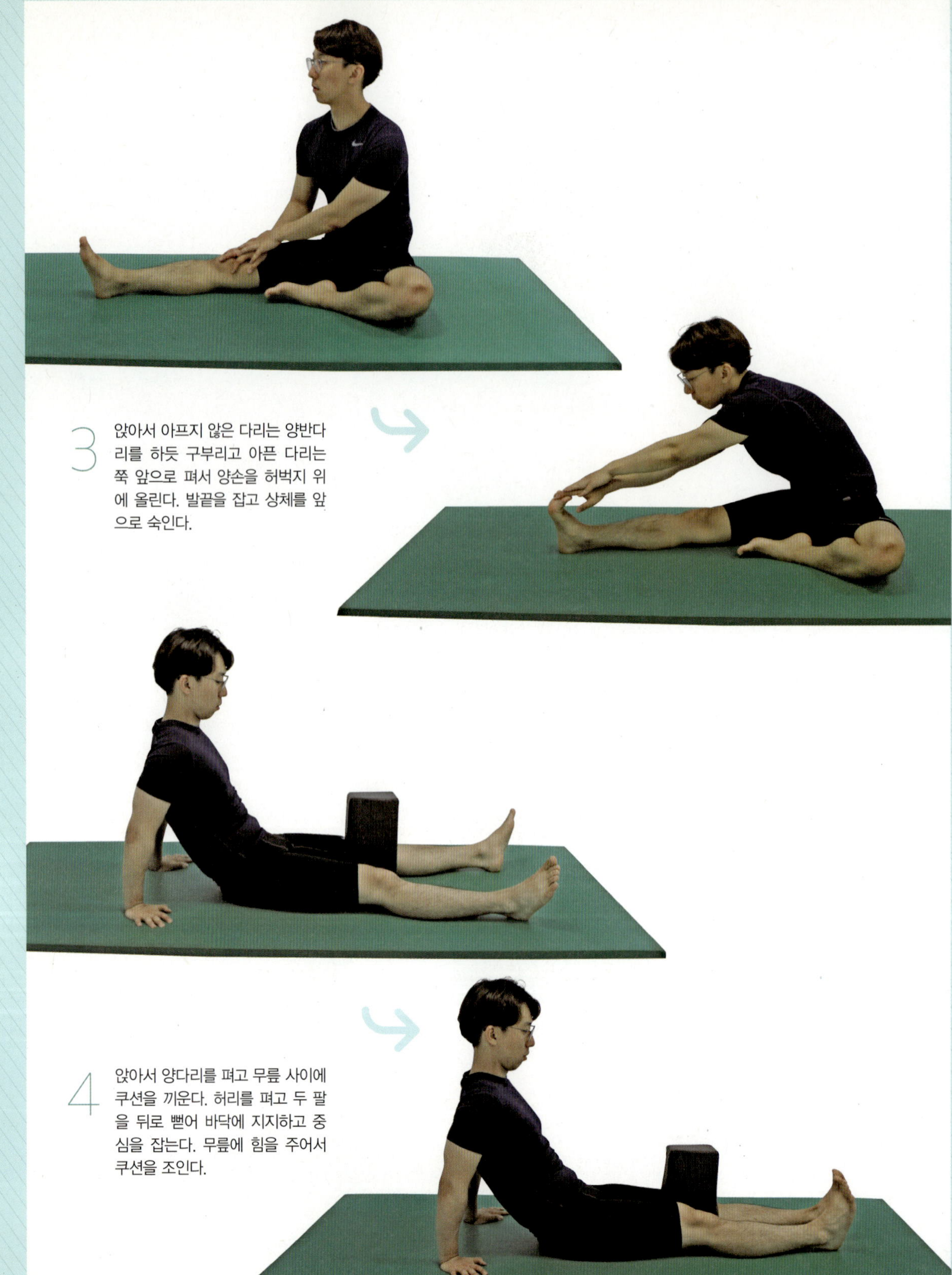

3 앉아서 아프지 않은 다리는 양반다
리를 하듯 구부리고 아픈 다리는
쭉 앞으로 펴서 양손을 허벅지 위
에 올린다. 발끝을 잡고 상체를 앞
으로 숙인다.

4 앉아서 양다리를 펴고 무릎 사이에
쿠션을 끼운다. 허리를 펴고 두 팔
을 뒤로 뻗어 바닥에 지지하고 중
심을 잡는다. 무릎에 힘을 주어서
쿠션을 조인다.

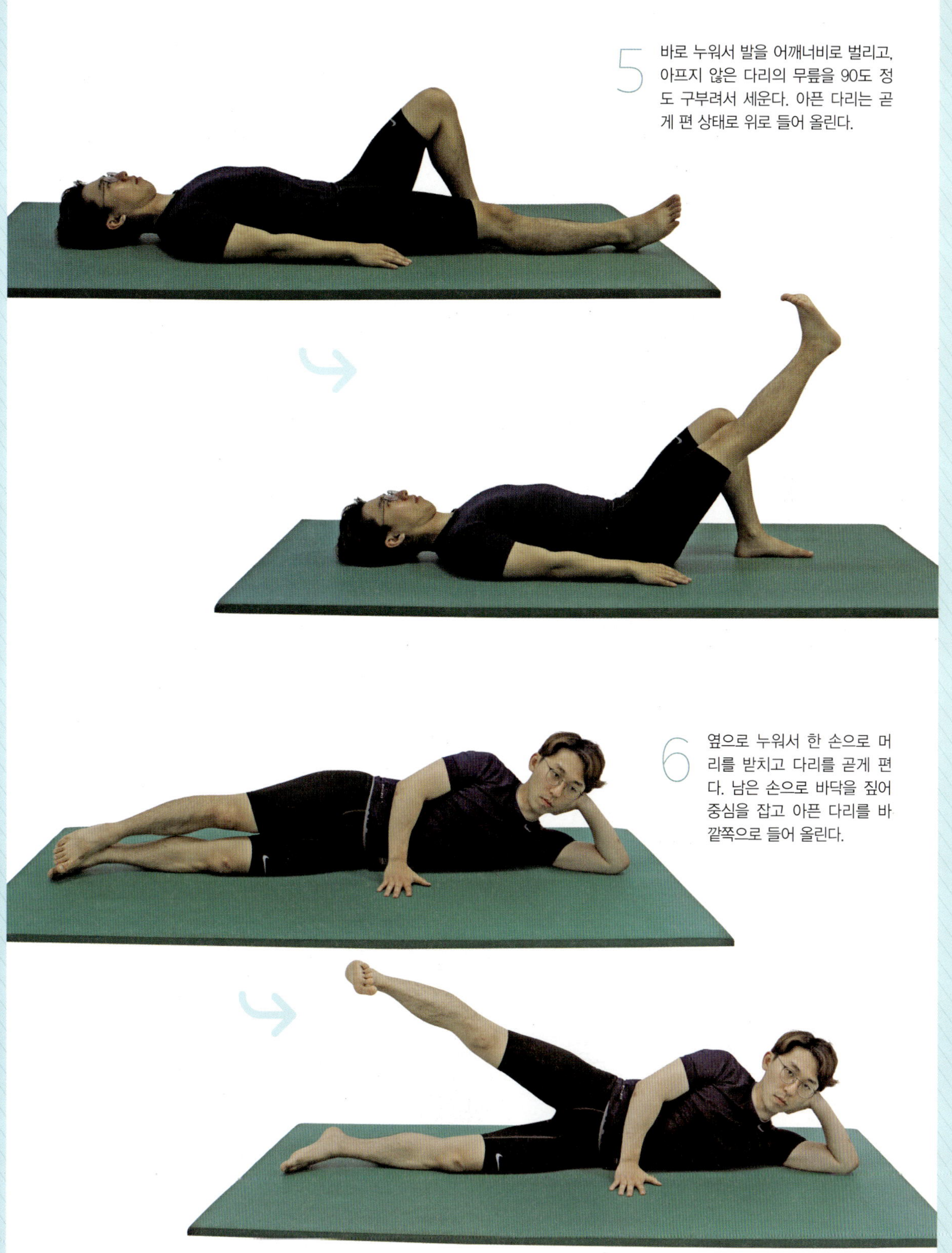

5 바로 누워서 발을 어깨너비로 벌리고, 아프지 않은 다리의 무릎을 90도 정도 구부려서 세운다. 아픈 다리는 곧게 편 상태로 위로 들어 올린다.

6 옆으로 누워서 한 손으로 머리를 받치고 다리를 곧게 편다. 남은 손으로 바닥을 짚어 중심을 잡고 아픈 다리를 바깥쪽으로 들어 올린다.

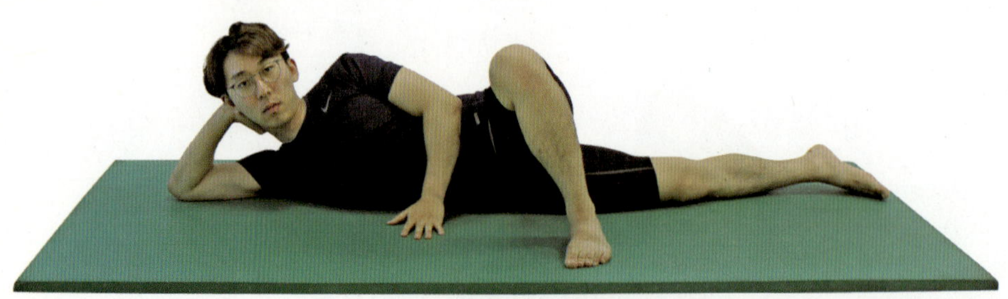

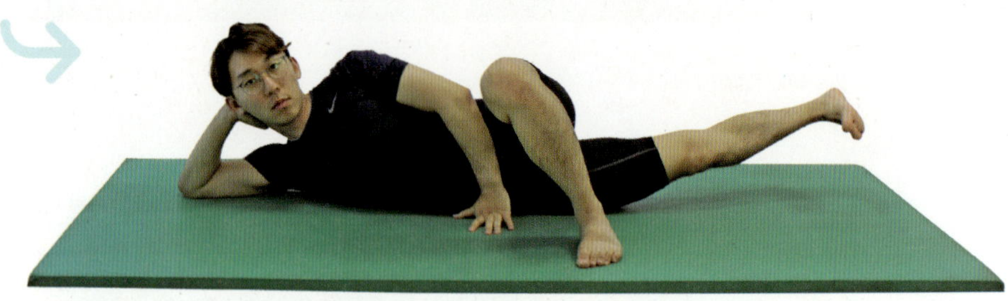

7 옆으로 누워서 한 손으로 머리를 받치고 다리를 곧게 편다. 남은 손으로 바닥을 짚어 중심을 잡고 아프지 않은 다리를 구부려 발바닥이 바닥에 닿게 한다. 아픈 다리를 곧게 펴서 발끝을 발등 방향으로 살짝 당긴 채 위로 들어 올린다.

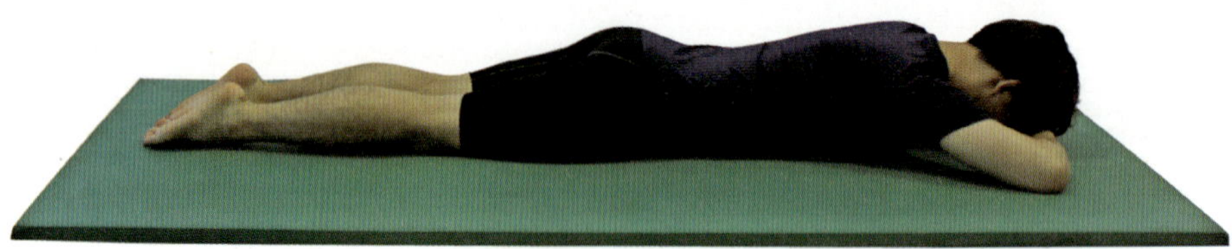

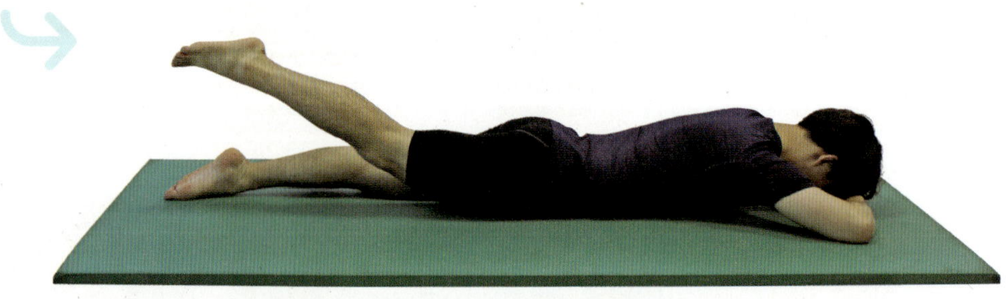

8 엎드려 누운 자세로 두 팔 사이에 얼굴을 묻는다. 아픈 다리의 무릎을 편 상태로 허벅지가 바닥에서 떨어지게 위로 들어 올린다.

통증 있을 때 하면 좋은 어깨 운동

어깨가 아플 때 통증에서 벗어날 수 있도록 도움을 주는 운동이다. 매일 10~15분을 투자하여 어깨의 통증에서 벗어나자. ★ 모든 동작은 틈틈이 1회만 실시해도 효과를 볼 수 있다.

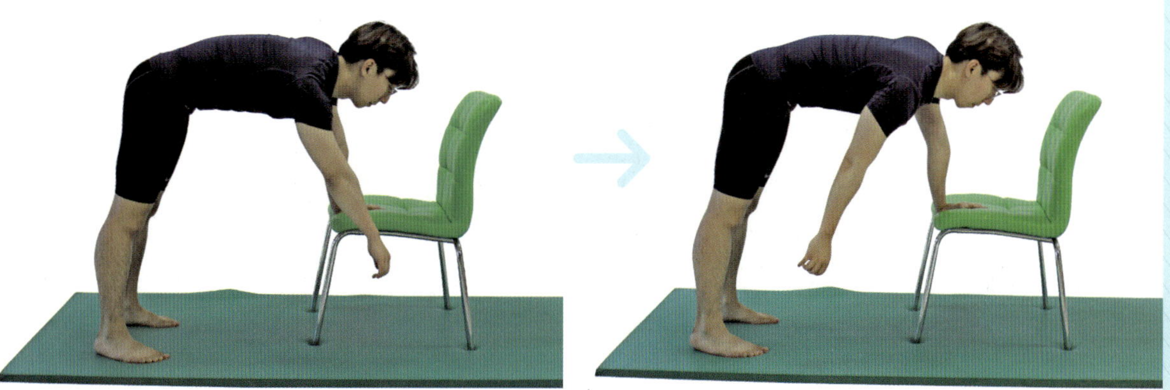

1 의자를 잡고 허리와 무릎을 편 상태로 자세를 낮추어 엎드린다. 아픈 팔에 힘을 빼고 바닥으로 내려 시계 방향으로 천천히 원을 그리며 20회 돌린다.

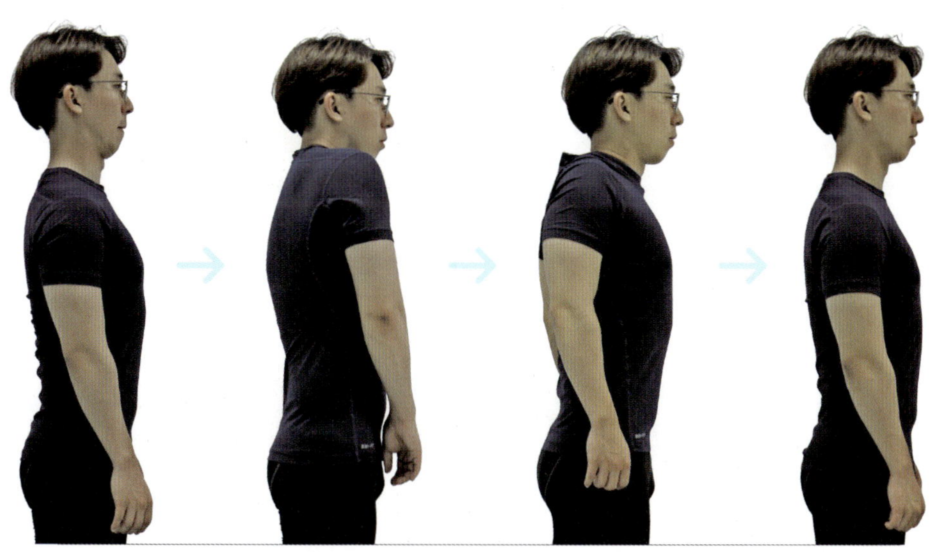

2 똑바로 서서 두 팔에 힘을 뺀디. 양쪽 어깨를 귀 쪽으로 최대한 들어 올려 천천히 뒤로 돌려 내리는 동작을 8회 반복한다(반대 방향도 실시한다).

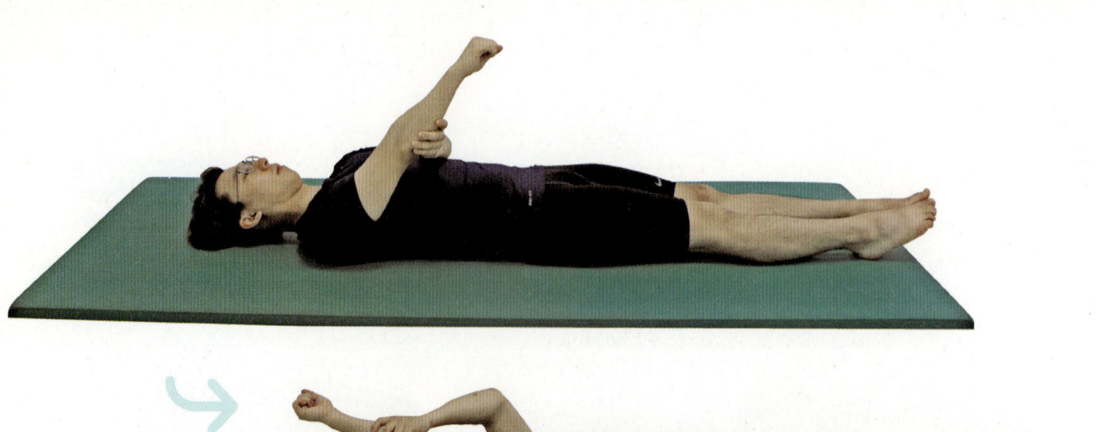

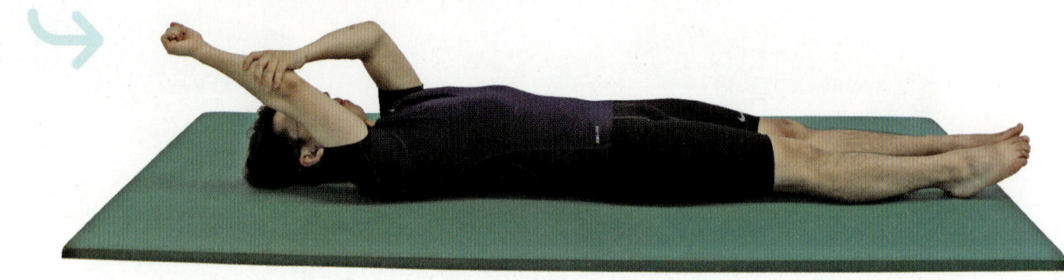

3 　바로 누워서 아픈 팔을 펴고 반대쪽 팔로 뒷부분을 받친다. 반대쪽 팔로 천천히 아픈 팔을 머리 위까지 올려 10초간 자세를 유지한다.

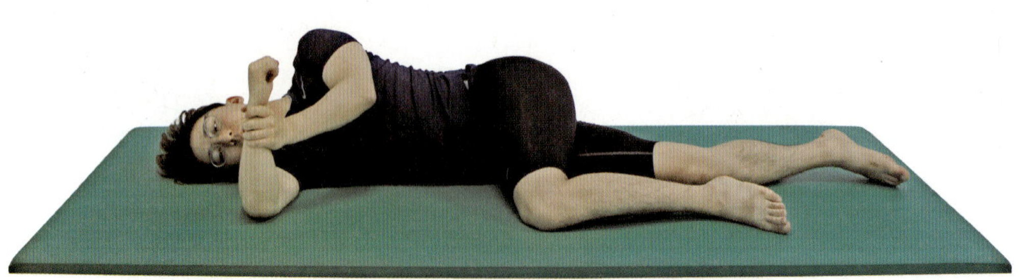

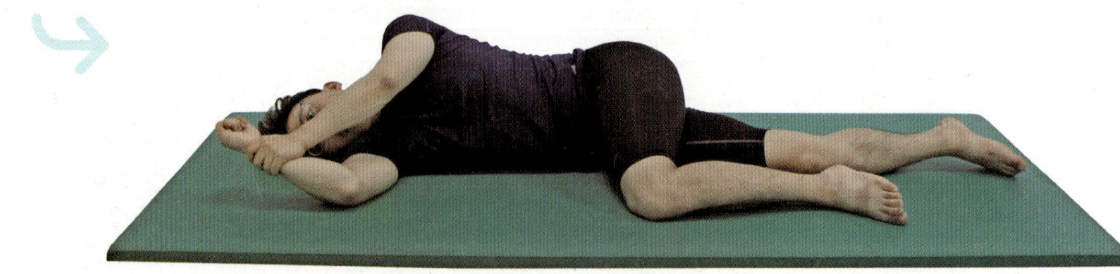

4 　옆으로 누워 아픈 팔이 바닥에 닿게 한다. 아픈 팔의 팔꿈치를 90도로 세워 반대쪽 손으로 잡고 바닥을 향해 천천히 밀어 10초간 자세를 유지한다.

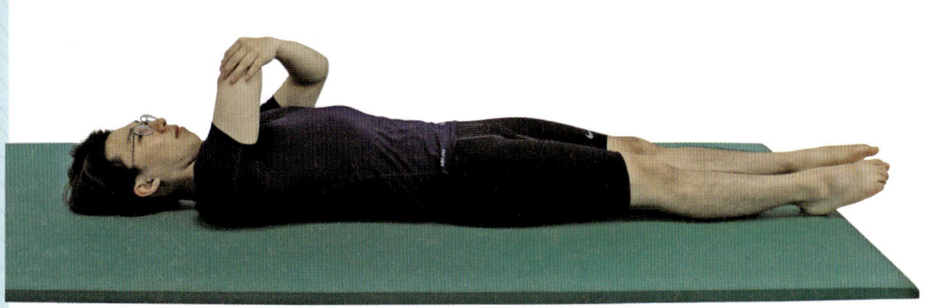

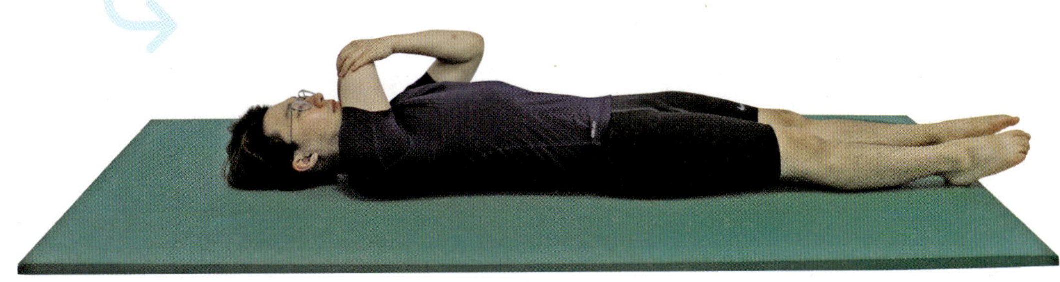

5 아픈 팔을 가슴 앞에 두고 반대쪽 손으로 팔꿈치를 잡는다. 팔이 턱 밑으로 오도록
잡고 가슴 쪽으로 끌어당겨 10초간 자세를 유지한다.

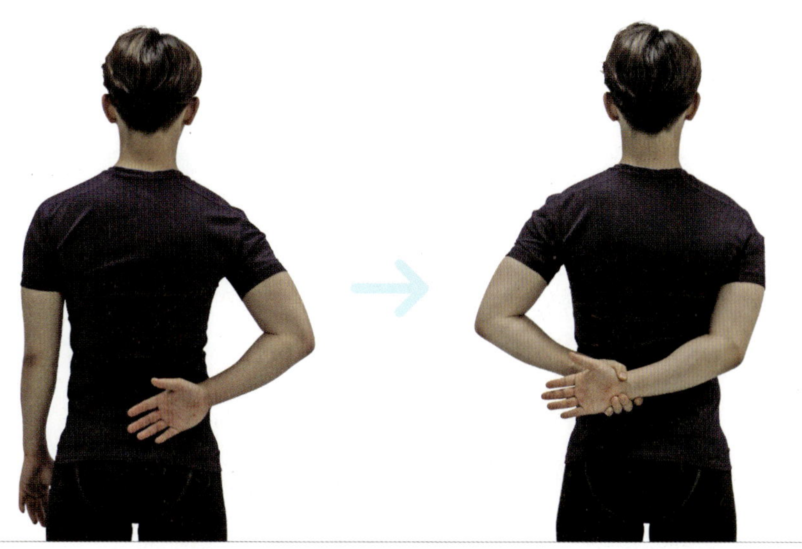

6 똑바로 서서 아픈 팔을 등 뒤에 두고 반대쪽 손으로 잡는다. 잡은 팔을 안쪽으로
당겨 10초간 자세를 유지한다.

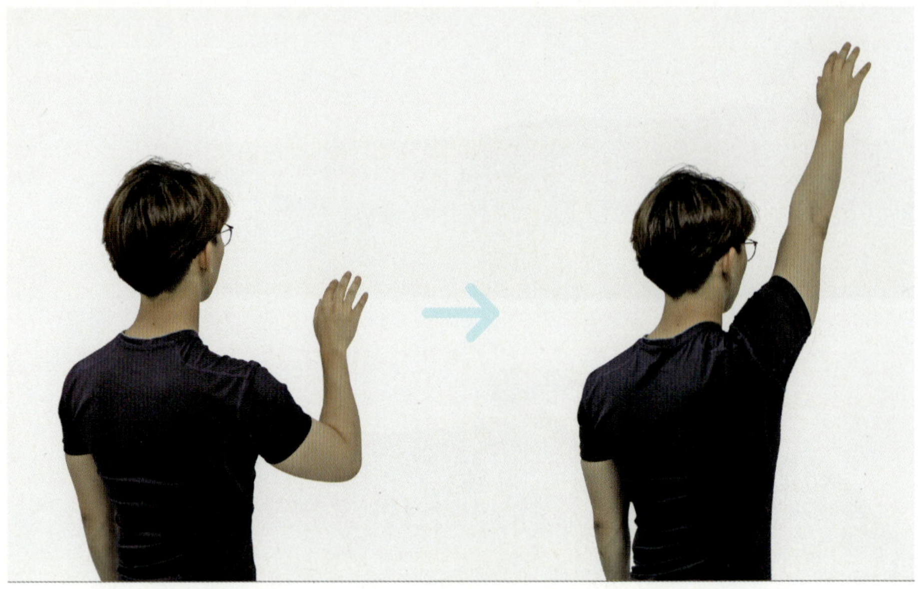

7 약 30cm 떨어진 지점에서 벽을 보고 선다. 아픈 팔을 벽에 두고 손가락을 움직여 조금씩 벽을 올라간다. 팔을 올려 몸을 벽에 붙인다(팔이 다 펴질 때까지 혹은 통증이 없는 위치까지 올린다).

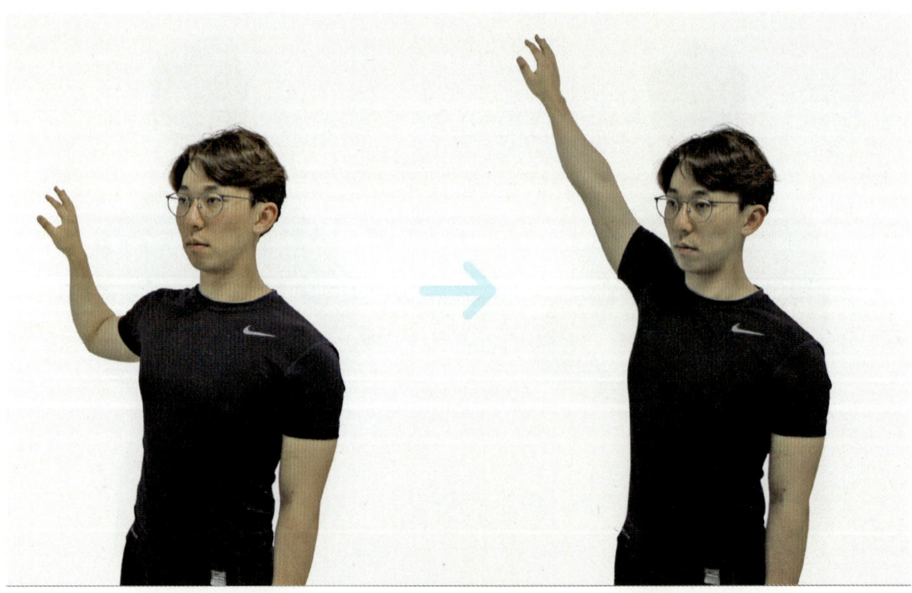

8 아픈 팔을 벽 쪽으로 해서 내리고 벽에서 약 30cm 떨어져서 옆으로 선다. 아픈 팔을 벽에 두고 손가락을 움직여 조금씩 벽을 올라간다. 팔을 올려 몸의 옆면을 벽에 붙인다(팔이 다 펴질 때까지 혹은 통증이 없는 위치까지 올린다).